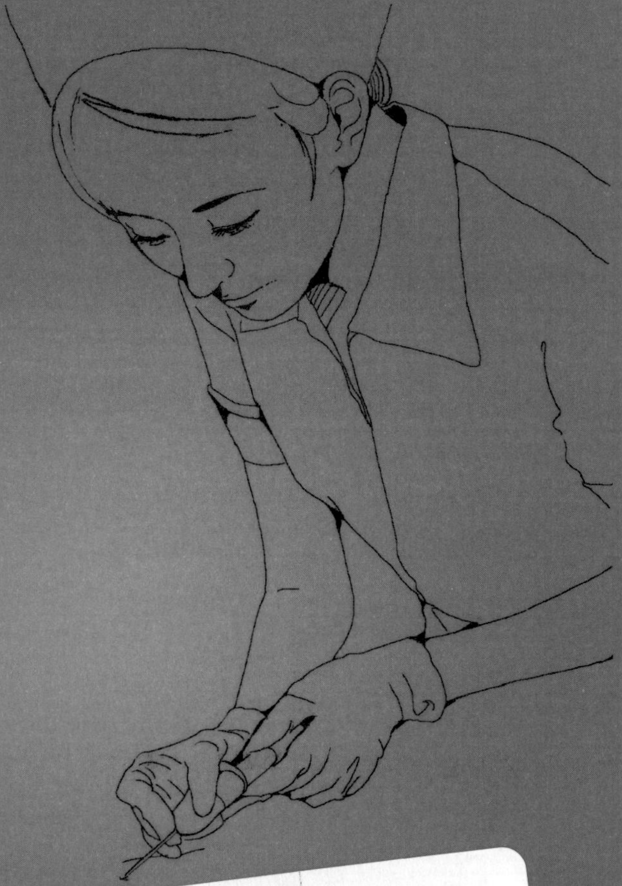

以心灵沟通心灵

用生命温暖生命

——与学习护理的同学共勉

"十二五"职业教育国家规划教材
经全国职业教育教材审定委员会审定
国家职业教育护理专业教学资源库配套教材

JIJIU HULI

急救护理

主编 王 卫 王 辉

高等教育出版社·北京

内容提要

本书为“十二五”职业教育国家规划教材，亦是国家职业教育护理专业教学资源库配套教材。

本书共9章，内容包括绪论，院前急救，医院急诊科，常用急救技术，重症监护，急性中毒救护，中暑、淹溺与触电救护，急症救护和灾难事故的现场救护等。每章或节前列出学习内容，以典型案例导入并提出问题，展示护理工作流程，文中增设知识拓展，文后提出思考题，有助于学生学习。

本书可作为高职高专护理、助产专业学生的教学用书，也可作为在职护理工作者及社会学习者的参考用书。

图书在版编目(CIP)数据

急救护理 / 王卫，王辉主编. --北京：高等教育出版社，2013.8(2017.2重印)
ISBN 978-7-04-037968-6

Ⅰ.①急… Ⅱ.①王…②王… Ⅲ.①急救-护理-高等职业教育-教材 Ⅳ.①R472.2

中国版本图书馆CIP数据核字(2013)第156321号

策划编辑 夏 宇　责任编辑 肖 娴　封面设计 季 倩 杨立新　版式设计 杜微言
插图绘制 尹 莉　责任校对 刘娟娟　责任印制 朱学忠

出版发行	高等教育出版社	咨询电话	400-810-0598
社　址	北京市西城区德外大街4号	网　址	http://www.hep.edu.cn
邮政编码	100120		http://www.hep.com.cn
印　刷	北京鑫海金澳胶印有限公司	网上订购	http://www.landraco.com
开　本	787mm×1092mm 1/16		http://www.landraco.com.cn
印　张	14.75	版　次	2013年8月第1版
字　数	290千字	印　次	2017年2月第11次印刷
购书热线	010-58581118	定　价	27.80元

本书如有缺页、倒页、脱页等质量问题，请到所购图书销售部门联系调换

物 料 号 37968-A0

《急救护理》编写人员

主　　编

王　卫　王　辉

副 主 编

王扣英　王晓巍

编　　者（按姓氏笔画排序）

王　卫　淄博职业学院

王扣英　泰州职业技术学院

王晓巍　上海医药高等专科学校

王　辉　盐城卫生职业技术学院

李文秀　淄博职业学院

肖洪俊　黑龙江护理高等专科学校

陈淑玲　淄博市中心医院

荆　波　滨州职业学院

望永鼎　商丘医学高等专科学校

储媛媛　天津医学高等专科学校

魏志明　盐城卫生职业技术学院

国家职业教育护理专业教学资源库建设参与院校

（按首字笔画排序）

上海医药高等专科学校	大庆医学高等专科学校
山东医学高等专科学校	广西卫生职业技术学院
天津医学高等专科学校	长春医学高等专科学校
四川中医药高等专科学校	乐山职业技术学院
宁波卫生职业技术学院	永州职业技术学院
江西护理职业技术学院	江苏建康职业学院
安徽医学高等专科学校	苏州卫生职业技术学院
沧州医学高等专科学校	武汉大学医学职业技术学院
昌吉卫生学校	金华职业技术学院
贵阳护理职业学院	重庆三峡医药高等专科学校
重庆医药高等专科学校	泉州医学高等专科学校
济南护理职业学院	泰州职业技术学院
盐城卫生职业技术学院	聊城职业技术学院
廊坊卫生职业学院	商丘医学高等专科学校
淄博职业学院	雅安职业技术学院
黑龙江护理高等专科学校	湖北职业技术学院
滨州职业学院	福建卫生职业技术学院
漯河医学高等专科学校	漳州卫生职业学院
黔南民族医学高等专科学校	襄阳职业技术学院

出版说明

教材是教学过程的重要载体，加强教材建设是深化职业教育教学改革的有效途径，推进人才培养模式改革的重要条件，也是推动中高职协调发展的基础性工程，对促进现代职业教育体系建设，切实提高职业教育人才培养质量具有十分重要的作用。

为了认真贯彻《教育部关于"十二五"职业教育教材建设的若干意见》(教职成〔2012〕9号)，2012年12月，教育部职业教育与成人教育司启动了"十二五"职业教育国家规划教材(高等职业教育部分)的选题立项工作。作为全国最大的职业教育教材出版基地，我社按照"统筹规划，优化结构，锤炼精品，鼓励创新"的原则，完成了立项选题的论证遴选与申报工作。在教育部职业教育与成人教育司随后组织的选题评审中，由我社申报的1 338种选题被确定为"十二五"职业教育国家规划教材立项选题。现在，这批选题相继完成了编写工作，并由全国职业教育教材审定委员会审定通过后，陆续出版。

这批规划教材中，部分为修订版，其前身多为普通高等教育"十一五"国家级规划教材(高职高专)或普通高等教育"十五"国家级规划教材(高职高专)，在高等职业教育教学改革进程中不断吐故纳新，在长期的教学实践中接受检验并修改完善，是"锤炼精品"的基础与传承创新的硕果；部分为新编教材，反映了近年来高职院校教学内容与课程体系改革的成果，并对接新的职业标准和新的产业需求，反映新知识、新技术、新工艺和新方法，具有鲜明的时代特色和职教特色。无论是修订版，还是新编版，我社都将发挥自身在数字化教学资源建设方面的优势，为规划教材开发配备数字化教学资源，实现教材的一体化服务。

这批规划教材立项之时，也是国家职业教育专业教学资源库建设项目及国家精品资源共享课建设项目深入开展之际，而专业、课程、教材之间的紧密联系，无疑为融通教改项目、整合优质资源、打造精品力作奠定了基础。我社作为国家专业教学资源库平台建设和资源运营机构及国家精品开放课程项目组织实施单位，将建设成果以系列教材的形式成功申报立项，并在审定通过后陆续推出。这两个系列的规划教材，具有作者队伍强大、教改基础深厚、示范效应显著、配套资源丰富、纸质教材与在线资源一体化设计的鲜明特点，将是职业教育信息化条件下，扩展教学手段和范围，推动教学方式方法变革的重要媒介与典型代表。

教学改革无止境，精品教材永追求。我社将在今后一到两年内，集中优势力量，全力以赴，出版好、推广好这批规划教材，力促优质教材进校园、精品资源进课堂，从而更好地服务于高等职业教育教学改革，更好地服务于现代职教体系建设，更好地服务于青年成才。

高等教育出版社

2014年7月

序

为了更好地贯彻《国家中长期教育改革和发展规划纲要(2010—2020年)》关于“大力发展职业教育”的精神,根据《关于全面提高高等职业教育教学质量的若干意见》(教高〔2006〕16号)中“不断推进教学资源的共建共享”的要求,来自全国示范性高职院校、骨干高职院校等30余所高职高专院校的护理专业带头人及这些院校所在地的护理行业专家共同组成建设团队,自2010年起开展国家职业教育护理专业教学资源库建设。在护理专业教学资源库建设初具规模之际,全国高职高专医药类专业教学资源建设专家委员会共同携手,以多种形式积极推广资源库建设成果,不断扩大资源库项目影响力,深入发掘资源库的内在价值,有力地促进护理专业的教学改革和教学模式转变。而建设教学资源库配套教材,即是此项工作的关键一环。现在,我们欣喜地看到,在专家委员会强有力的规划指导和整体部署下,在高等教育出版社的统筹组织下,经过所有编者的不懈努力,“国家职业教育护理专业教学资源库配套教材”即将完成。

根据高职高专院校护理专业教学的实际需要,专家委员会在资源库建设的课程体系框架和强大项目团队的基础上,为本套教材总计规划了33种选题,遴选了62位主编,最终由38所院校分别牵头,400余位来自院校的专业骨干教师和来自医疗单位的资深行业人士作为编者,共同完成了全套教材的编写。

本套教材的建设理念与护理专业教学资源库建设一脉相承,即以临床护理岗位任务引领为出发点,以技术应用为重点,注重临床技术与教学过程有效对接,教学资源与教学内容有效对接,打破传统教学的固定思维,努力改变护理职业教育的教学形态,是护理职业教育教学改革的一次创新体验。我们真诚地希望,通过本套教材的建设和使用,与全国护理职业院校分享教学经验与改革成果,继续为医药卫生职业教育的教学改革、内涵建设和人才培养水平提升贡献力量。

国家职业教育护理专业教学资源库建设项目组
2012年6月于上海

前　言

随着经济的发展和生活节奏的加快，各种意外伤害、急危重病的发生率逐步上升，人们对快速、有效医疗救护的需求越来越高。护士面对急危重症病人时，能否准确地判断和救护，直接关系到病人的安危和抢救的成败。对急危重症病人的抢救和监护能力已成为临床护理人员的核心能力，“急救护理”也成为护理专业的重要课程。

本教材结合国家职业教育护理专业教学资源库建设要求，紧紧围绕护理专业人才培养目标，体现护理专业特色，按照急救护理工作过程，优化、序化教学内容，体现现代护理理念和整体护理的科学内涵。强调“三基”（基本理论知识、基本思维方法、基本实践技能），具备“五性”（思想性、科学性、先进性、启发性、适应性），旨在提高学生的综合职业素质，为学生可持续发展奠定良好的基础。

本教材由国家职业教育护理专业教学资源库“急救护理”课程建设单位的教师和临床一线的护理工作者共同撰写完成。本教材共9章，主要包括绪论、院前急救、医院急诊科、常用急救技术、重症监护、常见病症的护理评估和护理措施，对灾难事故的现场救护也作了介绍。本教材编写时在章或节中首先列出重点学习内容；以典型案例导入并提出问题，展示护理工作流程；在重要知识点和技能点上提供课程教学资源库的学习路径；增设知识拓展栏目；最后提出关联重要知识点的思考题。

本教材在编写、审定和出版过程中得到各参编单位和专家的热情指导和帮助，在此深表谢意！由于编者水平所限，教材编排、内容难免有疏漏和不当之处，敬请广大读者批评指正。

编者

2013 年 4 月

目　录

第一章 绪 论

学习内容(在本章,你要学习)

1. 急救护理学的形成和发展。
2. 急救护理的范畴。
3. 急救医疗服务体系的组成和管理。

急救护理是以挽救病人的生命、提高抢救成功率、促进病人的康复、减少伤残率、提高生命质量为目标,以现代医学和护理知识为基础,研究各类急危重症病人的救治、监护和科学管理的一门综合性应用学科。

急救护理既是护理学的组成部分,又是急救医学的重要组成部分。随着急救医学的发展,急救护理发展日趋完善,并在社会医疗保健中发挥越来越重要的作用。

第一节 急救护理概述

一、急救护理学的形成和发展

急救护理学始于19世纪南丁格尔时代。1854—1856年英国、俄国、土耳其在克里米亚交战时期,前线战伤的英国士兵死亡率高达42%以上,南丁格尔率领38名护士前往前线救护,使战伤士兵死亡率下降到2%。这充分说明急救护理工作对提高伤病员的救护成功率是非常重要的。

20世纪50年代初期,北欧发生了脊髓灰质炎大流行,许多病人呼吸肌麻痹,出现呼吸衰竭,用负压呼吸机“铁肺”辅以治疗,效果良好,这是最早的呼吸支持监护和治疗技术。20世纪60年代,随着电子技术的发展,心电监护仪、电除颤器、人工呼吸机、血液透析机、输液泵、心内与心外起搏器等广泛应用,急救护理技术进入了有抢救设备配合的新阶段。到了60年代后期,现代监护仪器设备的集中使用,建立了重症监护病房(intensive care unit,ICU)。70年代中期,在国际红十字会参与下,在德国召开了医疗会议,提出了急救事业国际化、国际互助和标准化的方针,要求急救车装备必要的仪器,国际间统一紧急呼救电话号码及交流急救经验等。

我国急救护理事业在早期只是将危重病人集中在靠近护士站的病房或急救室,以便于护士密切观察与护理;将外科手术后病人,先送到术后复苏室,清醒后再转入病房。以后相继成立了各专科或综合监护病房。1980年国家卫生部颁发了“加强城市急救工作”的指示，北京、上海等地相继成立了急救中心。各城市医院开始建立急诊科（室），配备了专职医务人员，并配备了相应的抢救仪器设备，有的还设立了监护室。1986年在上海召开了第一次急救医学学术研讨会，当年中华医学会正式成立了“急救医学专科学会”，急救医学正式成为一门独立的学科，这也有力地促进了急救护理学的形成与发展。

近年来我国急救医学和急救护理发展迅速，在全国各城市普遍设立了120急救电话，以急救中心及急救站为主体的院前急救网络也已经建成，急救车辆、设备、通讯工具得到改善；各级医院设立了急诊科，开辟了“绿色生命通道”，急救医疗护理水平有较大提高。随着ICU的崛起、急救网络的日益完善，我国急救医疗事业进入了新的阶段。

二、急救护理的范畴

急救护理学研究包括：① 院前急救；② 急诊科救护；③ 危重症救护；④ 急救医疗服务体系的完善；⑤ 急救护理人才的培训和科学研究工作。

（一）院前急救

院前急救是指急危重症伤病者进入医院前的医疗救护。包括现场呼救、现场救护、途中监护和运送等环节。快速、有效的院前急救对挽救生命、减少伤残具有重要意义。

院前急救主要由急救中心、各级急救站或医院急诊科承担。专业急救人员到达现场后对病人实施初步急救处理，在继续抢救和监护下，及时将病人安全转送到医院急诊科进一步治疗。现场公众在伤病发生初期的救护中能够发挥重要作用，应大力开展公众急救知识的宣传和急救技术的普及，使现场最初目击者首先给伤病者进行必要的抢救。

（二）急诊科救护

急诊科是院内急救的主要场所，负责24 h为来院的急诊病人进行抢救生命、稳定病情和缓解病痛的治疗和护理，为病人及时获得后续的专科诊疗提供支持和保障。

急诊科具备与急诊救治工作相适应的场所、设施、设备和药品等条件，配备受过专门训练、掌握急救医学专业知识和技能的医护人员，能够对各类危重病人进行有效的抢救和必要的监护。

（三）危重症救护

危重症救护是指受过专门培训的医护人员在备有先进监护设备和救治设备的监护病房，接收由急诊科和院内有关科室转来的危重病人，对多种严重疾病或创伤，以及继发于各种严重疾病或创伤的复杂并发症病人进行全面监护及救护。

危重症包括心搏呼吸骤停，休克，严重水、电解质、酸碱失衡，单或多器官功能衰竭，急性多发性创伤等。重症救护利用了精密的医疗设备和专业技术，对危重症病人进行多方面的监测，并通过综合分析，不失时机地给予延续性支持治疗，最终控制疾病，挽救病人的生命。

(四) 急救医疗服务体系的完善

一个完整的急救医疗服务体系包括通讯指挥、现场救护、监护运送、医院急诊服务和危重症救护。不断充实和完善急救医疗服务体系是提高救护质量和效率的有力保障。

(五) 急救护理人才的培训和科学研究工作

急救事业快速发展,急救护理岗位专业化程度越来越高,急救护理人员必须不断加强专业学习、培训和研究。相关机构应组织护理人员学习急诊医学和急救护理学的相关知识和技能,有计划地组织急救知识讲座、急救技术培训,加强急救护理学科学研究及信息交流,使急救护理教学-科研-实践紧密结合,以促进人才培养,提高学术水平。

护理专业教学资源库/课程中心/急救护理/课程资源/课程标准

第二节 急救医疗服务体系

急救医疗服务体系(emergency medical service system,EMSS)是集院前急救、院内急诊科诊治、重症监护病房救治和各专科的"绿色生命通道"为一体的急救网络。即将医护措施送到急危重症病人的身边,进行现场初步急救,然后安全护送到就近的医院急诊室进一步治疗,少数危重病人需立即手术、送入监护病房或专科病室救治。它既适合于平时的急诊医疗工作,也适合于大型灾害或意外事故的急救。

一个完整的急救医疗服务体系包括完善的通讯指挥系统、现场救护、有监测和急救装置的运输工具以及高水平的医院急诊服务和强化治疗。该系统的组成部分既有各自的工作职责和任务,又相互密切联系,是一个有严密组织和统一指挥的急救网络。

一、急救网络的组成

急救网络是实施急救的各专业组织与各种必要装备的集合,由本地急救中心或急救指挥中心、各急救分站、各级医院急诊科组成。各专业组织层层呼应相接,其主要职责是从急危重症发生之初就开始有组织地指挥、协调现场抢救;合理分诊、分流转送、途中监护治疗及根据具体情况将病人转送至有关医院的急诊科。急救网络是急救医疗服务体系得以实现的现实依托,是急救医疗服务体系顺利运行和高效服务的保障。

(一) 急救中心(站)的主要任务

1. 急救中心统一指挥全市日常急救工作,急救站在急救中心的领导下,担负一定的现场抢救工作。

2. 负责对急危重症病人及意外事故受伤人员进行现场急救和转运工作。

3. 宣传普及急救知识,承担一定的科研、教学任务。

4. 接受上级部门指派的临时救护任务。

(二) 医院急诊科的任务

1. 承担急救站转送的和来诊的急危重症病人的诊治、抢救和留院观察工作。

2. 有些城市的医院急诊室同时承担急救站的任务。

(三) 卫生院、社区服务站等组织的主要任务

1. 学习和掌握现场救护基本知识及技术操作。

2. 负责区域内的创伤救护、防火、防毒知识的宣传教育。

3. 出现急危重病人或意外灾害事故时组织群众现场自救、互救。

二、急救医疗服务体系管理

(一) 选择有效适用的组织形式

急救中心(站)的组织形式可以根据当地具体情况决定。可以独立成一系统,根据区域面积和人口密度分布情况,划分区段设置分站,完成全城急救通讯、指挥、现场急救、安全运送任务。也可依托一个或几个综合性医院,仅发挥通讯、协调和指挥作用。决定其组织形式的因素如下。

1. 要满足最短的反应时间,即以最快的速度到达现场抢救,并将病人送到合适的医院。

2. 要结合突发事件的应急,保证在统一调度下有很强的现场救护和接收病人的能力。

3. 有利于合理利用急救资源取得最佳效益,减少人员资源浪费,提高急救设备的利用率。

(二) 建立急救医疗通讯网络

指挥中心应将现代化的计算机信息技术、数字通讯技术、有线和无线通讯技术(比如急救电话受理系统、卫星地面跟踪定位系统和电子地图)有机联系在一起,形成一个立体化、全方位的急救通讯网络。急救信息的接受、传递和调度在所有急救站、救护车辆、医院急诊科之间畅通无阻。

护理专业教学资源库/课程中心/急救护理/教学内容/学习单元1-院前急救/教学图片/5-教学图片-1认识急救医疗服务体系/完善的通讯指挥系统

(三) 改善城市急救中心(站)的条件

配置快捷、功能齐全的转运工具,发达地区可构建陆、海、空立体急救运输网络。救护车配备先进的急救、监护及通讯设备。要有足够的急救人员编制,24 h值班,1～2名急救人员随车出诊,以便进行及时有效的现场救护和运送途中的监护。

(四) 加强医院急诊科的建设,提高急诊科的应急能力

1. 提高急诊科医务人员的急救意识和群体素质。

2. 建立健全急诊科的各项规章制度。

3. 推行急诊工作标准化管理。

(五) 开展应急救护知识的宣传和培训

急救中心(站)、红十字会和各级医疗机构有义务在公众中进行应急救护知识的宣传,提高公众对应急救护重要性的认识,普及现场救护技术。培养“第一目击者”,即在突发伤害、危重疾病现场为病人提供紧急救护的志愿者。在救护车赶到前,“第一目击者”采用正确的急救措施,将为病人后续的专业救治提供支持和保障。

【知识拓展】

生命之星

生命之星(star of life)是急救医疗服务体系的国际标志(图 1-1)。蛇杖是医学与健康的象征,6 个角代表 EMSS 的 6 个功能:发现、报告、反应、现场抢救、运输途中监护和转至院内救治。

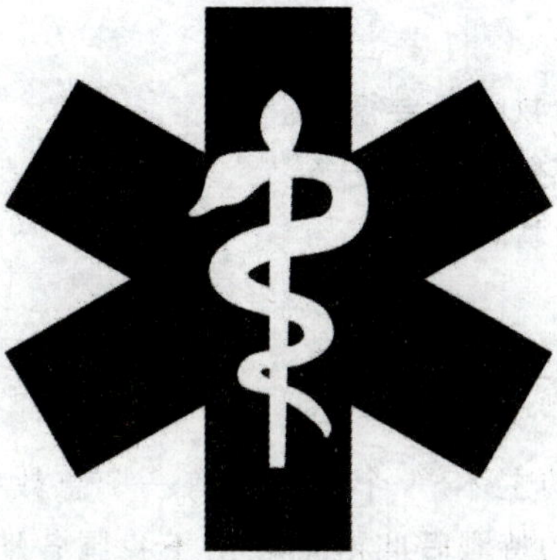

图 1-1 生命之星

【思考题】

1. 急救护理学主要研究哪些内容?
2. 什么是急救医疗服务体系?如何发挥其作用?

(王 卫)

第二章　院前急救

院前急救是急救医疗服务体系的首要环节。广义上包括医护人员或目击者在出事地点对伤病者的初步救护。狭义上专指急救机构医护人员提供的现场急救、转运及途中监护服务。快速、有效的院前急救能够挽救生命、减少伤残，其成效是衡量一个地区急救工作水平和能力的重要标志。

第一节　院前急救概述

学习内容（在本节，你要学习）

1. 我国院前急救的主要模式。
2. 院前急救机构的主要任务。
3. 院前急救的基本原则。

一、我国院前急救的组织形式

急救中心是院前急救的主体，一个城市建有一个急救中心，下设若干急救站，120急救电话是我国院前急救的特服呼叫电话。由于我国各地的区域规模、经济实力、急救意识、服务能力差异较大，所采用的院前急救组织形式也有所不同，主要有5种模式。

1. "北京市急救中心"模式　有独立的急救中心，设有指挥调度科、院前急救科、院内急诊科、重症监护室、住院部，在市区和郊区建设网点，形成急救网络。急救中心拥有现代化的调度通讯设备，部分病人经院前抢救后送中心继续治疗，多数病人则转到其他医院。其特点是能实行院前、院内、重症监护一条龙的急救医疗服务，但需要巨额资金投入和大量人才引进。

护理专业教学资源库/课程中心/急救护理/教学内容/学习单元1-院前急救/教学图片/5-教学图片-1认识急救医疗服务体系/北京急救站分布图

2. "上海医疗救护中心"模式　医疗救护中心在市区和郊县都设有救护分站，不设床位，以院前急救为主要任务。医疗救护中心、各分站的救护车队组成急救运输网，将院前抢救后病人转送到各协作医院继续治疗。其特点是院前急救独立运行，管理容易，救援反应迅速，是比较适合我国大多数城市的一种模式。

3. “广州急救指挥中心”模式　是全市的急救通讯指挥中心，负责全市急救工作的总调度，以若干医院的急诊科为相对独立的急救单位，按医院专科性质和片区划分，实行分片负责。其特点是充分利用了现有的医疗资源，但与各医院的协调性存在一定的困难。

4. “重庆医疗急救中心”模式　依托于一家或几家综合性医院，由医院急救部派出救护车辆和医护人员进行现场抢救，监护运送病人到本院院内急救部或送入附近医院继续治疗。其特点是依靠医院的资源优势，投资少，但医疗急救中心的指挥权威性较弱，适用于中、小城市。

5. 小城市的“三级急救网络”模式　小城市的三级急救网络，Ⅰ级急救点设在乡、镇卫生所，Ⅱ级急救站设在区卫生院，Ⅲ级急救中心设在城市的综合性医院。在农、牧区域比例较大和经济发展相对落后的地区，“三级急救网络”使广大的人民群众也能得到急救医疗保护。

二、院前急救的特点

院前急救的对象、时间、地点、环境各不相同，形成了院前急救的突发性、紧迫性、复杂性、艰难性、社会性等特点。

1. 突发性　突发各种急症、创伤、中毒等事件，随机性大，呼叫无时间限制。

2. 紧迫性　病情急、时间紧，必须做到紧急出动、紧急处理、紧急转送，充分体现“时间就是生命”的紧迫性。

3. 复杂性　涉及多科病种，病情程度各异。

4. 艰难性　交通通道、现场环境、气候条件会对急救过程造成明显限制。

5. 社会性　以社会效益为主，体现公益性和政府的职能。

三、院前急救机构的主要任务

1. 对呼救病人的院前急救　这是院前急救主要的和经常性的工作。呼救病人一般可分为2类：一是短时间内有生命危险的病人，称为危重病人或急救病人，如急性心肌梗死、窒息、大出血病人等；二是病情紧急但短时间内无生命危险的急诊病人，如哮喘、骨折、急腹症病人等。

2. 突发意外事故、灾难或战争时对遇难者的院前急救　由于伤者多、伤情重、情况复杂，除了做好医疗急救外，还应与现场其他救灾队伍如消防、公安、交通等部门密切配合。当有大批伤员时，需加强现场伤情分类和紧急救护，做到合理分流转运。

3. 特殊任务时的救护工作　特殊任务是指大型集会、重要会议、体育比赛等活动中的急救工作。活动期间加强值班，严阵以待，一旦有意外，应紧急行动，快速处理。

4. 急救通讯网络的枢纽任务　在整个救护过程中，急救中心或急救站不仅负责急救信息的接收，还担负与上级部门、急救现场、医院急诊科的信息传递及指挥调度任务，发挥承上启下、沟通联络的枢纽作用。

5. 急救知识的普及　急救知识的宣传普及常由院前急救的相关机构，如急救中心、红十字会或健康教育中心负责。通过急救知识的教育，增强公民的急救意识和能力，提高院前急救成功率。

四、院前急救的原则

1. 先排险后施救　应先进行现场环境评估，排除险情后再实施救护，以保障伤病者和救护者的安全。

2. 先重伤后轻伤　现场急救最重要的是挽救伤病者的生命。伤病者有多处伤情时，先处理危害生命的伤情，后处理一般伤情；对于多名伤病者，优先抢救危重者，后抢救较轻者。

3. 先固定后搬运　对于有创伤，特别是有骨折的伤者，为防止搬运时损伤血管、神经等组织，应选择合适的材料，先实施肢体固定，再搬移和运送。

4. 急救与呼救并重　伤病现场，既要积极实施抢救，又要尽快争取急救援助。当有多人在现场的情况下，急救和呼救可分工进行；只有一人的情况下，应先实施抢救，后在短时间内进行电话呼救。

5. 转送与监护急救相结合　在转运途中要密切观察伤病者病情，必要时进行相应的急救处理，以使伤病者安全到达医院。

第二节　院前急救护理

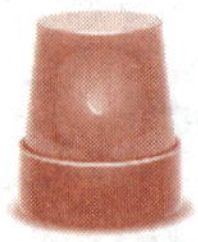

学习内容(在本节，你要学习)

1. 院前急救现场评估、检伤与分类的方法。
2. 现场救护的要点。
3. 搬运及转送的基本要求。

典型案例

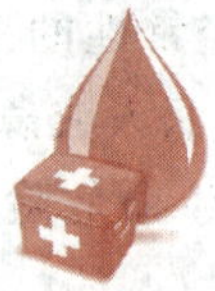

道路上突发一起交通事故，一辆大客车与一辆货车相撞，现场目击者立即展开抢救，发现已经有多人死伤，有人拨打了120急救电话。急救中心接到呼救电话后，紧急派出救护车辆和救护人员，携带急救器材和药物赶往事故现场。

问题导向

你作为一名随救护车到达现场的救护人员，应该如何进行急救工作？

院前急救工作流程(图2-1)

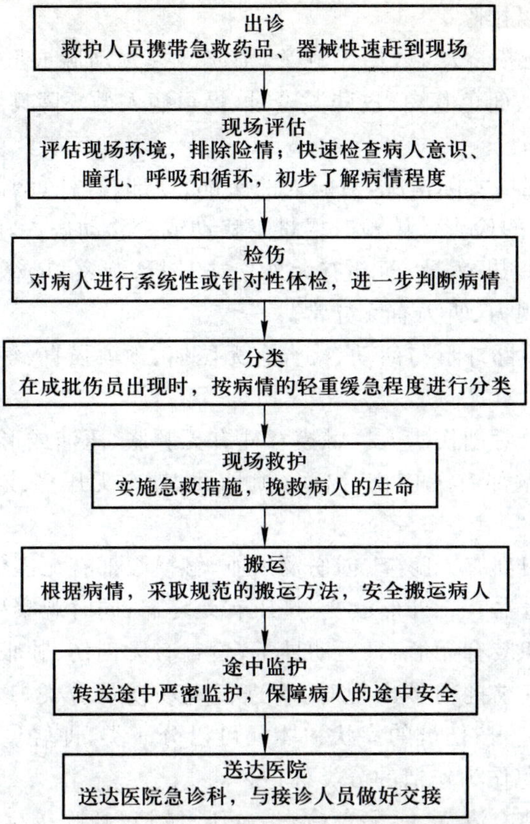

图 2-1　院前急救工作流程

一、现场评估与检伤分类

(一) 现场评估

1. 病因及环境评估　快速评估事故、伤害及发病的原因，判断是否存在对伤病者、救护者造成伤害的危险环境，如有危险存在，应快速正确地排除险情，确保自身及伤病者的安全。如对触电者救护现场，必须先切断电源；如为有毒环境，应做好防毒保护措施；如车祸致伤者困于车内，应先将伤者救出，再对伤情进行急救处理。

2. 病情评估　对急危重症病情评估，包括意识、瞳孔、呼吸、循环等方面。

(1) 意识：通过呼唤病人、拍击肩部或指压人中，观察伤病者有无反应，判断是否有意识存在。对婴儿可弹足跟或掐捏上臂，如不出现啼哭，则表明意识丧失。

(2) 瞳孔：观察瞳孔的大小、形状、对光反应。双侧瞳孔散大可能是颅脑损伤、颠茄类药物中毒或濒死状态等；双侧瞳孔缩小可能是有机磷农药、吗啡、氯丙嗪中毒；单侧瞳孔散大提示同侧颅内病变或小脑幕切迹疝。

(3) 呼吸：首先保持呼吸道通畅，通过观察口鼻有无气流及胸腹部有无起伏来判断病人有无呼吸。如有呼吸应检查呼吸频率、节律、深浅度。如有呼吸困难，应检查可能的梗阻原因，并予以排除。

(4) 循环：首先触摸桡动脉，如无触及，则应触摸颈动脉或股动脉，婴儿触摸肱动脉。当动脉触摸不清、面色苍白、皮肤湿冷时，提示病人循环障碍。

(二) 检伤与分类

1. 检伤　根据现场实际情况，对病人的头部、颈部、脊柱、胸部、腹部、骨盆及四肢进行系统或有针对性的检查。体检时尽量不移动或少移动病人，随时处理危急病情。

(1) 头部：检查头皮、颅骨、面部有无外伤或骨折；观察口、鼻、眼、耳有无红肿、出血、渗出；检查呼吸、视力、听力有无异常。

(2) 颈部：观察颈部外形与活动，检查有无压痛、颈项强直、气管偏移，触摸颈动脉有无搏动。

(3) 脊柱：主要针对创伤病人。触摸脊柱有无肿胀、压痛或形态改变。

(4) 胸部：检查胸部有无创伤、出血，锁骨、肋骨有无压痛或变形，胸廓运动是否对称。

(5) 腹部：观察腹部有无膨隆、创伤及出血，触摸腹部有无压痛、肌紧张等。

(6) 骨盆：检查骨盆有无外形改变、挤压有无疼痛，同时观察生殖器有无损伤。

(7) 四肢：观察四肢有无形态、运动异常，检查有无创伤、肿胀或压痛等。

2. 伤员分类　有成批伤员出现时，应进行现场伤员分类，以利于对伤员进行及时、有序、恰当的处理。按伤员的症状和体征可以分 4 类，即轻度、中度、重度及死亡，分别用绿、黄、红、黑色作为伤情的分类标记。

(1) 轻度：病人神志清楚，能配合检查，血压、脉搏、呼吸等生命体征正常，如一般挫伤、扭伤、擦伤等，标记为绿色。

(2) 中度：病人伤情较重，但短时间内无生命危险，如骨折、关节脱位、挤压伤等，标记为黄色。

(3) 重度：此类病人随时有生命危险，如窒息、心室颤动、大出血等，必须立即处理，标记为红色。

(4) 死亡：病人意识丧失、颈动脉搏动消失、呼吸停止、瞳孔散大，标记为黑色。

二、现场救护要点

1. 给予心理护理，消除病人紧张、恐惧心理，做好家属的说服工作，为抢救创造条件。

2. 根据病情安置好病人的体位，如平卧位、侧卧位、半卧位或坐位。

3. 对于需要静脉用药的病人，迅速建立有效的静脉通路，最好选择静脉留置针。

4. 正确脱掉衣服和鞋袜，脱衣时应先健侧后患侧，必要时可以剪开衣服；脱鞋袜时先固定踝部，然后向下向前顺脚形脱去鞋袜。

5. 迅速进行止血、包扎、镇痛、止喘等初步急救措施。

6. 维持循环功能，对心搏骤停者，立即行胸外心脏按压；对严重心律失常者进行抗心律失常处理。

7. 维持呼吸功能，及时清除口腔及气道内的异物和分泌物，保持呼吸道通畅，呼吸困难者给予吸氧等。

8. 维持中枢神经系统功能，对颅内压增高、癫痫发作给予积极处理。

三、搬运及转送

(一) 搬运病人的要求

在现场救护过程中，需要把病人从危险环境搬移到安全位置，从发病现场搬运到担架，从担架搬至救护车。正确、稳妥、迅速地搬运对病人的抢救、治疗和预后至关重要。如操作不当会加重病情，引发严重后果。

1. 先做初步处理，如伤口止血、骨折固定、呼吸道阻塞清除后，再搬运病人。

2. 最好在人员、器材准备妥当时再搬运病人，避免因搬运者疲劳或器材不当而发生滚落、摔伤等意外。

3. 对脊柱骨折者，在搬运过程中应始终保持其脊柱平直，避免旋转和折曲。

4. 在火灾浓烟中搬运病人，应在离地面约 30 cm 高度匍匐前行。

(二) 转送及途中监护

快速、安全的转送，使伤病者得到进一步的救治，对提高抢救成功率起着重要的作用。转运途中要做到严密观察病情变化、及时进行相应的急救处理，才能使病人安全到达医院。

1. 根据不同的运输工具和伤病情摆好病人的体位，一般病人平卧位；昏迷者头转向一侧；恶心、呕吐者应侧卧位；颅脑损伤、呼吸困难者取半卧位。

2. 抬担架途中，伤员头部在后，下肢在前，以利于观察病情。

3. 脊柱骨折伤员运送途中，应将身体固定在硬板担架上。已确定或疑有颈椎骨折者要用颈托固定，尽量避免颠簸和摇动。

4. 途中严密监测病人呼吸、体温、脉搏、血压、意识、瞳孔、出血等情况，对使用心电监测仪的病人进行持续心电监测。

5. 加强生命支持性措施，如吸痰、吸氧、输液等。一旦出现病情突变，应紧急救护，如气管切开、心脏电除颤等。

6. 准确填写出诊、抢救、观察、监护有关记录，并做好对病人的交接工作。

【知识拓展】

院前救护的“生存链”

在危重症、意外伤害突发的现场，从第一目击者开始至专业急救人员到达现场进行抢救的整个过程中，隐存着一条排列有序的链条，美国心脏协会在 1992 年正式用“生存链(chain of survival)”一词来描述这一系列措施，它是由 4 个相互联系的环节组成，即早期通路(呼救)、早期心肺复苏、早期除颤、早期高级生命支持，环环相扣。《2010 美国心脏协会心肺复苏及心血管急救指南》将“生存链”调整为 5 个相互联系的环节(图 2-2)。

1. 立即识别心脏骤停并启动急救系统　包括对患者发病时最初症状的识别，鼓励患者自己意识到危急情况，呼叫当地急救系统。

2. 尽早进行心肺复苏、着重于胸外按压　对心搏呼吸骤停的患者立即实施心肺复苏，这对患者的生存起着积极、重要的作用，也是专业急救人员到达现场前，患者能得到的最好救护措施。

3. 快速除颤　实践证明，越早采用心脏除颤，对患者的复苏意义越大。

4. 有效的高级生命支持　采用药物及其他急救技术，使得生命支持的效果更可靠。

5. 综合的心脏骤停后治疗　心肺脑复苏术后需加强患者的监护治疗，以提高患者的生存质量。

图 2-2　院前救护的“生存链”

【思考题】

1. 考察一下你所在城市的院前急救组织形式，分析其利弊。
2. 为什么要进行现场伤员分类？各类病人怎么处理？

（王　卫）

第三章　医院急诊科

急诊科是医院急症诊疗的首诊之地，是院内急救的主要场所，是急危重症病人最集中、病种最多、抢救和管理任务最重的科室。急诊科负责24 h为来院的急诊病人进行抢救生命、稳定病情和缓解病痛的处置，为病人及时获得后续的专科诊疗提供支持和保障。急诊科的工作是医院总体工作的缩影，直接体现了医院的急救医疗、护理工作质量和人员素质水平。

第一节　急诊科的任务与设置

学习内容（在本节，你要学习）

1. 急诊科护理工作的主要任务。
2. 急诊科的设置要求。
3. 急诊科的合理布局和主要仪器设备。

典型案例

某医院急诊科每日有大量心脑血管疾病、交通伤、意外伤害、妇科疾病等急诊病人就诊，由于医院急诊科区域狭小、布局混乱、设备老化，严重阻碍了急诊工作的开展，影响了救护质量、管理水平、医院整体形象。

问题导向

用你学到的急诊科知识，从一名急诊护士角度出发，构想一个布局合理、功能完善的急诊科。

急诊科的合理布局（图3-1）

一、急诊科护理工作任务

1. 急诊护理　病情紧急而生命体征稳定的病人占急诊就诊病人的大多数。急诊护士24 h随时接诊，负责预检分诊，参与治疗和护理。

2. 急救护理　对病情危重、有生命危险的病人，护士应与医师密切配合，立即进行有效的抢救和必要的监护。

3. 事故、灾害救护　对各种突发事故和重大灾害造成的大量伤员，进行指挥、组

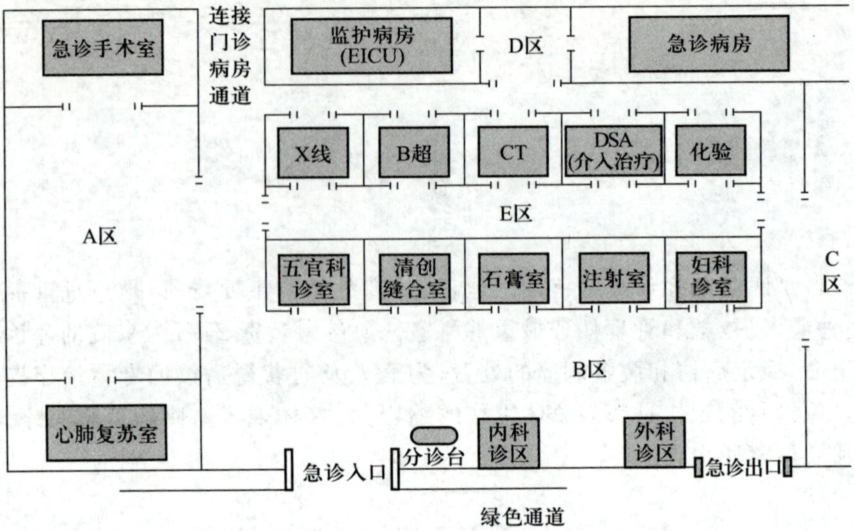

图 3-1　急诊科合理布局

A 区为抢救区；B 区为普通急诊诊疗区；

C 区为留观区；D 区为急诊病房；E 区为功能检查区

织、协调和安排，紧张、有序地实施救护方案。

4. 科研和培训　开展急症伤病护理方面的研究，进行急诊护理工作业务培训，建立健全急诊人员岗位职责、规章制度和技术操作规范，不断提高急诊护理工作质量。

二、急诊科的设置

急诊科应具备与医院级别、功能和任务相适应的场所、设施、设备和药品等条件，以保障急诊救治工作及时有效开展。

(一) 急诊科的设置要求

1. 急诊科应设在医院内便于病人迅速到达的区域，并邻近各类辅助检查部门。急诊科入口应通畅，设有无障碍通道，方便轮椅、平车出入，并设有救护车通道和专用停靠处；有条件的可分设急诊病人和救护车出入通道。

2. 急诊科应设医疗区和支持区，医疗区包括分诊处、就诊室、治疗室、处置室、抢救室和留观室，有条件的可设急诊手术室和急诊监护室；支持区包括挂号、各类辅助检查部门、药房、收费和安全保卫等部门。

3. 急诊科应有明显的路标和标识，以方便和引导病人就诊。院内紧急救治绿色通道标识应清楚明显，紧急救治相关科室的服务能够保持连续与畅通。

4. 急诊科应明亮通风，候诊区宽敞，就诊流程便捷通畅，建筑格局和设施应符合医院感染管理的要求。

5. 急诊科应设有专门传呼（电话、传呼、对讲机）装置。有条件的医院可建立急诊临床信息系统，为医疗、护理、感染控制、医技、保障等部门及时提供信息。

（二）急诊科的布局及设施

1. 分诊处（或称预检处）　设在急诊科门厅入口明显位置，标志要清楚，设有诊查台、候诊椅、对讲和呼叫等装置，还备有常用医疗检查器械及就诊登记本等。分诊员由有经验的护士担任，负责分诊和挂号。

护理专业教学资源库/课程中心/急救护理/教学内容/学习单元2-急诊科救护/教学图片/5-教学图片-1急诊接诊与分诊/分诊处

2. 抢救室　设在靠近急诊科入口处，备有抢救病人必需的仪器设备、物品和药品。抢救床最好是多功能的，且加轮、可移动、可升降，床头设中心供氧及中心吸引装置。

3. 诊察室　设内科、外科、妇产科、儿科、眼科、耳鼻喉科、口腔科、皮肤科等专科诊室。室内除备有诊察床、桌、椅外，还需按各专科特点备齐急诊需用的各种器械和抢救用品。

4. 治疗室　包括准备室、注射室、输液室、处置室等，位置一般应靠近护士办公室，便于为急症病人进行各种护理操作。室内应有治疗桌、配药台、无菌物品柜、消毒用品、洗手池及照明设备等。

5. 监护室　设监护床2～8张，床边备有监护仪、呼吸机、除颤器、起搏器等急救设备及供氧、负压吸引、压缩空气等装置。接收诊断不明、生命体征不稳定、暂时不能转送的危重症病人以及急症手术后的病人。

6. 留观室　留观对象为暂时不能确诊、病情危重的病人，抢救后需要住院进一步治疗的病人。观察室的设备及管理基本上与普通病房相似。

7. 清创室或急诊手术室　位置应与抢救室、外科诊室相邻，设有洗手池、手术床、照明等设备，备有手术包、消毒液、麻醉药物等手术物品。

8. 隔离室　遇有疑似传染病病人，护士应及时通知专科医师到隔离室内诊治。凡确诊为传染病的病人，应及时转送专科病房或医院。

（三）急诊科仪器、设备和药品

1. 仪器及设备　急诊科应备有除颤起搏器、呼吸机、洗胃机、吸引器、给氧设备、心电图机、心电监护仪、便携式超声仪、床旁X线机、急救搬运器械、常用无菌治疗包、包扎固定用材等。各种仪器、设备应定人保管，定点放置，定期检查维护，建立使用说明卡，用后立即消毒，及时安装备齐，归还原处，以备后用。

2. 急救药品　主要包括中枢神经兴奋药、升压药、降压药、强心药、抗心律失常药、利尿及脱水药、解热药、解毒药、止喘药、镇静药、镇痛药、止血药、纠正水电解质紊乱及酸碱平衡失调类药、局部麻醉药、抗生素类药、激素类药物。各种药品应标签清楚，分类定位放置，定人管理，定期检查，及时补充。

第二节　急诊科管理

学习内容(在本节,你要学习)

1. 急诊科护理人员配备要求。
2. 急诊科护理人员的基本要求。
3. 急诊科的主要制度。

一、急诊科护理人员配备

急诊科应配备受过专门训练、掌握急诊护理基本知识和基本技能、具备独立工作能力的护理人员。

1. 急诊科应有相对固定的急诊护士,且不少于在岗护士的75%,护士结构梯队合理。急诊科护士应具有2年以上临床护理工作经验,经规范化培训考核合格,掌握危重症病人的急救护理技能、常见急救操作技术的配合及急诊护理工作内涵与流程,并定期接受急救技能的继续培训,间期以2年为宜。

2. 急诊科护士长应由具备护师以上任职资格,并至少从事急诊临床护理工作5年以上人员担任;三级医院急诊科护士长应由具备护师以上任职资格,并至少从事急诊临床护理工作8年以上人员担任。护士长负责急诊科的护理管理工作,是护理质量的第一责任人。

二、急诊科护理人员的基本要求

1. 扎实的医学基础和专业理论知识　急诊医学是一门综合性学科,一个合格的急诊护士,必须具有扎实的医学基础和专业理论知识,才能在实际工作中迅速、准确地做出判断和操作,从而赢得抢救病人生命的时机。基础理论知识包括正常人体学、异常人体结构与功能、药理学、病原微生物及免疫学等。专业理论包括危重症病人抢救常规、心肺复苏机制及有关操作、各种抢救仪器使用原理及注意事项、常用急救药物用法及不良反应、常用急诊检验指标及其临床意义等。

2. 精湛的急救技术　急诊护士不仅是急诊医生的合作者,而且在紧急情况下能够独立进行抢救技术操作。如心搏呼吸停止的病人,接诊护士在通知医生的同时要立即实施心肺复苏术;中毒病人的抢救离不开护士熟练的洗胃技术;危重症病人的监护、机械通气等都离不开急诊护士的参与。因此,急诊护士必须具备精湛的急救技术,才能适应急诊医学发展的需要,担负起抢救生命的重任。

3. 较强的应急处理能力　急诊护士应急处理能力包括:敏锐的观察能力、敏捷的思维能力、准确的判断能力、及时有效的急救技术操作能力等。急诊护理工作随机性大,还会面临各种意想不到的问题,这就要求急诊护士应急反应要快、应变能力要强,忙而不乱、随机应变,根据具体情况做出相应的处理。

4. 良好的身体素质　由于急诊科护士长期处于高度紧张状态，极易导致心理负荷加重和身体疲劳。因此急诊科护士应劳逸结合，在不影响整体工作的前提下，保证充足的休息，多参加文体活动，以松弛高度敏感的神经，保持良好的身体素质。

5. 团队协作精神　急诊护理工作内容广泛，与医生及医院各部门都有密切的联系。急诊科护士在工作中要与其他人员相互理解、相互尊重、相互配合协作，不相互推诿责任。同时，要服从统一调度指挥，只有通过群体合作，才能产生巨大的力量，取得良好的效果。

三、急诊科主要制度

急诊科的主要制度包括：① 急诊范围；② 预检分诊制度；③ 急诊科工作制度；④ 首诊负责制度；⑤ 急诊抢救室制度；⑥ 急诊留观察制度；⑦ 急诊监护室工作制度；⑧ 出诊抢救制度；⑨ 救护车使用制度；⑩ 涉及法律问题的伤(病)员处理办法。

(一) 急诊科工作制度

1. 具有高度责任心，认真严肃，迅速准确，避免发生科室间互相推诿现象。

2. 急诊用品行“五定”制度，即定数量、定位置、定人管理、定期消毒灭菌、定期检查维修。

3. 工作人员必须坚守岗位，随时做好抢救准备，如需暂时离开，应将去向通知值班护士。

4. 护士应严格执行查对制度，按照医嘱用药，严防差错事故发生。

5. 做好急诊室(科)各项统计工作。

(二) 预检分诊制度

1. 由熟悉业务、责任心强的护士担任预检分诊岗位。

2. 坚守工作岗位。

3. 热情接待病人，对婴幼儿及老年病人酌情照顾。

4. 掌握就诊范围，做好解释工作。

5. 优先安排危重者诊治，急危者先抢救后挂号。

6. 对危重者边紧急处理，边通知医务人员抢救。

7. 遇严重工伤事故或成批伤病员通知科主任及医务科组织抢救。

(三) 急诊抢救室制度

1. 设备齐全，制度严格，随时投入抢救。抢救中，有关科室必须积极配合。病人需转入病房时，应及时收容，严禁推脱。急诊抢救室有呼救权和转诊权。

2. 保证各类仪器性能良好，随时备用，护士每班交接有记录。急救室物品不得外借。

3. 抢救时严肃认真，动作迅速准确。抢救指挥者应为在场工作人员中职务最高者，各级人员必须听从指挥，明确分工，密切协作。指挥者应负指挥之责。

4. 诊断、治疗、技术操作等遇有困难，及时请示上级医生，迅速解决。做好抢救记录，要求准确、清晰、扼要、完整，注明执行时间。

5. 医护密切配合，口头医嘱要求准确、清楚，尤其药名、剂量、给药时间、途径等，护士在执行前要复述，并及时记录于病历上，事后由医师补写医嘱及补开处方。

6. 急救用过的空安瓿、输液瓶、输血瓶等集中存放，以便统计与查对，避免医疗差错。

7. 大批需抢救的病人同时就诊时，应立即报科主任及院领导，以便及时组织抢救。

8. 抢救后，根据情况留病人在监护室或观察室进一步处理，待病情稳定送有关科室继续治疗。送前应通知接收单位。

9. 非工作人员未经许可不得进入急救室。急救室物品用后及时清理、补充。

10. 对已住院的急救病人要定期追踪随访，总结抢救经验。

（四）急诊留观察制度

1. 需收住观察室的病人，由接诊医师通知观察室护士和医师。对危重病人，接诊医师应当向观察室护士和医师详细交代病情。

2. 留观察病人必须建立病历，负责观察室的医师应及时查看病人，下达医嘱，及时记录病情变化及处理经过。

3. 护士及时巡视病房，按医嘱诊疗护理，记录病情变化，随时向值班医师报告。

4. 留观察时间一般为 24 h，最多 5 d，特殊情况例外。

5. 值班医师或负责观察室的医师应及时向危重病人家属交代病情，必要时请家属签字。

6. 值班医师或观察室的医师、护士下班前应巡视病人，做到床头交班，写好交班记录。

7. 可以离院的病人，应及时动员其离院，并开好诊断证明、处方等。

（五）急诊监护室工作制度

1. 保持室内清洁、肃静，非有关人员未经批准不得入内。

2. 按操作规程使用急救仪器、监护设备。操作前要熟悉仪器性能、注意事项，用后整理放回原处，关掉电源。

3. 贵重仪器要建立使用登记卡，遇故障速报护士长及科主任，并通知专业人员检修。

4. 严格按医嘱对危重病人监护并详细填写监护记录。

5. 监护人员工作时应集中精力，不得擅离职守，如需暂时离开，则应有人代替。

第三节　急诊科护理工作

学习内容（在本节，你要学习）

1. 急诊预检分诊的方法和要求。

2. 危重症病人、一般急诊病人和留观察病人的救护要点。

3. 急诊病人的心理特点和心理护理。

典型案例

病人，女，34岁，饱餐后出现剧烈腹痛2 h来诊。疼痛位于右上腹，阵发性似刀绞样，向右肩部放射，伴恶心、呕吐。以往曾有2次类似发作，均发生在饱餐后，持续时间不等。

问题导向

病人被送到急诊科，你作为一名急诊护士应如何按照急诊护理工作流程处理？

急诊护理工作流程（图3-2）

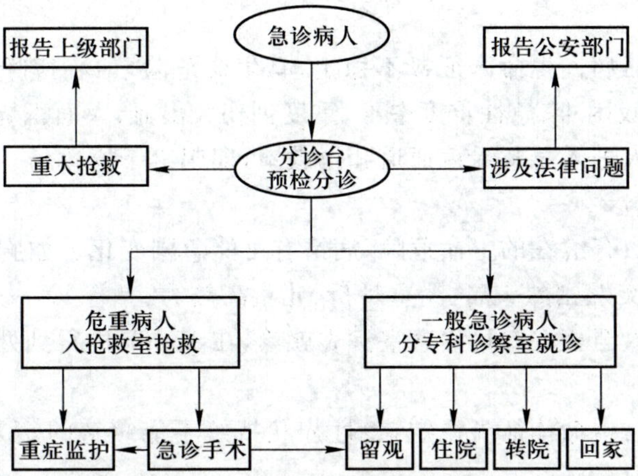

图3-2 急诊护理工作流程

一、预检分诊

预检分诊护士对到达急诊科的病人要主动接应，将病人快速接诊就位。预检分诊是根据病人的症状和体征，区分病情的轻、重、缓、急及隶属专科，分配专科就诊及安排救治的过程，一般在2～5 min完成。

（一）预检方法

1. 询问　通过询问病人和知情人，了解疾病的现状和历史。

2. 观察　观察病人的精神、面容表情、面色、呼吸、体位、姿态等来判断病人的病情。

3. 测量　测量体温、血压、脉搏等。

4. 查体　如有必要，对病人的一定部位进行重点查体，以了解病情。

（二）分诊公式

1. SOAP公式　是分诊工作中常用的技巧。

S(subjective，主观感受)：收集病人的主观感受资料，包括主诉及伴随的症状。

O(objective，客观现象)：收集病人的客观资料，包括体征及异常征象。

A(assess，估计)：将收集的资料进行综合分析，得出初步判断。

P(plan,计划):根据判断结果,进行专科分诊,按轻、重、缓、急有计划地安排就诊。

2. PQRST 公式　主要用于对疼痛病人的分析判断。

P(provoke,诱因):疼痛发生的诱因及加重与缓解的因素。

Q(quality,性质):疼痛的性质,如绞痛、钝痛、刀割样、针刺样、烧灼样等。

R(radiate,放射):有否放射痛,向哪些部位放射。

S(severity,程度):疼痛的程度如何,若把无痛到不能忍受的疼痛用 1～10 的数字来比喻,相当于哪个数的程度。

T(time,时间):疼痛开始、持续、终止的时间。

(三) 病情等级及分诊

1. Ⅰ级:急危症

(1) 病人情况:病人生命体征极不稳定,有生命危险,如心搏呼吸骤停、持续严重心律失常、严重呼吸困难、急性重度中毒、重度创伤大出血、大面积烧伤等。

(2) 分诊:病人进入急救绿色通道和抢救室,即刻给予抢救。

2. Ⅱ级:急重症

(1) 病人情况:有潜在的生命危险,病情有可能急剧变化。如胸痛怀疑心肌梗死、外科危重急腹症、突发剧烈头痛、严重骨折、儿童高热等。

(2) 分诊:病人至相关专科诊察室优先就诊,在 15min 内得到处理。

3. Ⅲ级:急症

(1) 病人情况:生命体征尚稳定,急性症状持续不能缓解的病人。如高热、呕吐、轻度创伤、轻度腹痛等。

(2) 分诊:病人至各专科诊察室候诊,在 30 min 内得到处理。

4. Ⅳ级:非急诊

(1) 病人情况:病情不会转差的非急诊病人,如轻、中度发热,皮肤擦伤,皮疹等。

(2) 分诊:病人可在各专科诊察室候诊或去门诊候诊,在 180 min 内得到处理。

(四) 分诊要求

1. 预检分诊护士必须由熟悉业务、责任心强的护士来担任。

2. 必须坚守工作岗位,临时因故离开时必须由护士长安排能胜任的护士替代。

3. 预检分诊护士对来急诊科就诊的病人,按轻、重、缓、急依次办理分科就诊手续,并做好预检分诊登记,包括姓名、性别、年龄、职业、接诊时间、初步判断、是否传染病、病人去向等项目,书写规范,字迹清楚。

4. 如有分诊错误,应按首诊负责制处理,即首诊医生先诊察病人,再转诊或会诊,护士应做好会诊、转科协调工作。

5. 遇急危重病人应立即将其送入急救绿色通道,要实行先抢救后补办手续的原则。

6. 遇成批伤病员时,对病人进行快速检伤、分类,分流处理,并立即报告上级及有关部门组织抢救。

7. 遇患有或疑患传染病病人,应将其安排到隔离室就诊。

8. 遇交通事故、吸毒、自杀等涉及法律问题者，应立即通知相关部门。

9. 对于由他人陪送而来的无主病人，先予分诊处理，同时做好保护工作。神志不清者，应由2人以上的工作人员将其随身所带的钱物收拾清点，并签名后上交保卫科保存，等亲属到后归还。

二、急诊护理处置

（一）物品准备

1. 一般诊疗及护理物品。

2. 无菌物品及各类无菌急救包。

3. 抢救器械：中心供氧系统、吸引器、除颤器、心脏起搏器、心电监护仪、呼吸机、洗胃机等。

4. 抢救药品：中枢神经兴奋药、抗心力衰竭药、抗心律失常药、抗休克药、抗过敏药、镇静剂、镇痛药、止血药、解毒药、止喘药、局部麻醉药及抗生素等，并备有简明扼要的说明卡片。

一切抢救物品要做到“五定”，即定数量品种、定点放置、定人保管、定期消毒和灭菌、定期检查维修，使抢救物品完好率达100%。护士必须熟知抢救物品的性能和使用方法，并且能排除一般性故障。

（二）危重症病人的救护

1. 严格按抢救程序、操作规程实施抢救措施。医生未到抢救现场之前，护士应根据病情做出初步判断，并给予紧急处理，如吸氧、建立静脉通道、胸外心脏按压等。医生到达后，立即报告处理情况及病情，遵医嘱执行吸氧、吸痰、洗胃等操作，配合医生做好气管插管、电除颤、伤口包扎、清创等处理。

2. 做好抢救记录，严格查对。要求抢救记录字迹清晰、及时、准确；注明病人和医生到达时间、抢救措施实施及停止时间；记录执行医嘱的内容及病情的动态变化。

3. 抢救中在执行口头医嘱时必须向医生复诵一遍，双方确认无误后方可执行。抢救完毕后，请医生及时补写医嘱和处方。抢救中使用的药品空瓶、空液体瓶、输血空袋等应集中放置，需经2人核对是否与医嘱相符后方可弃去。

（三）一般急诊病人的护理

1. 引导、护送病人到专科诊察室，及时通知医生接诊。

2. 为医生诊疗提供物品资料，遵医嘱做好吸氧、抽血、注射等操作。急诊病人的血、尿、便、生化检查应由护工送检，需做X线、B超、CT等检查时应有专人陪送。

3. 留观察或住院病人，先电话通知相关科室和人员，再由专人护送并做好交接。

（四）留观察病人的护理

急诊观察室收治暂不能确诊以及病情危重但暂时住院困难的病人，留观察时间一般是3～7 d。

1. 入室登记，建立病案，认真填写各项记录，书写病情报告。

2. 主动巡视与观察病情，及时完成医嘱，加强生活及心理护理。

3. 做好出入室病人及家属的管理工作。

(五) 心理护理

1. 急诊病人的心理特点

(1) 恐惧心理：病人突然遭受意外伤害，伴随的疼痛、出血、伤残等，缺乏思想准备，表现为惊慌失措、恐惧万分。

(2) 急躁心理：身体上的痛苦、加之对诊疗过程的不理解，出现不满情绪，表现为急躁、生气甚至发怒，从而加重病情。

(3) 焦虑心理：病情重、变化快、对医护人员不信任等，使病人感到预后难测、心神不定，产生焦虑感。

(4) 孤独心理：意外伤害发生突然，病人的家人不能及时到达医院，在抢救室、监护室，家属、亲友探视受限，因而引起病人的孤独感和无助感。

2. 急诊病人的心理护理

(1) 分诊护士对来诊病人和家属要主动迎接，亲切、和蔼地询问病情，快速、准确地分诊，主动介绍急诊科的设施、布局和相关规定，消除病人的急躁心理，使其能自觉遵守医院规定和配合诊治。

(2) 护士以热情和真诚的态度、准确和熟练的技术操作、及时有效的抢救措施，赢得病人和家属的信任，树立病人战胜疾病的信心，减轻恐惧、焦虑心理。

(3) 做好说服开导工作。对病人和家属有异议的检查和治疗，耐心说明和解释，增加护患信任，消除病人的不良情绪。对有些病情不宜让病人知道的，切勿在病人面前交代和议论，以免影响病人的情绪。

(4) 待病人如亲人，多与病人交谈，尤其是重症、伤残病人生活能力下降，饮食、起居要妥善安排，使病人感到医院的温暖。在不影响治疗、监护的情况下，鼓励家属和亲友探视，以消除病人的孤独感和无助感，使其心理得到支持和稳定。

(5) 对疼痛剧烈而不能使用镇痛药的病人，要耐心解释暂时不能使用镇痛药的道理。对由于家庭、事业等因素而自杀的病人，要耐心劝导，帮助其树立信心，保证有效的治疗和康复。

护理专业教学资源库/课程中心/急救护理/教学内容/学习单元2-急诊科救护/教学图片/5-教学图片-1急诊接诊与分诊/急诊护理工作流程

【思考题】

1. 用分诊公式对第三节"典型病例"进行预检分诊。
2. 简述急诊护士在危重症病人抢救中的工作要点。

（王　卫　陈淑玲）

第四章　常用急救技术

第一节　心肺脑复苏术

学习内容(在本节,你要学习)

1. 心脏骤停的原因、分类及诊断。
2. 心肺脑复苏三阶段生命支持。
3. 简易呼吸器的原理、操作流程及注意事项。
4. 除颤仪的原理、操作流程及注意事项。

典型案例

病人,男,72岁,退休干部。9年前,被确诊为冠心病,后长期坚持服药。2011年3月10日在家里观看足球比赛时突然倒在沙发上,家人呼之不应,检查发现面色发青、嘴唇发绀、呼吸停止、颈动脉摸不到搏动。

问题导向

1. 你作为现场第一目击者应如何对病人实施急救?
2. 病人被送到急诊科后,应如何开展救护工作?

心肺脑复苏救护流程(图4-1)

心脏骤停意味着死亡的来临或“临床死亡”(clinical death)的开始。现代医学认为,因急性原因所致的临床死亡在一定条件下是可以逆转的。使心搏、呼吸恢复的抢救措施称为心肺复苏(cardio-pulmonary resuscitation,CPR)。近30余年来,人们日益认识到,复苏时既要考虑到心肺功能,更要考虑到脑功能,因为只有脑功能的最终恢复才能称为完全复苏,故现在把逆转临床死亡的全过程称为心肺脑复苏(cardio-pulmonary-cerebral resuscitation,CPCR)。

一、心脏骤停

心脏骤停(sudden cardiac arrest)是指各种原因引起的心脏突然停止搏动,有效射血功能消失,不能搏出足量的血液保证重要脏器供应,特别是危及脑的存活。若不及

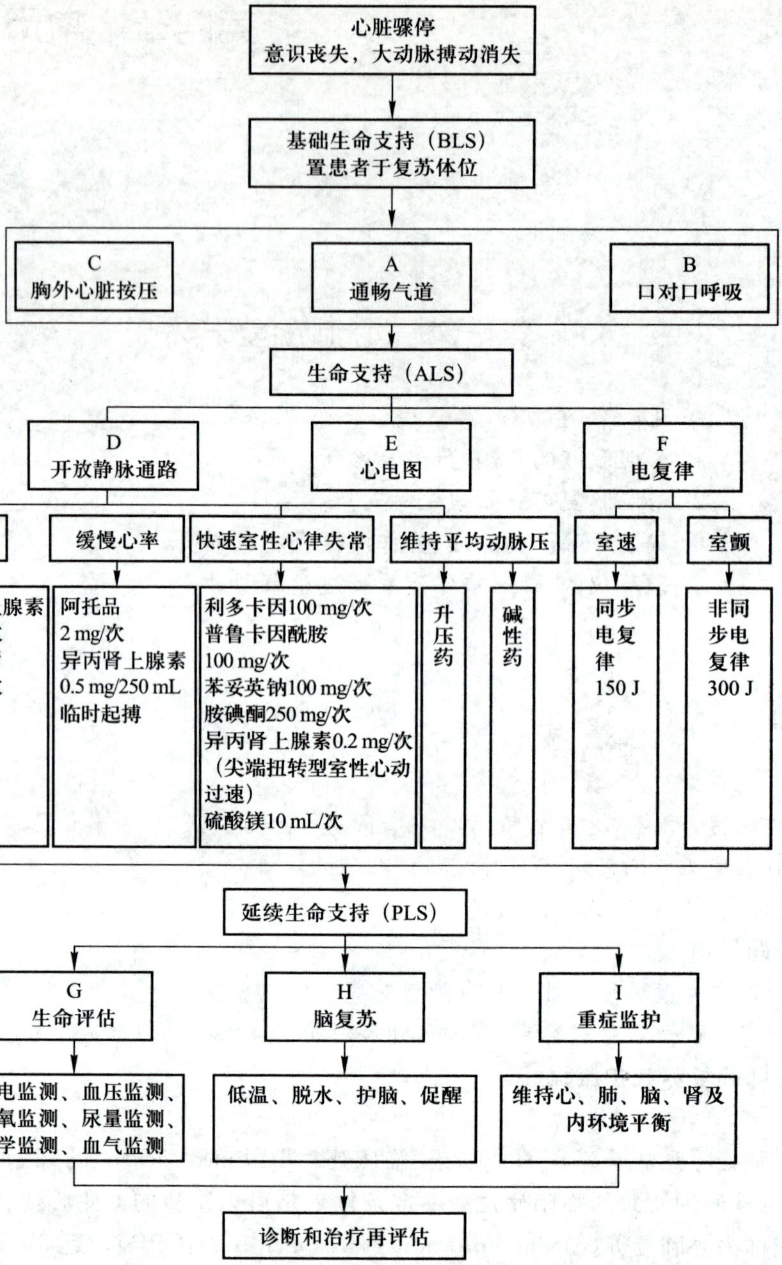

图 4－1　心肺脑复苏救护流程

时抢救，则可导致死亡；若及时采取正确有效的复苏措施，则有可能挽救病人的生命。

（一）心脏骤停的原因

根据心脏骤停是否由心脏病变引起，将引起心脏骤停的病因分为两大类。

1. 心源性　因心脏本身病变引发的意料之外的循环、呼吸停止称心源性心脏骤停。冠心病是心源性因素中最常见的原因，约占 80%，其他还包括心肌炎、心肌病、风湿性心瓣膜病、严重心律失常等。

2. 非心源性　由心脏以外疾病所引发的循环、呼吸停止称非心源性心脏骤停，常见病因如下。

(1) 意外事故：见于溺水、窒息、触电、雷击、麻醉或手术意外等。

(2) 严重的酸碱平衡失调及电解质紊乱：可见于严重低钾血症、高钾血症、高镁血症，以及酸中毒或碱中毒等。

(3) 药物中毒或过敏：发生严重青霉素、链霉素及某些血清制剂过敏反应时可引发呼吸、心脏骤停。

(4) 其他：血管造影、心导管检查、脑血管病变等。

(二) 心脏骤停的类型

根据心脏生物电活动情况及心电图表现，心脏骤停可分为 3 种类型。

1. 心室颤动　又称室颤，指心室肌发生极不规则的快速而又不协调的颤动。心电图表现为 QRS 波群消失，代之以形态各异、大小不等的颤动波，频率为 200～500 次/min，此时心脏不能搏血。

2. 心电机械分离　又称无脉搏心电活动，指心肌存在生物电活动但无有效的机械收缩。心电图表现为间断出现振幅较低、宽而畸形的 QRS 波群，频率多在 30 次/min 以下，此时心脏已丧失排血功能，心脏听诊时听不到心音，周围动脉摸不到搏动。

3. 心室静止　指心房、心室肌完全丧失电活动能力，心电图上心房、心室均无收缩活动，描记呈一直线。

(三) 临床表现

1. 意识突然丧失或伴有短暂的抽搐。

2. 大动脉搏动消失，测不到血压。

3. 呼吸断续或呈叹息样，随后即停止，面色可苍白或青紫。

4. 瞳孔散大或固定。

一般心脏骤停 5～10 s 因脑缺氧而昏厥，停搏 15 s 以上出现阿-斯综合征，即心源性脑缺血综合征；心脏骤停 20～30 s 呼吸会停止；心脏骤停 45 s 后出现瞳孔散大；心脏骤停 1～2 min 瞳孔则固定；如心脏骤停超过 4 min，中枢神经系统将会因严重缺氧遗留不可逆性的永久损害，并有生命危险。如能在心脏骤停发生 4 min 内及时采取有效的复苏措施，病人生命可能被挽救而不遗留后遗症。

(四) 诊断依据

病人突然发生意识丧失伴以大动脉(如颈动脉、股动脉)搏动消失，是心脏骤停的主要诊断标准。一旦确诊，应立即进行初步复苏，不能因反复心脏听诊、测血压或描记心电图而浪费宝贵时间。如病人在心电监护状态下发生心脏骤停，则通过心电监护很容易诊断。

二、心肺脑复苏的发展史

1947 年，美国 Claude Beek 教授首次报道对一室颤病人电除颤成功，以后除颤器材不断改善。1958 年,Peter Safer 发明口对口人工呼吸,因为简单易行、潮气量大而被确定为呼吸复苏的首选方法。1960 年,William Kouwenhoven 等发表了第一篇有关胸外心脏按压的文章,被称为心肺复苏的里程碑。口对口呼吸法和胸外心脏按压的结合,配以体外电击除颤法,构成现代复苏的三大要素。1966 年,全美复苏会议对 CPR 技术加以标准化;1985 年,第四届全美复苏会议对过去的 CPR 标准进行了评价和修改,并强调 CPR 的目的不仅仅是使病人恢复心搏和呼吸,而必须达到恢复智能和工作能力,后者更为重要,将 CPR 的全过程称为 CPCR。美国心脏病协会(AHA) 1974 年开始制定心肺复苏指南,并分别于 1980 年、1986 年、1992 年、2000 年、2005 年和 2010 年多次修订再版,不断修改完善。2010 年美国心脏学会心肺复苏(cardio - pulmonary resuscitation,CPR)与心血管急救(emergency cardiovascular care,ECC)指南已于 2010 年 12 月在 Circulation 杂志上出版。如何改进、简化复苏培训程序和提高复苏成功率是新指南重点关注的问题,强化了胸外心脏按压和团队形式抢救的重要性。

三、心肺脑复苏

心肺脑复苏(CPCR)是抢救心脏、呼吸骤停及保护恢复大脑功能的复苏技术,是急诊医学最重要的组成部分。CPCR 强调的是心、肺、脑复苏 3 个主要环节,它由一期复苏即基本生命支持(basic life support,BLS)、二期复苏即进一步生命支持(advanced life support,ALS)和三期复苏即持续生命支持(prolonged life support,PLS)3 部分组成。

(一) 基本生命支持

基本生命支持(BLS)又称现场复苏,是通过徒手操作,保持心脏有一定的输出量,供应重要脏器(特别是心脏和脑)已氧合的血液。其目的是迅速恢复循环和呼吸,维持生命重要器官供血供氧,为进一步复苏争取有利时机。BLS 主要由开放气道(airway,A)、人工呼吸(breathing,B)、胸外心脏按压(circulation,C)和除颤(defibrillation,D)这 4 部分组成,常简称为“ABCD”四步。首先应判断心搏、呼吸停止。由于复苏术对任何一名病人均有较大的伤害,只有经过判断并确认后才能实施。① 意识丧失:轻拍轻摇病人肩部并向其耳部大声呼叫,若无反应,即可判断为意识丧失。② 心脏骤停:救护者可触摸颈动脉搏动,检查时间不超过 10 s,如无搏动则为心脏骤停。检查方法:抢救者站在病人一侧,一只手放在病人前额,另一只手的示指和中指并拢,先触摸到病人喉结,然后平喉结向靠近抢救者对侧的颈部滑行 2～3 cm,至胸锁乳突肌内侧凹陷处,轻轻触摸颈动脉搏动。触摸时不可用力过猛,且两侧不能同时进行,以防阻断脑血流,影响脑供血。③ 呼吸停止或喘息:救护者检查发觉心脏骤停症状时,快速检查呼吸,如病人上述 2 项消失且没有呼吸或仅仅是喘息,需立即进行现场复苏抢救(图 4 - 2)。

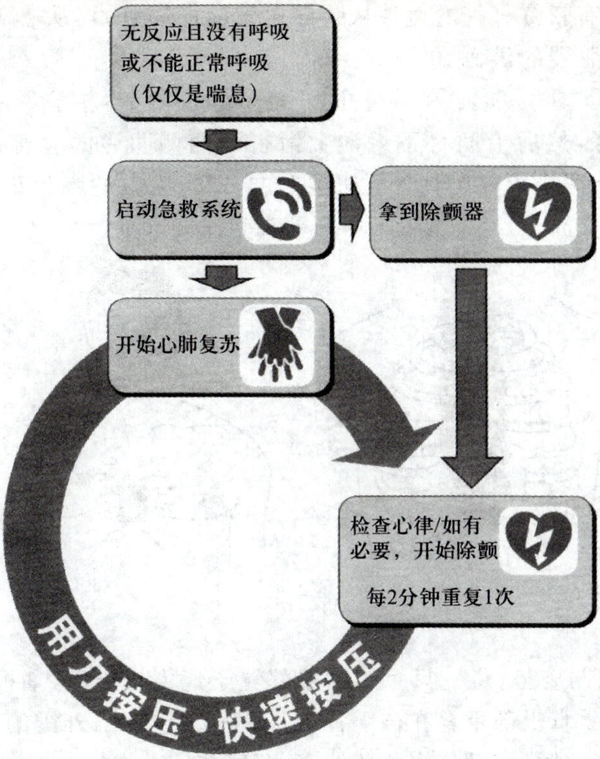

图 4-2　现场复苏简化流程图

护理专业教学资源库/课程中心/急救护理/学习情境与情景/学习单元1-院前急救/任务情境1/虚拟演示2

护理专业教学资源库/课程中心/急救护理/学习情境与情景/学习单元1-院前急救/任务情境1/操作流程

1. 呼救　一旦初步确定心脏、呼吸骤停后，应尽早启动院前急救系统，紧急呼叫120，并应立即招呼周围的人前来协助抢救。因为一个人 CPR 不可能坚持较长时间，且劳累后动作易走样。

2. 体位　迅速安置病人于复苏体位，正确的体位是仰卧位，病人头、颈、躯干平卧无扭曲，呈一直线，双手放于两侧躯干旁。若病人在软床上，应在其身下垫以木板或特制木垫，使之身下保持为一坚实的平面。头部不得高于胸部平面。怀疑颈椎有损伤时应注意头颈部保护，头、肩以及躯干同步翻转，避免扭曲，防止进一步加剧脊柱损伤。抢救者跪于病人肩颈侧旁，最好能解开病人上衣暴露胸部，便于实施救护。

3. 胸外心脏按压　胸外心脏按压又称人工循环，是指用人工的方法推动血液在血管内流动，使携有新鲜氧气的血液从肺部血管流向心脏，再从心脏流经动脉到全身组织，以维持重要脏器的供血、供氧。

(1) 按压部位(图 4－3)：① 胸骨中、下 1/3 段交界处：救护者用示指和中指确定病人近侧肋弓下缘，然后沿肋弓下缘向上滑行至两侧肋弓的会合点（即胸骨下切迹处），将示指及中指两横指放在胸骨下切迹上方，示指上方的胸骨正中区为按压区，即胸骨中、下 1/3 段交界处。② 胸骨正中两乳头间连线水平。

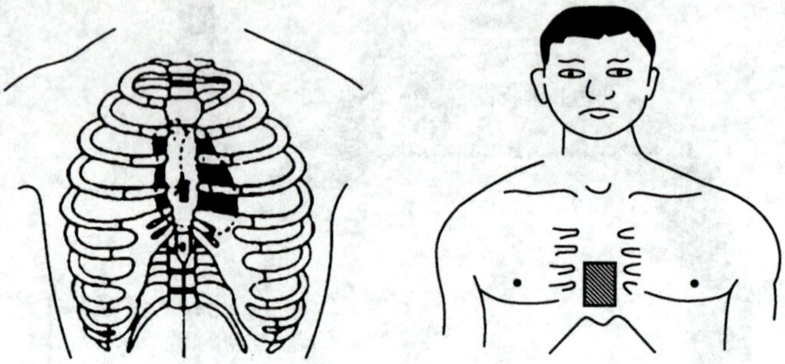

图 4－3　按压部位

(2) 按压方法与姿势：将一只手掌的根部置于病人按压区，掌根部与病人胸骨纵轴方向一致，另一手掌根部重叠在该手背上，两手十指交叉，外露的五指翘起，脱离胸壁。救护者上半身前倾，腕、肘、肩关节伸直，双肩在病人胸骨上方正中，以髋关节为支点，利用上半身重量垂直向下按压，按压至最低点时应有一明显停顿，随后放松，使胸廓自行复位，但手掌根部不要离开胸壁，确保定位准确。按压应平稳、有规律地进行，不能间断，不能冲击式猛压（图 4－4）。

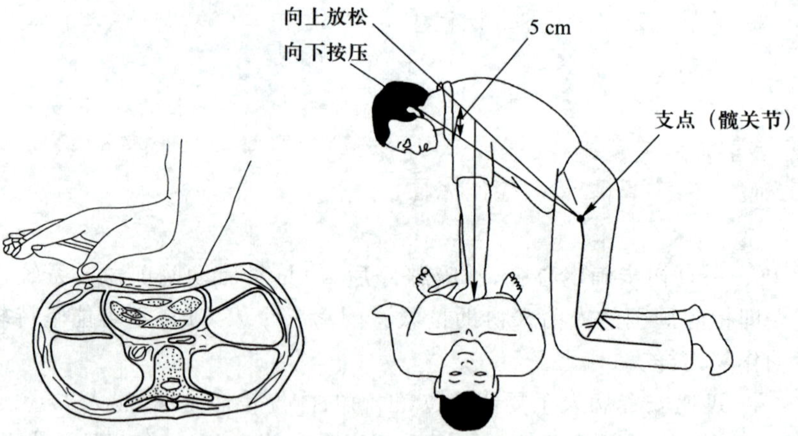

图 4－4　按压姿势

(3) 按压深度：成年人至少 5 cm。

(4) 按压频率：成年人至少 100 次/min，按压与放松时间相等。连续按压 30 次后进行人工呼吸。

(5) 胸外心脏按压常见失败原因:① 病人体位不对,未躺在硬的平面上,按压不能产生足够的心排血量。② 按压时肘部弯曲,导致用力不垂直;按压力量不足,按压深度达不到标准;冲击式按压、猛压,导致肋骨骨折或内脏损伤。③ 放松时手掌离开胸骨的按压部位,使下次按压需重新定位或按压部位不准确,影响按压效果。

(6) 胸外心脏按压的并发症:一是肋骨骨折、气胸、血胸。由于按压时除掌根部贴在胸骨外,手指也压在胸壁上或按压部位偏向两侧,或是用力不垂直、用力过猛等原因导致。二是肺、肝、脾裂伤。按压定位偏向,使肋骨或剑突折断而致肺、肝、脾裂伤。

护理专业教学资源库/课程中心/急救护理/学习情境与情景/学习单元1-院前急救/任务情境1/虚拟演示4

4. 开放气道(airway,A)

(1) 清除呼吸道异物:在开放气道之前,首先检查病人口腔是否有异物,如有异物可用手指缠上纱布将其清除。

(2) 常用开放气道的方法有3种,救护者可根据病人的伤情选择不同开放气道的方法。

1) 仰头举颏法:开放气道常用的一种方法,救护者用一手的小鱼际(手掌外侧缘)部位置于病人的前额,手掌用力向后压,使其头后仰;另一手的示、中两指同时将颏部向上、前抬起,使下颌角与耳垂的连线与地面垂直。注意操作时示指和中指尖不要深压颏下软组织,以免阻塞气道(图4-5A)。

护理专业教学资源库/课程中心/急救护理/学习情境与情景/学习单元1-院前急救/任务情境1/虚拟演示1

2) 仰头抬颈法:救护者一手抬起病人颈部,另一手下按病人前额,使其头后仰、颈部抬起。头颈部外伤者禁用,以免损伤脊髓(图4-5B)。

3) 双手托颌法:救护者把手放置在病人头部两侧,肘部支撑在病人躺的平面上,握住下颌角,用力向上托下颌,使下颌骨前移。由于此法使病人下颌上提,但不能使病人头部后仰和左右转动(图4-5C),因此,对怀疑有头、颈部损伤者,此法安全。

5. 人工呼吸(breathing,B) 开放气道后,须立即施行人工呼吸,使气体被动进入和排出肺,以保障氧的供给和二氧化碳的排出。常用口对口、口对鼻、口对口鼻人工呼吸法,术者深吸气后呼出的气体含氧量可达18%,潮气量>400 mL,连续人工呼吸,可使病人肺中氧浓度接近正常水平。

(1) 口对口人工呼吸(图4-6)

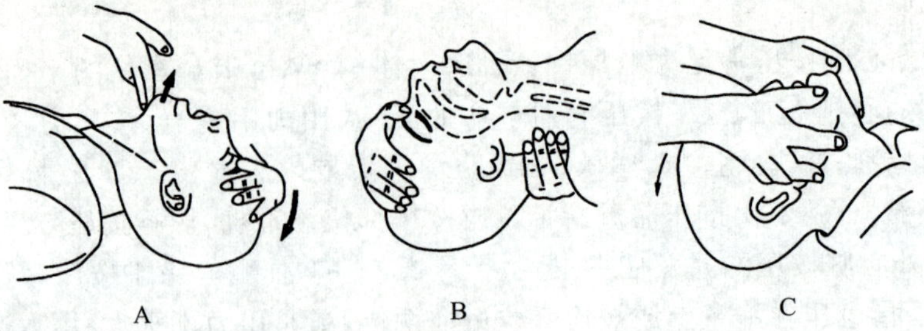

图 4-5　开放气道

A. 仰头举颏法；B. 仰头抬颈法；C. 双手托颌法

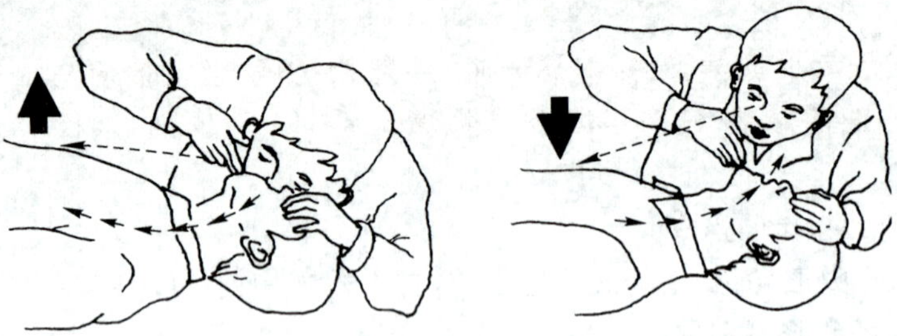

图 4-6　口对口人工呼吸

1）救护者用开放气道时压在病人前额那只手的拇指、示指捏紧病人的鼻孔（防止吹气时气体从鼻孔逸出），另一手将嘴唇分开。

2）深吸一口气后，救护者的嘴完全包住病人口部，然后用力向内吹气。同时双眼斜视胸廓，胸廓抬起为有效标志。每次吹气时间要在 1 s 以上，保证足够的潮气量使胸廓抬起。为防止交叉感染，有条件者可将单层纱布覆盖在病人口部进行。

3）随后立即与病人口部脱离，松开鼻孔，侧转头稍抬起换气，病人借胸廓和肺的弹性回缩，被动地完成呼气。连续吹气 2 次。

4）呼吸频率 8～10 次/min，每次吹气量为 800～1 000 mL。

护理专业教学资源库/课程中心/急救护理/学习情境与情景/学习单元 1-院前急救/任务情境 1/虚拟演示 3

护理专业教学资源库/课程中心/急救护理/学习情境与情景/学习单元 1-院前急救/任务情境 1/教学视频

（2）口对鼻人工呼吸：适用于不能经口吹气的病人。如牙关紧闭、口不能张开、口对口封闭困难、口腔周围严重外伤或其他原因不适宜口对口吹气者。口对鼻吹气时抢救者以一手的小鱼际侧压住病人前额，使其头后仰，另一手托起下颌，使口完全闭合，然后术者深吸一口气，用双唇包绕病人鼻部，用力向病人鼻孔内吹气，但若鼻出血或鼻阻塞时禁用口对鼻吹气，防止把血或异物吹入气管深处。

(3) 口对口、鼻人工呼吸：适用于婴幼儿。将婴幼儿平卧，头略后仰，下颌轻轻向上抬起，使患儿的口、鼻孔充分开放，然后术者深吸一口气，用口包住患儿口鼻进行吹气。吹气时注意观察患儿胸部起伏情况，防止吹气过大过猛损伤患儿肺，吹气适量的标志是患儿胸部抬起。

吹气后，抢救者迅速移到病人胸侧，确定按压部位，做连续30次的胸外心脏按压，如此反复进行。无论单人操作还是双人操作，胸外心脏按压与人工呼吸之比均为30∶2，5个循环为一个周期。

6. 除颤　除颤是借用除颤器向病人胸廓放电或直接作用于心脏，达到有效抢救心脏骤停病人目的的一种方法。除颤技术近年来有了很大的进步，其地位也有了明显的变化，过去仅为进一步生命支持（ALS）的技术，目前已成为基本生命支持（BLS）的技术。由于心脏骤停时最常见的心电图表现是室颤，而终止室颤最有效的方法就是电除颤。成功除颤的机会转瞬即逝，不进行电除颤数分钟后就可能转为心脏停搏，因此，心脏骤停后要力争在3 min内进行首次电除颤。

(1) 原理：通过释放足够的电能使全部或大部分心肌在瞬间同时发生除极，并均匀一致地进行复极，使心脏自律性最高的窦房结重新控制和主导心脏的活动，从而恢复有规律的窦性心律。

(2) 分类：根据是否启用同步触发装置，将除颤分为同步与非同步电除颤。

1）同步电除颤：启用同步触发装置，用于转复心室颤动以外的各类异位性快速心律失常。

2）非同步电除颤：不启用同步触发装置，可在任何时间放电，用于转复心室颤动。

(3) 操作方法

1）用物准备：除颤器、导电膏或盐水纱布。除颤时尚需配备各种抢救和心肺复苏所需要的器械和药品，如氧气、吸引器、气管插管用品、血压和心电监测设备，配有常规抢救药品的抢救车等，以备急需。

2）病人准备：放好体位，去除胸前衣物，暴露皮肤。

3）操作步骤：① 病人卧于绝缘的木板床上，取仰卧位。② 操作者站在病人右侧，打开除颤器电源开关。③ 根据病人情况选择电除颤的方式。一般情况下心脏停搏选用非同步电除颤。④ 两电极板涂抹专用导电胶或包裹盐水纱布5～6层（在实际操作中，可将湿纱布放在病人定位的胸壁上，后将电击板放在纱布上），以保证电极板与病人皮肤之间有良好的接触。⑤ 充电，根据不同病情选择能量，一般单向波除颤首选360 J，双向波除颤首选150～200 J。⑥ 正确放置电极板位置（图4-7）。前尖位：一个电极板放置于病人右侧锁骨下方，另一个电极板放置于病人左腋前线第5～6肋间（左侧乳头下方）；前后位：一个电极放在右前壁锁骨下，另一个电极板放在背部左肩胛下；尖后位：一个电极板放在心尖区，另一个电极板放在病人背后右肩胛角，适用于右胸部装有永久起搏器者。⑦ 在核实无任何人与病人和电极有直接或间接接触的情况下实施放电。⑧ 观察病人心律转复情况，如未成功可重复进行。

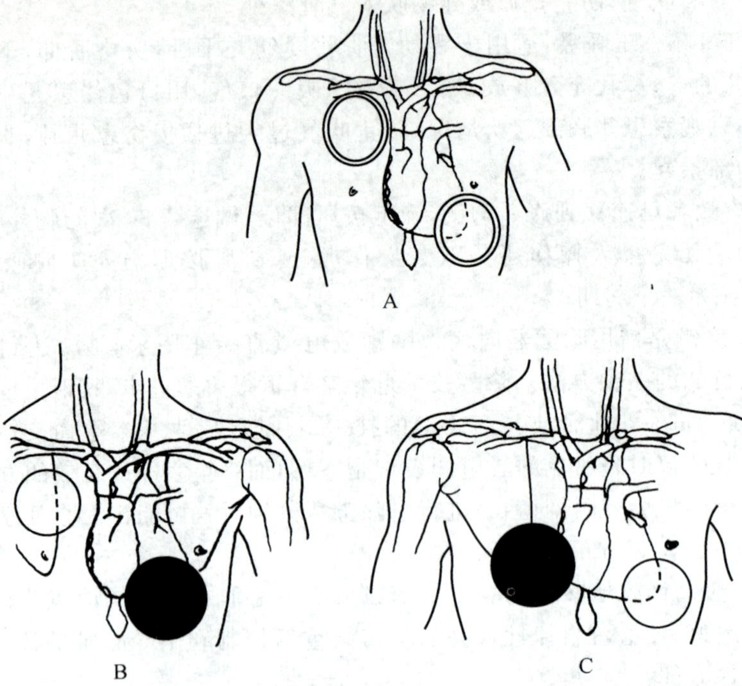

图 4－7 胸外电除颤电极板的位置

A. 前尖位；B. 前后位；C. 尖后位

护理专业教学资源库/ 课程中心/ 急救护理/ 学习情境与情景/ 学习单元 2－急诊科救护/ 任务情境 4/ 操作流程

护理专业教学资源库/ 课程中心/ 急救护理/ 学习情境与情景/ 学习单元 2－急诊科救护/ 任务情境 4/ 教学视频

（4）注意事项：① 充电不应过早，最好在放置电极板的前一步完成。否则，如果误碰放电开关，会随时放电；② 电击时，病人平卧于木板床上，取除身上的金属物，并不得与任何金属接触；③ 电极板盐水纱布以浸湿而不滴水为宜，防止将大量的水带到病人皮肤上，引起电能的流失或烧伤病人皮肤；④ 充电后 2 个电极板不应该相互接触，用双手分别握持，保持一定距离，避免误放电损坏仪器；⑤ 电击时，术者及他人与病人不得接触，以免受伤；⑥ 两电极板放置的位置不要太近，要让整个心脏刚好位于其中，使流经 2 个电极板之间的电流正确通过心脏；⑦ 为了减小病人胸壁的阻抗，使两电极板与病人皮肤紧密接触，除了涂导电胶和放置盐水纱布外，还应将电极板放置平稳，分别加上 2～5 kg 的压力，然后放电。

7. 心肺复苏有效和终止的指标

(1) 心肺复苏有效的表现:① 自主呼吸开始出现。② 可触及大动脉搏动,在停止按压后仍有动脉搏动。③ 口唇、颜面部转红。④ 有眼球活动,瞳孔由大变小,对光反应恢复。

(2) 心肺复苏终止的指标:① 心肺复苏成功。② 心肺复苏抢救持续 1 h,仍无心搏和脉搏。③ 脑死亡。

8. 婴儿和儿童的心肺复苏术　婴儿和儿童现场复苏术与成人做法基本相同。以下只简单介绍不同之处。

(1) 判定意识:对无语言表达能力的婴幼儿,可以弹足底、拍打足跟部或捏掐其合谷穴。如无反应,则为意识丧失。

(2) 判定脉搏:因婴儿颈部短粗且一般较胖,复苏时触摸颈动脉较困难,可用触摸肱动脉法来判断心搏是否存在。方法是抢救者将大拇指放在患儿上臂外侧,示指与中指轻轻压在上臂内侧肘和肩之间,可触及肱动脉搏动。

(3) 胸外心脏按压:婴儿的胸外按压部位是两乳头连线中点与胸骨正中线交叉点下方一横指处,采用环抱法用双手拇指重叠按压或单手按压(图 4-8)。儿童则用一只手掌根做胸外心脏按压,部位为胸骨中 1/3 段。按压深度婴幼儿大约 4 cm,儿童大约 5 cm。

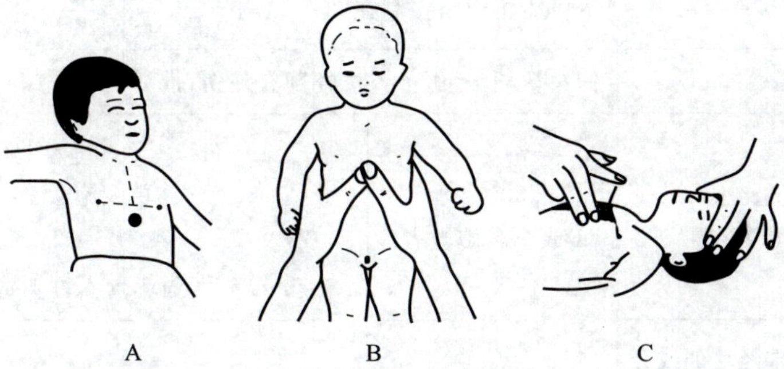

图 4-8　婴儿胸外心脏按压部位与方法

A. 婴儿按压部位;B. 环抱法;C. 单手法

(4) 除颤:儿童除颤的目的、操作方法和要求基本与成年人相同,但儿童除颤能量的选择第一次为 2 J/kg,以后按 4 J/kg 计算。

9. 成年人、儿童和婴儿实施 CPR 的比较(表 4-1)

(二) 进一步生命支持

进一步生命支持(ALS)即在继续一期心肺复苏的基础上,由专业人员应用器械和药物进行抢救,主要包括心电监护、建立静脉通道、呼吸支持和应用必要的药物,以尽快恢复自主心搏和呼吸(图 4-9)。它是心脏骤停后的第 2 个处理阶段,一般在医疗单位由专业人员进行。

表 4-1　成年人、儿童和婴儿实施 CPR 比较

内　容	成　年　人	儿　　童	婴　　儿
识别	无反应(所有年龄)		
	没有呼吸或不能正常呼吸(即仅仅是喘息)	不呼吸或仅仅是喘息	
	对于所有年龄,在 10 s 内未扪及脉搏(仅限医务人员)		
心肺复苏程序	C—A—B		
按压速率	每分钟至少 100 次		
按压幅度	至少 5 cm	至少 1/3 前后径,大约 5 cm	至少 1/3 前后径,大约 4 cm
胸廓回弹	保证每次按压后胸廓回弹 医务人员每 2 min 交换一次按压职责		
按压中断	尽可能减少胸外按压的中断 尽可能将中断控制在 10 s 以内		
气道	仰头举颏法(医务人员怀疑有外伤:推举下颌法)		
按压-通气比率(置入高级气道之前)	30 : 2 1 或 2 名施救者	30 : 2 单人施救者 15 : 2 2 名医务人员施救者	
通气:在施救者未经培训或经过培训但不熟练的情况下	单纯胸外按压		
使用高级气道通气(医务人员)	每 6~8 s 1 次呼吸(每分钟 8~10 次呼吸) 与胸外按压不同步 大约每次呼吸 1 s 时间 明显的胸廓隆起		
除颤	尽快连接并使用自动体外除颤仪(AED) 尽可能缩短电击前后的胸外按压中断;每次电击后立即从按压开始心肺复苏		

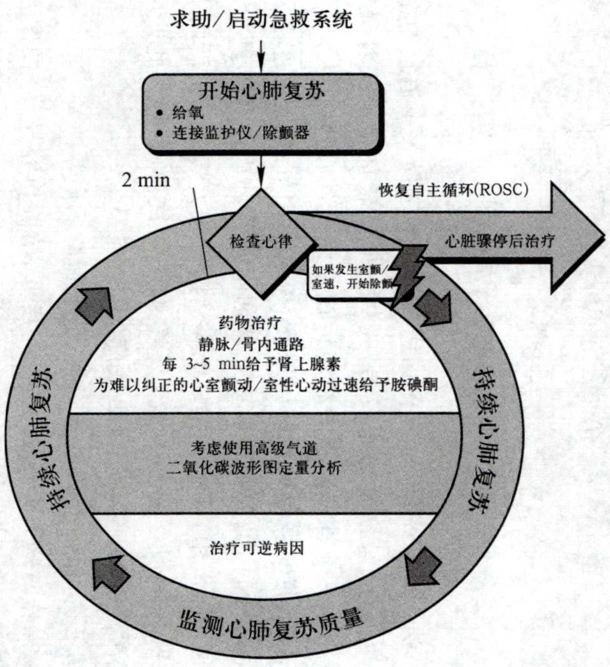

心肺复苏质量

- 用力(≥5 cm)快速(≥100次/min)按压并等待胸壁回弹
- 尽可能减少按压的中断
- 避免过度通气
- 每 2 min交换一次按压职责
- 如果没有高级气道，应采用30：2的按压–通气比率
- 二氧化碳波形图定量分析
  -如果$PaCO_2$<10 mmHg，尝试提高心肺复苏质量
- 有创动脉压力
  -如果舒张阶段(舒张)压力<20 mm Hg，尝试提高心肺复苏的质量

恢复自主循环(ROSC)

- 脉搏和血压
- $PaCO_2$突然持续增加(通常≥40 mm Hg)
- 自主动脉压随监测的有创动脉波动

电击能量

- 双相波：制造商建议值(120~200 J)，如果该值未知，使用可选的最大值
  第二次及后续的剂量应相当，而且可考虑提高剂量
- 单相波：360 J

药物治疗

- 肾上腺素静脉/骨内注射剂量：每 3~5 min 1 mg
- 血管升压素静脉/骨内剂量：40个单位即可替代首剂量或第二次剂量的肾上腺素
- 胺碘酮静脉/骨内剂量：首剂量：300 mg 推注。第二次剂量：150 mg

高级气道

- 声门高级气道或气管插管
- 用于确认和监测气管插管位置的二氧化碳波形图
- 每分钟 8~10 次人工呼吸，伴以持续的胸外按压

可逆病因

-低血容量	-张力性气胸
-缺氧	-心脏压塞
-氢离子(酸中毒)	-毒素
-低钾血症/高钾血症	-肺动脉血栓形成
-低温治疗	-冠状动脉血栓形成

图 4－9　进一步生命支持流程图

1. 明确诊断　有条件者迅速进行心电监护和必要的血流动力学监测，以明确引起心搏骤停的病因和心律失常类型，及时采取针对性的救治措施。

2. 呼吸支持　如果病人自主呼吸没有恢复，应尽早行气道控制，以保证充分供氧和纠正低氧血症。

(1) 口咽通气管通气：置入口咽通气管，可使舌与口咽后壁分开，防止舌后坠，为进一步生命支持创造条件。

1）目的：保护术者不受感染；限制舌后坠，维持气道开放。

2）操作方法：救护者站在病人头侧，将"S"形通气管的"病人口含部"沿病人舌背反方向插入口腔，通气管达舌根部时旋转 180°，使通气管的弧度与舌背的弧度相适应，"腭部"紧贴病人口唇，以免漏气，然后用手指捏紧病人鼻孔，深吸一口气，对准通气管用力吹气，同时观察病人胸廓起伏情况。置入通气管后也可通过面罩给氧或经呼吸机加压给氧，以提供呼吸支持（图 4－10）。

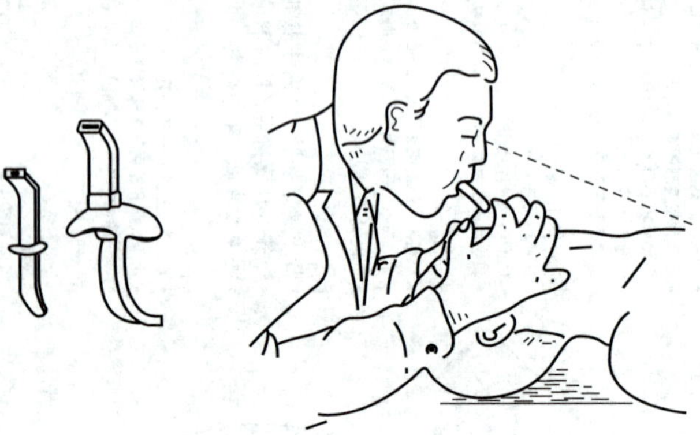

图 4－10　口咽通气管通气

3）注意事项：病人应取平卧位，并根据病人的年龄选择大小适宜的型号。

(2) 球囊-面罩通气：又称简易呼吸器，其供氧效果较徒手人工呼吸效果更佳，并节省人力，尤其适用于有气管内插管者和转运途中病人的呼吸支持。由面罩、三通呼吸活瓣、衔接管、球囊、储气袋组成。挤压球囊，可将囊内气体经三通呼吸活瓣进入病人肺内。当松开呼吸囊时，胸廓和肺被动弹性回缩而将肺内气体"呼"出，由于三通呼吸活门单向活瓣的导向作用，呼出气体只能经活瓣排入大气。气囊后面入口处还有一单向进气阀，在呼吸囊舒张时吸入空气或氧气，以备下次挤压所用，此处可接储氧袋或供氧导管，与氧气源连接，以提高吸入氧浓度（图 4－11）。

1）目的：控制气道，保证充分供氧，纠正低氧血症。

2）操作方法：操作时病人仰卧去枕，头向后仰，清除口腔异物，操作者站在病人床头，左手中指、环指与小指托起病人下颌，使其向上，拇指与示指将面罩紧扣于病人口鼻部，使其不漏气，右手则反复有规律地挤捏球囊，将气体送入肺中（图 4－12）。每次可吸入 500～1 000 mL 气体。

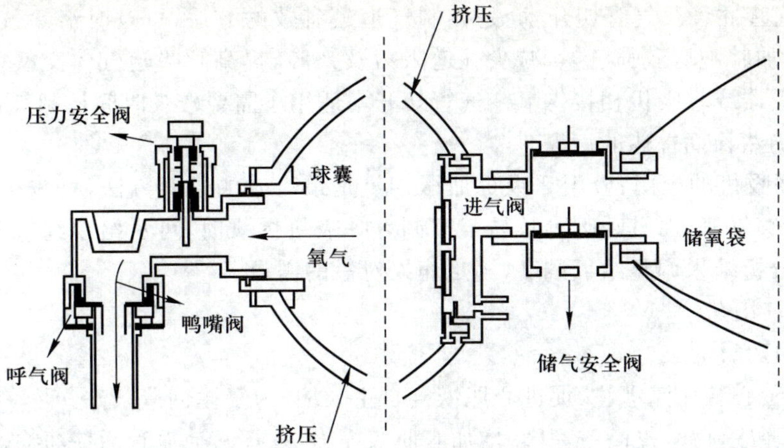

图 4-11 简易呼吸器结构示意图

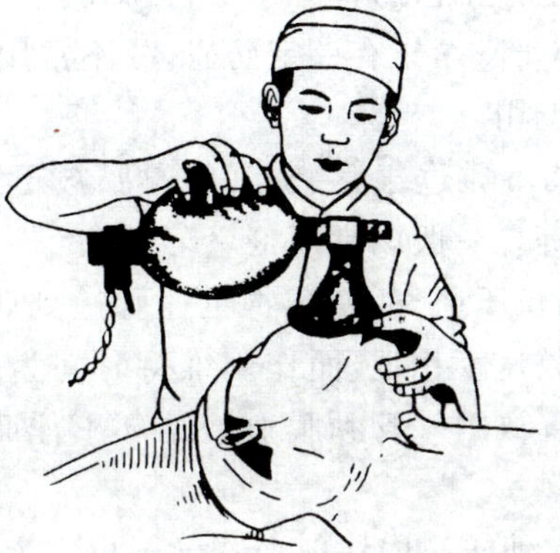

图 4-12 简易呼吸器操作方法

护理专业教学资源库/课程中心/急救护理/学习情境与情景/学习单元 2-急诊科救护/任务情境 1/操作流程

护理专业教学资源库/课程中心/急救护理/学习情境与情景/学习单元 2-急诊科救护/任务情境 1/教学视频 1、教学视频 2

3）注意事项：操作时，姿势要正确，力量要适当，节律要均匀。挤压球囊时，压力不可过大，以免造成呼吸节拍紊乱，影响呼吸功能恢复。挤捏球囊的频率为 12～16 次/min，挤捏球囊与放松球囊之比为 1∶1。如病人出现自主呼吸，挤捏气囊应与自主呼吸相一致，即病人吸气时，按压气囊，呼气时，松开气囊，根据病人的呼吸动作加以辅助。

(3) 气管插管及气管切开术：是控制气道最有效的方法，可及时清除气道分泌物和异物，增加肺泡有效通气量，减少气道阻力及死腔，提高呼吸道气体交换效率，并可与简易呼吸器或呼吸机相接供氧。气管切开术适用于需要较长时间控制气道者，如心肺复苏后仍然长期昏迷的病人。

(4) 呼吸机的应用：应用呼吸机加压给氧是最有效的供氧方法，可减少呼吸道死腔，保证足够供氧，而且呼吸参数易于控制。呼吸机供氧时，可从给予纯氧开始，以后根据血气分析结果调整给氧浓度，满足病人对氧的需求。

3. 复苏用药

(1) 用药目的

1) 改善心脑血流灌注，促进心肌恢复自主收缩，为复律创造条件。

2) 减轻酸血症，提高室颤阈，增加心肌收缩力，发挥其他血管活性药物效应。

(2) 给药途径

1) 静脉给药：常选择经肘静脉插管到中心静脉给药，效果可靠，作用迅速。因锁骨下静脉或颈静脉插管对 CPR 操作有一定妨碍，故不常用。手、腕及小腿部的外周静脉通道因疗效较差尽量不选用。

2) 气管给药：某些药物可通过气管、支气管黏膜被迅速吸收进入血液循环，如肾上腺素、利多卡因、阿托品等。一般以常规剂量溶解在 5～10 mL 注射用水中，自气管导管远端匀速推注，并接通正压通气，使药物迅速弥散到两侧支气管。气管内给药的吸收速度与静脉给药的吸收速度相近，而作用维持时间为静脉给药的 2～5 倍。但因药物可被气管内分泌物稀释或因气管黏膜血液循环不佳而减慢吸收，需用较大剂量，而作为选择给药的第二途径。

3) 心内注射给药：自胸外向心内注射药物已不再作为常规首选途径，近年主张在开胸内挤压的可视条件下直接注入心室内。心内注射给药时应注意选择大小适宜的心内注射针头，如果针头长度达不到心室腔可导致穿刺失败。最好选择右心室穿刺，因该处心室壁较薄，血管较少，穿刺时不易损伤血管。自胸外向心内注射给药时应停止人工呼吸，以防刺伤肺组织形成气胸，进针后抽得大量回血，方可将药液注入，切忌把药液注入心肌内，以免引起心肌坏死或心律失常。心内注射操作要迅速，尽量缩短心脏按压中断时间。

(3) 常用药物

1) 肾上腺素：对 α 和 β 肾上腺素能受体均有激动作用。主要通过兴奋 α 受体，收缩外周血管，提高主动脉舒张压，但不增加冠状动脉和脑血管阻力，能明显改善心脑血流灌注，增加冠状动脉灌注，有利于心脑的复苏，因此肾上腺素是治疗心脏骤停的首选药物。但兴奋 β 受体是否有利于复苏尚有争议，因为 β 肾上腺素能样作用能增加心肌做功和减少心内膜下的血供。用法：肾上腺素首次剂量 1 mg 静脉注射，每 3～5 min 重复 1 次。如需要气管内给药，初始剂量应为 2～2.5 mg，溶于注射用水或生理盐水 5～10 mL 中注入气管。

2) 血管加压素：血管加压素在心肺复苏中可作为一种非肾上腺素能的周围血管

收缩药，通过直接刺激平滑肌 V 受体引起周围皮肤、骨骼肌、小肠和脂肪组织血管的强烈收缩，而对冠脉血管和肾血管床的收缩作用则相对较轻，对脑血管尚有扩张作用。血管加压素还能增加室颤频率，提高电除颤成功率。因此，血管加压素对难治性室颤可能较肾上腺素效果好。肾上腺素每 3～5 min 1 mg 用于复苏无效时，可考虑应用血管加压素 40 U 静脉推注。血管加压素被认为是与肾上腺素相比对心脏骤停可能同样有效的一线药物。

3）胺碘酮：在心肺复苏中，如 2～3 次电除颤和血管加压药物无效时，立即用胺碘酮 300 mg(或 5 mg/kg)静脉注射，然后再次除颤。如仍无效可于 10～15 min 后重复追加胺碘酮 150 mg(或 2.5 mg/kg)，静脉注射。室颤转复后，胺碘酮可静脉滴注维持量。

4）利多卡因：是治疗急性心肌梗死并发多发性室性期前收缩的首选药物。也是治疗室性心律失常的第一线药，但不建议心肌梗死病人常规预防性使用。用法：推荐剂量为 1～1.5 mg/kg，必要时每 3～5min 重复给 0.5～1.5 mg/kg，总量不超过 3 mg/kg。

5）阿托品：具有阻断 M 胆碱能受体的作用，从而避免迷走神经对心脏的抑制，增加窦房结和房室结的自律性和传导性，尤其适用于迷走神经反射所致的心搏停止。阿托品还能抑制腺体分泌，缓解支气管痉挛，兴奋呼吸中枢，这对保持呼吸道通畅和促进肺通气有利。用法：心脏停搏和无脉性电活动者，使用剂量 1 mg 静脉注射；若持续性心脏停搏，在 3～5 min 内重复给药。如仍为缓慢心律失常，可每间隔 3～5 min 静脉注射 0.5～1 mg，至总剂量 3 mg。

6）碳酸氢钠：心脏骤停发生后，机体的重要改变之一就是水、电解质代谢和酸碱失衡，其中酸中毒为重点。在心肺复苏早期即心脏骤停的 10 min 以内，纠正酸中毒的措施应该以改善通气为主，最佳措施是气管插管和人工呼吸。只有在较长时间心脏骤停或严重代谢性酸中毒时，才考虑应用碳酸氢钠。另外，对高钾血症所致心脏骤停及危及生命的高血钾时，可考虑使用碳酸氢钠；对三环类抗抑郁药导致的心脏毒性，使用碳酸氢钠可预防心脏停搏。

(三) 持续生命支持

持续生命支持(prolonged life support，PLS)是复苏后，在急诊抢救室或监护室中进行的生命维护。重点是脑保护、脑复苏及复苏后疾病的防治。尤其脑保护，决定心肺复苏后存活的质量。

1. 脑保护措施

(1) 维持脑组织有效灌注：心搏恢复后，往往伴有血压不稳定或低血压状态，需要连续心电监测，以观察心率快慢、有无心律失常等。同时还要进行血流动力学监测，包括血压、中心静脉压、心排血量、肺小动脉楔压、心排血指数、外周血管阻力和尿量等以指导治疗。为消除脑水肿，在复苏后，输液量也应控制在 1 500～2 000 mL/d，以保持脱水状态，但应保持尿量在 30 mL/h 以上。

(2) 维持血压：在缺氧状态下，脑血流的自主调节功能丧失，脑血流的维持主要依赖脑灌注压，任何导致颅内压升高或体循环平均动脉压降低的因素均可减低脑灌注压，从而进一步减少脑血流。对昏迷病人应维持正常的或轻微增高的平均动脉压，以保证良好的脑灌注。同时应防止血压过高加重脑水肿，防止血压过低加重脑及其他脏器组织缺血、缺氧。

（3）维持组织供氧：脑缺氧是脑水肿的重要根源，又是阻碍恢复呼吸的重要因素。因此在心搏骤停经抢救自主循环恢复后，病人仍可有不同程度的呼吸系统功能障碍，如自主呼吸未恢复，或即使恢复但也不正常，故仍需加强呼吸管理，维持组织供氧。临床上可以依据动脉血气分析结果来调节吸氧浓度、呼吸末正压值和每分钟通气量，保持动脉血二氧化碳分压及动脉血氧分压在正常范围。对应用机械通气进行呼吸支持者，要加强呼吸道的管理，防止肺感染、肺水肿及急性呼吸衰竭的发生。

2. 脑复苏　复苏病人能否抢救成功，脑复苏是关键。心脏骤停复苏的最终目的不仅是使心搏与呼吸恢复，还在于使病人恢复智能和有质量的生活。为此，在心肺复苏的同时，必须给予脑复苏。

（1）调节血压：使其维持在正常或稍高于正常水平，以保证有效的脑灌流量。

（2）维持呼吸功能：注意保持呼吸道通畅，保证充分供氧，以纠正低氧血症，降低二氧化碳分压，有利于减轻脑水肿和降低颅内压。

低温疗法可减慢脑代谢，减少耗氧量，提高脑组织对缺氧的耐受能力，是取得脑复苏成功的重要措施之一。可采用头部重点降温与全身降温相结合的方法，脑温可在28℃，肛温降至亚冬眠水平（35℃），应争取在复苏开始 5 min 内进行，降温时间越早效果越好。

（3）应用脑复苏药物：常用冬眠合剂、利尿脱水药、糖皮质激素、钙通道阻滞药、氧自由基清除药、促进脑细胞代谢药和巴比妥酸盐。

（4）高压氧治疗：高压氧可提高复苏后病人血氧含量，提高氧弥散能力和脑组织氧分压，改善脑缺氧，对脑水肿时脑细胞的供氧非常有利。因此，有条件者应早期应用，但需注意防止氧中毒。

3. 复苏后疾病防治原则　宜继续维持循环和呼吸功能；防治肾、心、肺重要脏器的损害；维持机体内环境稳定；积极治疗原发病。

4. 脑复苏有效指征　复苏早期出现以下指征，提示脑功能好转：自主呼吸开始出现的时间不超过 20 min；瞳孔对光反射灵敏，角膜、吞咽反射灵敏；出现痛觉反应；头动或四肢活动；有听觉反应出现；脑电图检查出现 α 波节律活动。

【知识拓展】

胸外心脏按压时产生血流的机制目前主要有 2 个学说，即心泵学说和胸泵学说。“心泵学说”认为当按压胸骨时，使位于胸骨和脊柱之间的心脏直接受压，引起心室内压力的增加和瓣膜的启闭，这种压力推动血液从心脏流向肺动脉和主动脉；而当按压放松时，胸廓扩张，胸内负压增加，心脏内压低于静脉压，静脉血回流至心脏，心室得到血液的充盈；通过有规律的按压与放松建立有效的人工循环。“胸泵学说”认为：胸外按压时，胸廓下陷，容量缩小，增高的胸膜腔内压均匀地传至胸腔内所有大血管，由于动脉富有弹性而不萎陷，升高的动脉压使动脉血由胸腔内流向周围；而静脉血管由于弹性差易萎陷及静脉瓣的阻挡作用，使压力不能传向胸腔外静脉。当放松时，胸廓自然回复至原来位置，容量增大，胸膜腔内压减小，当胸膜腔内压低于静脉压时，静脉血回流至心脏，心室得到充盈，建立有效的人工循环。

【思考题】

1. 请总结基本生命支持的救护操作流程。
2. 在持续生命支持中，脑保护措施有哪些？

第二节　气管内插管术、气管切开术

学习内容（在本节，你要学习）

1. 气管内插管及气管切开术的目的、适应证及禁忌证。
2. 气管内插管及气管切开术的操作方法、注意事项及护理要点。
3. 操作过程中的急救理念及爱伤观念。

典型案例

病人，男性，22岁，步行经过建筑工地时被脚手架上掉落的砖块砸中头部。目击者称该病人立即丧失意识，已经有约10 min未曾恢复意识。护理人员为病人戴上颈椎保护器，并将其送往急救中心。急救中心检查见病人右颞区有一处3 cm的撕裂伤及挫伤。右瞳孔扩大到直径6 mm，对光反射迟钝。左瞳孔扩大至直径4 mm，对光反射正常。病人对语音睁眼命令无反应，但受疼痛刺激后可睁眼。查体：血压138/78 mmHg，脉搏80次/min，血氧饱和度80%，呼吸微弱且困难，呼吸道未见堵塞，躯干和手足检查结果均正常。

问题导向

你作为一名医护人员如何对上述病人进行处理？

急性呼吸困难救护流程（图4－13）

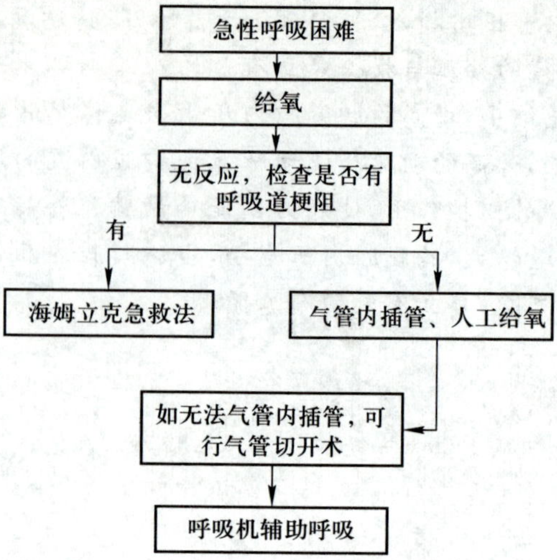

图 4-13　急性呼吸困难救护流程

一、气管内插管术

气管内插管术(endotracheal intubation)是将特制的导管插入气管内建立人工气道，进行机械通气的常用操作方法。插管路径分为经鼻气管插管和经口气管插管 2 种，还可根据插管时是否利用喉镜暴露声门分为明视插管和盲探插管。特点是能迅速有效地恢复和维持呼吸道通畅，操作过程只需数分钟便可完成，方便安全，但插管保留时间不宜超过 72 h。

(一) 目的与适应证

1. 目的

(1) 建立人工气道，进行人工通气。

(2) 清除呼吸道分泌物。

(3) 维持气道通畅，减少气道阻力，保证有效的通气量。

(4) 为加压给氧、机械通气、气道雾化湿化及气管内给药提供条件。

2. 适应证

(1) 窒息或呼吸心搏骤停行心肺脑复苏。

(2) 各种原因所致的呼吸功能衰竭，需进行人工呼吸。

(3) 呼吸道分泌物过多且不能自行咳出。

(4) 进行呼吸道疾病的诊断或治疗。

(二) 禁忌证

喉头水肿、呼吸道急性炎症、咽喉部血肿时除非急救，否则严禁气管插管；主动脉瘤压迫气管者，插管时可能造成动脉瘤破裂出血；严重气管畸形或移位，应慎重气管插管，避免反复试插造成喉头和气管损伤；颈椎骨折脱位者；鼻道不通畅、鼻咽部纤维血管瘤、鼻息肉或有反复鼻出血者，禁用经鼻气管插管。

(三) 操作方法

1. 用物准备　准备气管插管盘,其内含有以下物品。

(1) 喉镜:有成年人、儿童、幼儿 3 种规格。镜片有直、弯 2 种类型,一般多用弯形镜片,其在暴露声门时不必挑起会厌,可减少迷走神经的刺激(图 4-14)。

(2) 气管导管:多采用带气囊的硅胶管,其长度、粗细要根据病人情况选择(图 4-15)。

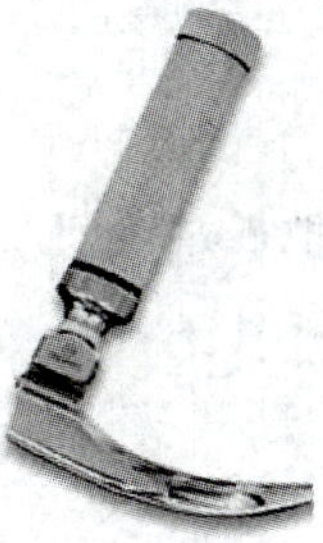

图 4-14　喉镜

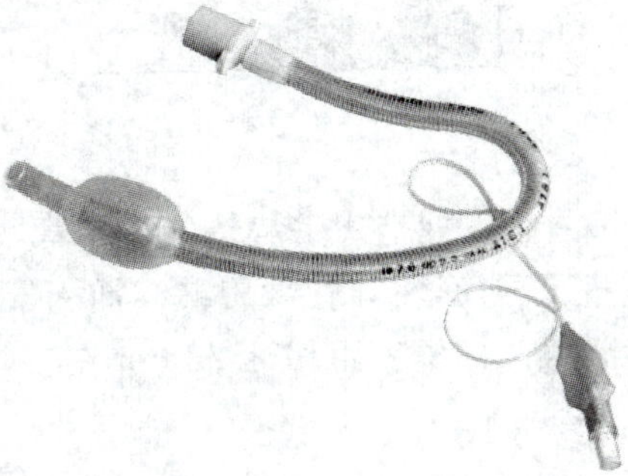

图 4-15　气管导管

(3) 导管管芯:可用粗细铜丝代替。长度适当,以插入导管后其远端距离导管开口 0.5～1 cm 为宜。

(4) 其他:牙垫、10 mL 注射器、胶布、液状石蜡、棉球、开口器、听诊器、喷雾器(内装 1%地卡因或其他局麻药)、血管钳、吸痰管等。

除气管插管盘外还需准备好吸引器、简易呼吸器。

2. 操作步骤(以经口明视气管插管术为例)　利用喉镜显露声门裂,使导管在明视下插入气管,该法操作简单、方便,能迅速建立有效的人工气道,是抢救病人时最常用的建立人工气道的方法。其缺点是不利于口腔护理。

(1) 首先检查所需物品是否齐全及其性能状况,然后将备好的导管管芯(即导丝)插入导管内,调整导管角度,表面涂抹液状石蜡,以方便导管插入。

(2) 病人采用仰卧位,头向后仰,显露喉部,使口、咽、气管基本上位于一条轴线。若喉部暴露不理想,则可在病人肩部或颈部垫一小枕,使其头尽量后仰。

(3) 操作者站于病人头侧,左手持喉镜,右手将病人上下牙齿分开。喉镜应由口腔的右边放入(在舌右缘和峡部之间)。当喉镜移向口腔中部时,舌头便自动被推向左侧,不致阻碍插管的视线和操作。

(4) 首先看到腭垂,然后沿舌背慢慢推进喉镜片,使其顶端抵达舌根,稍上提喉镜,可见会厌的边缘。继续推进喉镜片,使其顶端达舌根与会厌交界处,然后上提喉镜,以撬起会厌而显露声门。如采用弯镜片,则将镜片置于会厌舌根交界处(会厌谷),用力向前上方提起,使舌骨会厌韧带紧张,会厌翘起紧贴喉镜片,声门得以显露(图4-16)。如用直镜片,可伸到会厌的声门侧,再将镜柄向前上方提起,即可显露声门。

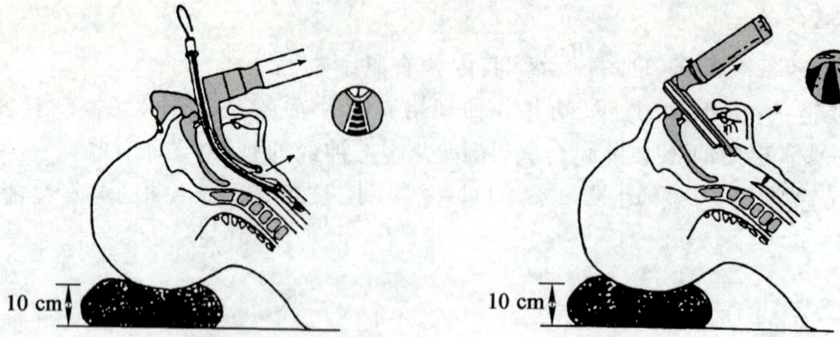

图 4-16　用弯喉镜显露会厌及声门

(5) 右手以握笔式手势持气管导管，斜口端对准声门裂，轻柔地插过声门 1 cm 左右迅速拔出导丝，将导管微旋继续插入气管，成年人 4～5 cm，小儿 2～3 cm。一般成年人导管插入的深度距切牙 22 cm 左右(图 4-17)。

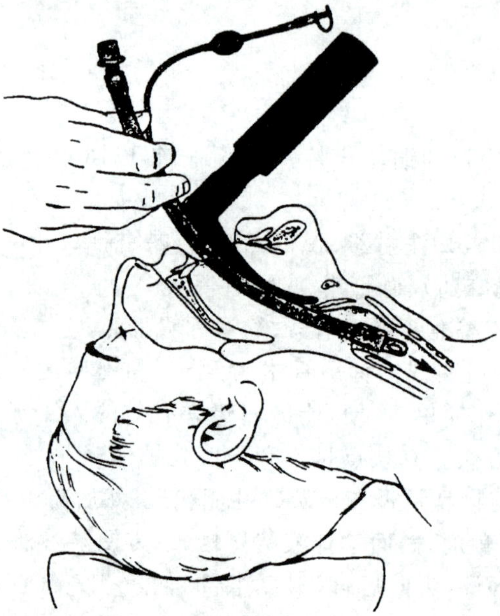

图 4-17　持管与插入方法

(6) 放牙垫于上、下牙之间，退出喉镜，进行通气试验，判断导管是否插入气管中。可用简易呼吸器连接气管导管后进行挤压，观察胸部有无起伏运动，并用听诊器听两肺呼吸音，注意是否对称。如呼吸音两侧不对称，可能为导管插入过深，进入一侧支气管所致(常插入右侧支气管)，此时，可将导管稍稍后退，直至两侧呼吸音对称。如有胃区膨胀，则提示插入食管，应拔管重插。

(7) 确定导管已准确插入气管内，且位置适当后，用长胶布妥善固定导管与牙垫。

(8) 用注射器向气囊适量充气(一般 5 mL 左右)，以气囊恰好封闭气道而不漏气为准。

护理专业教学资源库/课程中心/急救护理/教学内容/学习单元2-急诊科救护/教学图片/5-教学图片-2心跳呼吸骤停病人的急诊救护/气管插管示意图2

(9)用吸痰管试吸分泌物,连接呼吸机或简易呼吸器进行呼吸支持。

护理专业教学资源库/课程中心/急救护理/学习情境与情景/学习单元2-急诊科救护/任务情境2/操作流程

(四)注意事项

1. 插管前,检查插管用具是否齐全合用,特别是喉镜灯泡是否明亮。

2. 根据病人的年龄和性别选择合适的喉镜片和气管导管。

3. 插管动作要轻柔,操作迅速、准确,勿使缺氧时间过长,以免引起反射性心搏、呼吸骤停。

4. 目前所用套囊多为高容低压,导管留置时间一般不宜超过72 h,72 h后病情不见改善,可考虑气管切开术。

护理专业教学资源库/课程中心/急救护理/学习情境与情景/学习单元2-急诊科救护/任务情境1/虚拟演示

护理专业教学资源库/课程中心/急救护理/学习情境与情景/学习单元2-急诊科救护/任务情境2/教学视频1、教学视频2

(五)护理要点

1. 观察病情　严密监测病人的生命体征、血氧饱和度等。重点了解两侧胸廓起伏是否一致、呼吸音是否对称,以判断导管有无移位。

2. 妥善固定,防止气管导管脱出

(1)记录:插管成功后记录导管外口至切牙的距离,每班交班查对。

(2)固定:交班时注意观察导管固定情况,如有滑脱、扭曲及松动时及时处理。

(3)约束:约束昏迷烦躁病人肢体,防止病人拔管。

3. 维持呼吸道通畅　定时翻身、叩背,加强气道湿化雾化,及时有效地按需吸痰,严格执行无菌技术操作。

4. 加强口腔护理　用生理盐水或1.5%碳酸氢钠溶液进行口腔护理,每日2次,保持口腔清洁,防止发生口腔感染。

5. 并发症的观察和护理

(1)窒息:引起窒息的常见原因是导管滑脱、导管堵塞呼吸机故障等。对气管插管者应加强床旁巡视，发现异常时应配合医生进行紧急救护。

（2）肺不张：多为导管插入过深导致一侧肺通气或呼吸道分泌物堵塞细小支气管等原因所致。护理人员要随时清除呼吸道分泌物，减少分泌物潴留；监控气管导管，防止下滑或插入过深。

（3）继发肺部感染：多为机体抵抗力下降、呼吸道分泌物滞留、吸痰时无菌操作不严格等原因所致。要密切观察病人的全身和呼吸道表现，积极加以预防。出现症状及时报告医生，配合处理。

（4）气道黏膜损伤：由于长期插管，气囊压迫气管黏膜使其缺血引起溃疡或坏死。留置导管时间不超过72 h，否则应考虑气管切开。

6. 拔管护理　拔管前应指导病人咳嗽和深呼吸训练，彻底吸除管腔、口腔及鼻腔内的分泌物。拔管时需更换吸痰管，随后将其插入导管内，松开气囊，在吸引的同时于呼气末迅速拔出导管。拔管后立即给予口腔护理、雾化吸入及面罩吸氧，注意观察病人有无声音嘶哑、呼吸困难等症状，保持呼吸道通畅。拔管后禁食4～6 h，防止呛咳、误吸发生。

二、气管切开术

气管切开术（tracheostomy）是切开颈段气管前壁，使病人可以通过新建立的人工通道进行呼吸的一种手术。可迅速解除或防止呼吸道梗阻，明显减少解剖死腔，维持有效通气量。由于置管后病人能够耐受，不影响进食，易于外固定及清除下呼吸道分泌物，为一理想的人工气道，是危重病人抢救及呼吸监护中保证呼吸道通畅的重要方法。

（一）适应证

1. 各种原因引起的严重喉阻塞和下呼吸道分泌物潴留。为解除梗阻，吸出痰液，可行气管切开。

2. 需长时间应用呼吸机辅助呼吸者。

3. 气管异物不能经喉取出时。

4. 预防性气管切开：在某些口腔、颌面、咽、喉部手术时，为了保持术后呼吸道通畅，可以先期施行气管切开术。

5. 行气管内插管术72 h后，病情仍未缓解，应考虑行气管切开术。

（二）禁忌证

1. 严重出血性疾病。

2. 气管切开部位以下占位性病变导致的呼吸道梗阻。

（三）操作方法

1. 用物准备

（1）气管切开包：内有治疗盘1个、注射器1支、7号针头2个、刀柄2把、尖刀片和圆刀片各1个、气管钩2把、拉钩4把、有齿镊2把、无齿镊1把、止血钳4把、尖及弯头手术剪各1把、持针钳1把、三角缝针2个、洞巾1块、治疗巾4块、缝合线及纱布若干。

（2）气管套管：按年龄、性别选择不同内径的套管，一般小儿用6～7 mm，13～18

岁用 8 mm,成年女性用 9 mm,成年男性用 10 mm 的套管。气管套管有合金制成的,亦有塑料制品,由外管、内管和管芯 3 部分组成(图 4-18)。套管弯度与 1/4 圆周的弧度相同,套管内外配合良好,插入拔出灵活。

(3) 其他物品:无菌手套、皮肤消毒用品、生理盐水、局部麻醉药(1%普鲁卡因或利多卡因)、吸引器和吸痰管、吸氧管、氧气设备、照明灯及抢救药品等。

2. 操作步骤

(1) 体位:病人取仰卧位,肩下垫枕,头后仰,使气管上提并与皮肤接近,便于手术时暴露气管。但后仰不宜过度,以免加重呼吸困难。若呼吸困难严重,病人无法仰卧,则可在半卧位或坐位进行手术,但暴露气管比平卧位时困难(图 4-19)。

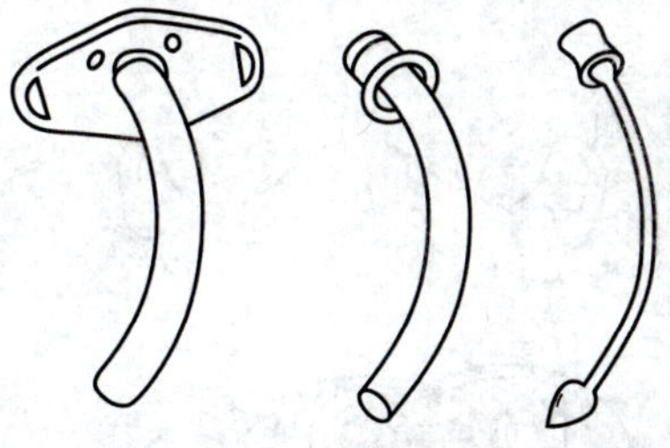

图 4-18 气管套管

A. 外管;B. 内管;C. 管芯

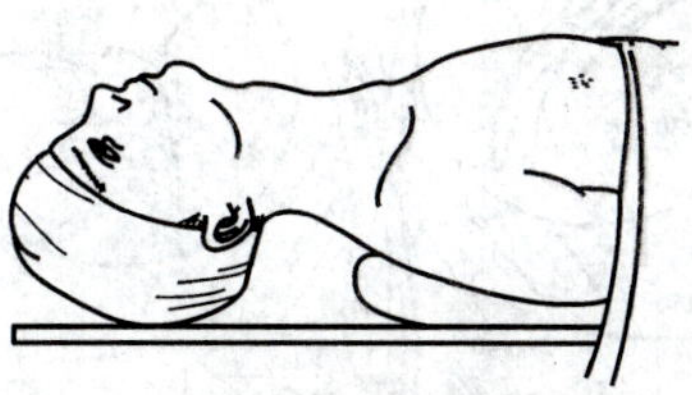

图 4-19 气管切开术的体位

(2) 消毒:严格消毒颈正中及周围皮肤,术者戴无菌手套,铺无菌孔巾。

(3) 麻醉:一般采用局部浸润麻醉。成年人上自甲状软骨,下至颈部的切迹。幼儿可沿胸锁乳突肌前缘及甲状软骨下缘,作"V"形麻醉。

(4) 切口:多采用直切口,术者用左手拇指和示指固定喉部,自甲状软骨下缘至胸骨上窝处,沿颈前正中线切开皮肤及皮下组织。

(5) 分离气管前组织:用止血钳沿白线上、下向深部钝性分离两侧颈前肌,以拉钩将胸骨舌骨肌、胸骨甲状肌用相等力量向两侧牵拉,以保持气管的正中位置。术者常用手指触摸环状软骨及气管,以便手术始终沿气管前中线进行。

(6) 切开气管:气管前壁充分显露后,用尖刀自下向上挑开第 2、第 3 气管环或第 3、第 4 气管环,不得低于第 5 气管环。刀尖切勿插入过深,以免刺伤气管后壁和食管前壁。

(7) 插入气管套管:用气管扩张器或弯止血钳撑开气管切口,插入大小合适、带有管芯的气管套管外管,立即取出管芯,放入内管。若有分泌物自管口咳出,则证实套管确已插入气管。如无分泌物咳出,可用少许纱布纤维置于管口,视其是否随呼吸飘动。如发现套管不在气管内,应拔出套管,套入管芯,重新插入。

(8) 固定套管:气管套管插入后,用布带通过套管板的两外缘牢固地将套管缚于颈部,以防脱出,布带松紧要适度。若颈部软组织切口过长,可在切口上端缝合 1～2 针。用剪开一半的纱布垫入伤口和套管之间,再用单层的无菌纱布盖在气管套管口外(图 4-20)。

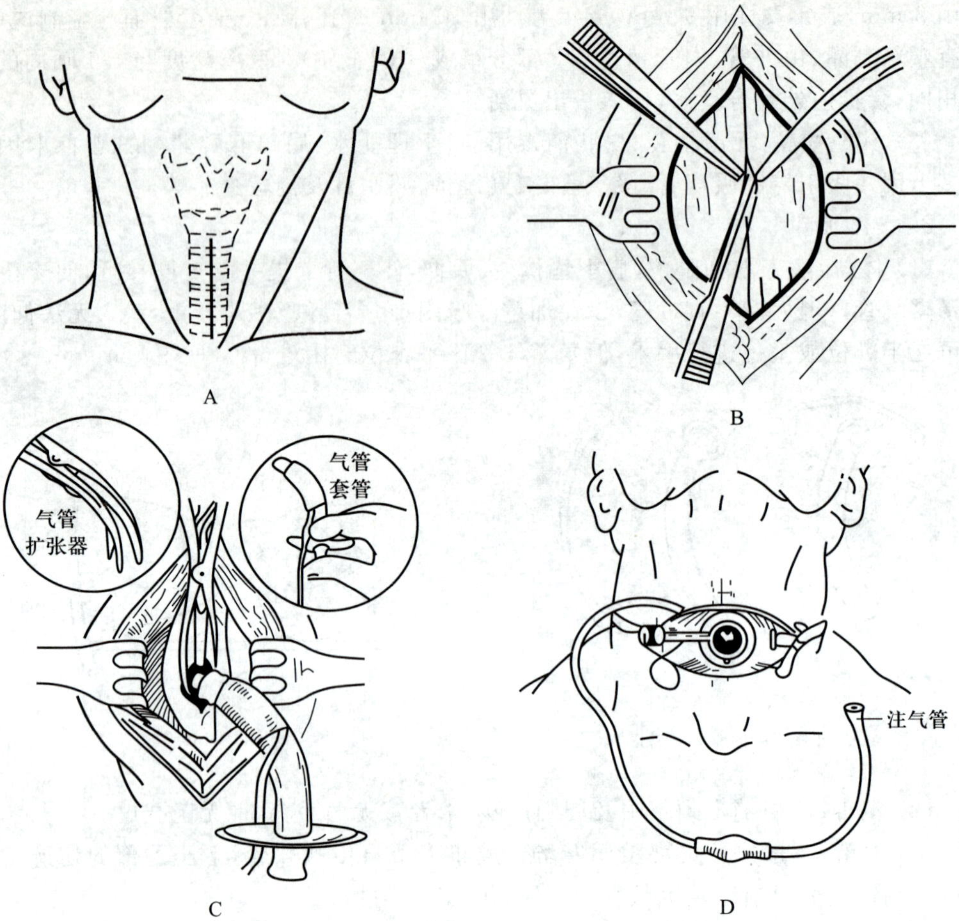

图 4-20　气管切开术

A. 切口；B. 暴露气管；C. 切开置管；D. 固定

(四) 注意事项

1. 手术时应避免切伤环状软骨，以免术后引起喉狭窄。

2. 手术时，病人头部位置要保持正中后仰位。保持切口在颈中线进行。不能向两旁解剖。术中随时探摸气管位置，指导分离的方向和深度。

3. 拉钩在分离至深部时再放入牵拉，每剖入一层，两侧拉钩也随之同时挪动拉深一层，两侧拉力要均匀，以免拉力不均，将气管拉向一侧。当分离至气管前壁时，拉钩要向外、向前拉，不要向后压，以免压迫气管。当气管软骨环已切开，气管套管尚未插入时，应特别留意勿脱钩，以免增加插管的困难。

4. 气管切开位置宜在第 3、第 4 软骨环，如太高，易伤及第 1 软骨环，会引起喉咽部狭窄；如太低，易使套管脱出或顶住隆凸，致黏膜损伤出血，或造成纵隔气肿，甚至伤及胸内大血管。小儿右侧胸膜顶较高，注意防止损伤。

5. 术中止血要完善，皮肤不能缝合过紧，以防止发生血肿或气肿。

（五）护理要点

1. 保持套管通畅　气管切开后，必须时刻保持套管通畅，有分泌物咳出时，应立即用纱布擦去。内管应定时取出清洗、消毒，然后及时重新插入，以防分泌物干结堵塞外管。一般每隔4～6 h清洗内套管1次。如分泌物较多，应增加清洗次数。

2. 维持下呼吸道通畅　室内应保持适当的温度和湿度，用蒸汽吸入治疗，或定时通过气管套管滴入少许生理盐水、0.05％糜蛋白酶溶液、1％碘化钾或抗生素溶液等，以稀释痰液，便于咳出。必要时可用吸引器吸出下呼吸道痰液。

3. 防止伤口感染　由于痰液污染，术后伤口易有感染，应每日换药一次。消毒切口周围皮肤，必要时，可酌情应用抗生素药物，控制感染。

4. 防止套管脱出　套管过短或固定套管的带子过松，均可导致外管脱出。应经常检查套管是否在气管内。如发现套管脱出，应立即重新插入，以免发生窒息。术后1周内，不宜调换外管，以免因气管前组织尚未形成窦道，插管困难而造成意外。如必须调换，则应准备好拉钩、血管钳等器械。

5. 并发症的观察与护理

（1）皮下气肿：是术后最常见的并发症，皮下气肿的原因主要为：① 暴露气管时，周围软组织剥离过多；② 气管切口过长，或气管前筋膜切口小于气管切口，空气易由切口两端漏出；③ 切开气管或插入套管后，发生剧咳，促使气肿形成；④ 缝合皮肤切口过于紧密。多发生于颈部，有时扩展至头和胸腹部。皮下气肿大多数于数日后可自行吸收，不需作特殊处理。

（2）气胸：暴露气管时过于向下分离，损伤胸膜后，可引起气胸。亦有因喉阻塞严重、胸内负压过高、剧烈咳嗽时使肺泡破裂，形成自发性气胸。轻度的气胸一般可自行吸收。气胸明显、引起呼吸困难者，应行胸腔穿刺或行闭式引流排出积气。

（3）伤口出血：术后伤口少量出血，可在气管套管周围填入碘仿纱条，压迫止血，或酌情加用止血药物。若出血较多，应在充分准备下检查伤口、结扎出血点。

6. 拔管　若喉阻塞及下呼吸道分泌物堵塞症状已经消除，可考虑拔管。拔管前须先堵管，然后再拔管。堵管时应由管口逐步封堵，直至全堵，堵管期间严密观察病人的呼吸变化，若出现呼吸困难，则应及时除去堵管栓子。若全堵气管套管24～48 h，病人在活动、睡眠时呼吸平稳、发音正常，即可拔管。拔管后，创口不必缝合，用蝶形胶布将创缘拉拢，数天后多可自行愈合。拔管后1～2 d内应严密观察，如有呼吸困难，应及时处理。

【知识拓展】

食管-气管双腔通气管（图4－21）是一种双腔气管内导管，在紧急情况或插管困难条件下即使插入食管也能令气道通畅。该导管后端为白、蓝色2根管，前2/3合成一管，但管内两腔互不相通。白色导管直通至前端开口。蓝色导管前端封闭，通过中段数个侧孔与外界相通。侧孔的前、后端有2个气囊，充气后可分别堵塞食管（或气管)和咽部。操作时先经口徒手盲插,两囊充气。将呼吸器与蓝管连接,若闻两肺呼吸音良好,表示导管"误"入食管,可继续进行通气;若未闻及呼吸音,表示导管已进入气管,可换接白色导管后与普通气管导管一样进行通气。

食管-气管双腔通气导管的最大优点在于无须专业人员,也无须借助咽喉镜即可在紧急情况下实施插管,且无论插入气管或食管均可建立气道畅通,维持有效通气。特别适合于院前急救、急症抢救和ICU等部门,也适用于气管内困难插管时的应急处理。

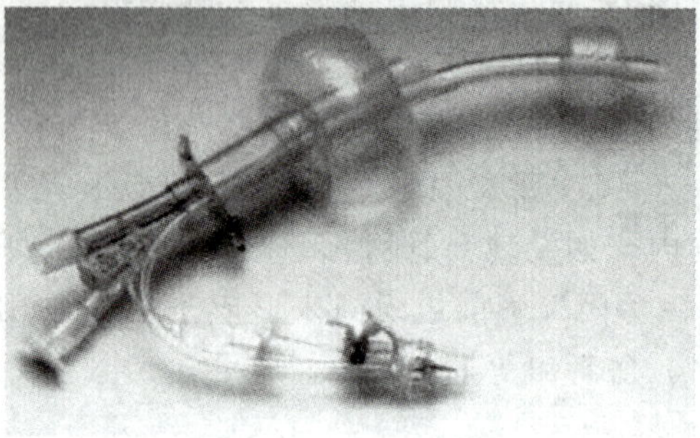

图 4-21　食管-气管双腔通气导管

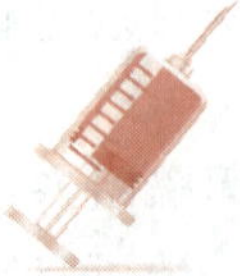

【思考题】

1. 在配合医生行气管内插管时,护理工作的要点有哪些?
2. 如何对气管切开的病人进行护理?

第三节　环甲膜穿刺术、环甲膜切开术

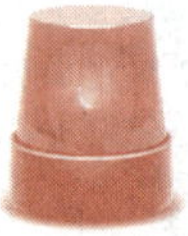

学习内容(在本节,你要学习)

1. 环甲膜穿刺、环甲膜切开术的概念及适应证。
2. 环甲膜穿刺、环甲膜切开术的操作方法及注意事项。
3. 穿刺及切开术后护理要点。

典型案例

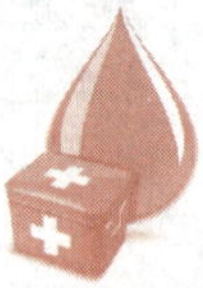

病人,女,23岁,国庆放假,参加一个同学聚会,在进食过程中,突然出现剧烈呛咳,脸色青紫,做出V形手势。现场其他同学立即用海姆立克法进行急救,但没有效果,随后立即送往附近医院急诊科救治。

问题导向

你作为一名急诊科值班护士,遇到上述情况应如何进行紧急处理?

气道梗阻救护流程(图 4－22)

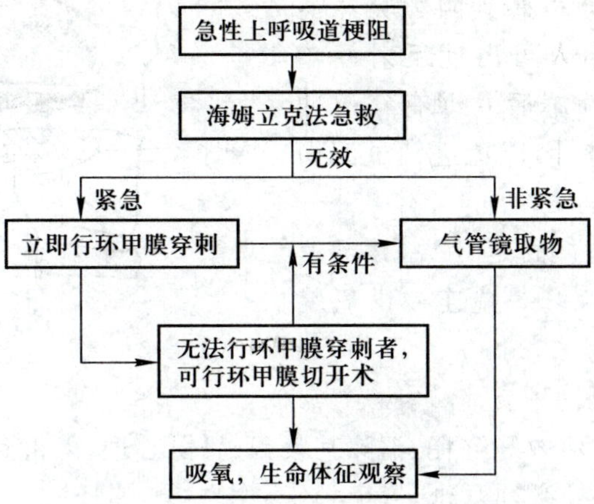

图 4－22　气道梗阻救护流程

一、环甲膜穿刺术

环甲膜穿刺术(thyrocricocentesis)是临床上对于有呼吸道梗阻、严重呼吸困难病人采用的急救方法之一。各种原因引起的急性上呼吸道梗阻，在短时间内不能立即建立其他人工呼吸道时均可行环甲膜穿刺术，行环甲膜穿刺术可以使呼吸道通畅，挽救病人的生命。此外，它具有简便、快捷、有效的优点，是现场急救的重要组成部分。

(一) 适应证

1. 急性上呼吸道梗阻。

2. 喉源性呼吸困难(如白喉、喉头水肿等)。

3. 头面部严重外伤。

4. 气管插管有禁忌或病情紧急而需快速开放气道时。

(二) 禁忌证

有出血倾向者禁用。

(三) 用物准备

环甲膜穿刺针或 16 号注射针头、“T”形连接管、无菌注射器、1%丁卡因(地卡因)溶液或所需的治疗药物，供氧装置。

(四) 操作方法

1. 向病人说明施行环甲膜穿刺术的目的，消除不必要的顾虑，检查穿刺用品是否齐全。

2. 病人取平卧位，肩部垫起，头部后仰。

3. 在环状软骨与甲状软骨之间正中可触到一凹陷即环甲膜，为穿刺位置。消毒局部皮肤，术者戴无菌手套，铺洞巾，一般不需麻醉(图 4－23)。

4. 术者左手手指消毒后，以示指、中指固定环甲膜两侧皮肤，右手持环甲膜穿刺针或注射针头垂直刺入环甲膜，有落空感时提示已进入气道，即可感到阻力突然消失，并能抽出空气，病人可出现反射性咳嗽。穿刺正确，取出针芯后立即有气流冲出，此时应立即停止进针，以免进针过深伤及气道后壁黏膜。

5. 穿刺成功后垂直固定针头，并迅速与“T”形管一端连接，另一端连接供氧装置，给予呼吸支持。

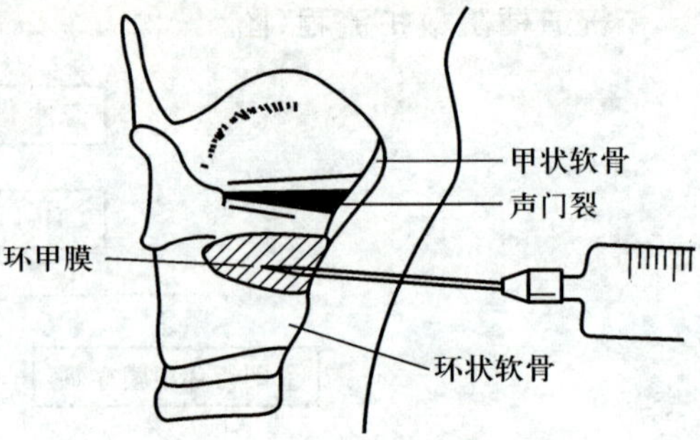

图 4-23 环甲膜穿刺术

(五) 注意事项及护理要点

1. 对神志清醒者须做好解释，消除其紧张、恐惧心理，以得到良好的合作。

2. 各个接口连接处必须紧密，避免漏气。

3. 术后如病人咳出带血的分泌物，嘱病人勿紧张，一般在 1～2d 内消失。若穿刺部位皮肤出血较多，则应注意止血，以免血液反流入气管内。

4. 监测病人生命体征，特别是及时了解呼吸困难及缺氧症状是否改善。环甲膜穿刺仅仅是无条件情况下的一种简单有效的通气措施，若上呼吸道梗阻症状未见改善或解除，应立即行气管插管或气管切开，同时做好相应准备。

二、环甲膜切开术

对于病情危重、需紧急抢救的喉阻塞病人，来不及做气管切开时可先行环甲膜切开术(cricothyroid laryngotomy)，待呼吸困难缓解后，再做常规气管切开术。

(一) 适应证

1. 因异物、颌面和喉外伤、会厌软骨炎、喉痉挛或肿瘤等引起完全或不完全气道梗阻时。

2. 昏迷或脑外伤后咳嗽反射消失而导致呼吸道分泌物堵塞。

3. 牙关紧闭反复经鼻插管失败。

4. 疑有颈椎骨折脱位或老年性颈椎退行性变需做气管切开术者。

5. 心脏直视手术需做胸骨正中切开，为避免因正规气管切开而引起交叉感染者。

(二) 禁忌证

3 岁以下婴幼儿在病情允许的情况下尽量选用正规气管切开。

(三) 用物准备

视条件而备，有条件者，可备气管切开全套用品，无条件时用无菌小刀、止血钳、橡胶管代替。

(四) 操作方法

1. 病人平卧位，头后仰，保持正中位，充分显露颈部，病情允许时可两肩垫高 20～30 cm。

2. 颈部皮肤消毒后，术者戴无菌手套，铺无菌巾。

3. 于喉结节下方 2～3 cm 处扪及环甲凹陷。一手固定该处皮肤，另一手持刀在膜部上方做一横切口，2～3 cm 长，分离其下组织，露出环甲膜部，用小刀横行切开该膜 1 cm，并迅速将刀背旋转 90°，或用血管钳撑开切口，插入橡胶管或气管套管，建立人工气道(图 4－24)。

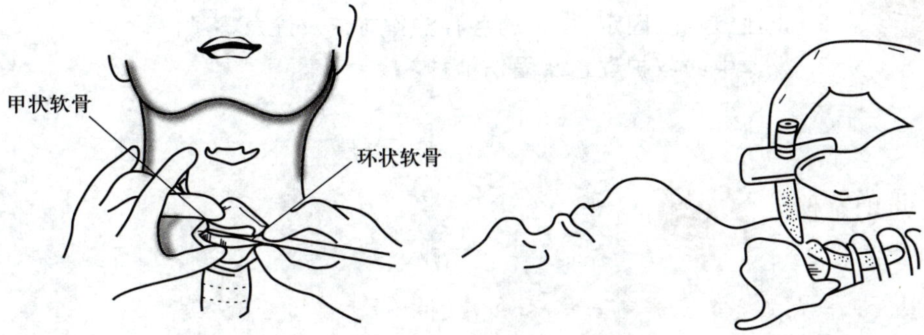

图 4－24　环甲膜切开置管

(五) 注意事项及护理要点

1. 进刀时，用力不可过猛，以免损伤气管后壁黏膜。

2. 切忌损伤环状软骨，以免造成喉狭窄、发音困难等严重的喉功能障碍。

3. 切口的部位应接近环状软骨的上缘，以免损伤环甲动脉吻合支。

4. 环甲膜切开术只是应急的手术，可能会引起喉水肿、声带损伤及在远期造成声门狭窄的严重后遗症，而且橡胶管容易引起肉芽肿，因此，插管时间以不超过 48 h 为宜，最好在 24 h 内排除梗阻原因或改行气管切开术。

【知识拓展】

气管(trachea)是由一串马蹄形透明软骨环与膜性组织连接而构成的管腔。透明软骨位于外层和黏膜下层之间，为马蹄形的不完整环，占气管前 2/3，后壁为无软骨的坚实膜壁，由纤维结缔组织和平滑肌构成。气管上起于环状软骨下缘，相当于第 6 颈椎平面，下达气管隆嵴处，相当于第 5 胸椎上缘水平。成年人气管长度为 10～12 cm，气管腔的左右径稍大于前后径，左右径为 2～2.5 cm，前后径为 1.5～2 cm。

【思考题】

1. 环甲膜穿刺时，其穿刺部位如何确定？
2. 环甲膜切开术有哪些注意事项？

(王　辉)

第四节　外伤止血、包扎、固定、搬运术

学习内容(在本节,你要学习)

1. 运用止血、包扎、固定、搬运术对外伤病人进行现场救护。
2. 止血、包扎、固定、搬运的各种操作方法及注意事项。
3. 操作中的救护理念及爱伤精神。

典型案例

国道上一大型货车突然完全失控,在撞倒中心隔离墩后驶入对向车道,与一摩托车相撞,事故发生后立即启动应急预案,组织力量进行救援。现场有1人受伤,受伤者神志清楚,呼吸、脉搏尚正常,口咽部未见明显异物及出血,仅诉有点心慌,左上肢疼痛难忍,其左前臂可见喷射性出血;右上臂大面积软组织挫伤,且有约8 cm长的创面,可见渗血;其左小腿有大片淤血、淤斑,呈畸形,疼痛明显;头颈部受伤,颈后疼痛、活动受限;其他未见明显异常。

问题导向

你作为一名医护人员,如何对上述伤员进行救护?

创伤救护流程(图4-25)

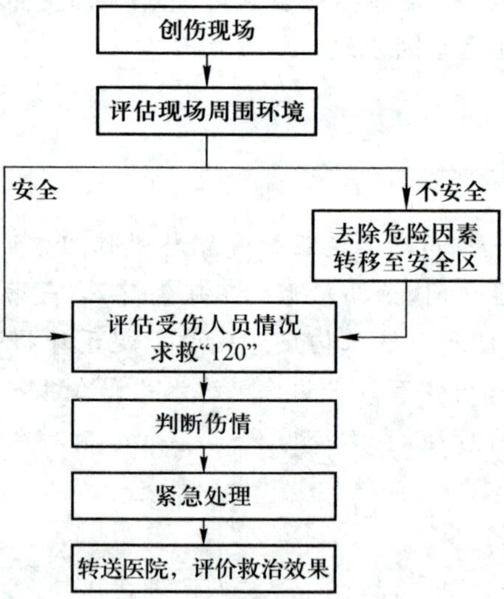

图4-25　创伤救护流程

发生现场外伤时,急救人员首先应迅速了解伤员生命体征,包括呼吸、脉搏、血压及机体各部位伤情。如有心肺功能障碍者,应在施行有效心肺复苏的同时及时止血、包扎、

固定，然后再考虑搬运等措施。在现场特殊条件下，不管是什么性质的外伤，也不管是什么部位的外伤，最基本的急救处理靠这些技术，这些技术若能得到及时、正确、有效的应用，往往在挽救伤员生命、防止病情恶化、减少伤员痛苦以及预防并发症等方面均有良好的效果。因此，止血、包扎、固定、搬运技术是每一个院前急救人员必须熟练掌握的技术，也是每一个急救医务人员需要了解的技术，而且应该在群众中大规模推广。

一、止血术

血液是维持生命的重要物质，一个成年人血容量约占体重的8%，即体重50 kg者有4 000～5 000 mL血液。当血液流失超过全身血量的20%（800～1 000 mL）时，会出现头晕、脉搏增快、血压下降、出冷汗、肤色苍白、少尿等休克症状。当血液流失达全身血量的40%时，就有生命危险。出血伤员的急救，只要稍拖延几分钟就会危及生命。因此，外伤出血是最需要急救的危重症之一，止血术是外伤急救技术之首。外伤出血分为内出血和外出血。内出血主要到医院救治，外出血是现场急救重点。理论上将出血分为动脉出血、静脉出血、毛细血管出血。动脉出血时，血色鲜红，有搏动，量多，速度快，呈喷射状，与脉搏节律相同，危险性大；静脉出血时，血色暗红，血流较缓慢，呈持续状，不断流出，危险性较动脉出血少；毛细血管出血时，血色鲜红，血液从整个伤口创面渗出，一般不容易找到出血点，常可以自动凝固而止血，危险性小。若当时能鉴别，对选择止血方法有重要价值，但有时受现场的光线等条件的限制，往往难以区分。现场止血术常用的有5种，使用时要根据具体情况选用一种，也可以把几种止血法结合起来应用，以达到最快、最有效、最安全的止血目的。

（一）指压止血法

指压止血法是一种简单有效的临时性止血方法。它根据动脉的走向，在出血伤口的近心端，通过用手指压迫血管，使血管闭合而达到临时止血的目的，然后再选择其他的止血方法止血。指压止血法适用于头、颈部和四肢的动脉出血。不同的出血部位，采用不同的压迫点。这是一种不要任何器械、简便、有效的止血方法。

1. 全身主要动脉压迫点（图4-26）

2. 头面颈部出血常用指压血管部位（图4-27）

（1）颞动脉、耳后动脉压迫止血法：用于头顶、头皮前区、头皮后区及颞部（太阳穴的部位）动脉出血。方法：头顶部及头皮前区和颞部出血可在伤侧耳前，用拇指对准下颌关节上方的颞动脉用力压迫（图4-28A）；头后区出血则压迫耳后乳突下凹陷处，阻断耳后动脉血流，另一只手固定伤员头部。

（2）面动脉压迫止血法：用于颜面部外伤大出血。方法：用一只手的拇指和示指或拇指和中指分别压迫双侧下颌角前约1 cm的凹陷处，阻断面动脉血流。由于面动脉在颜面部有许多小支相互吻合，所以必须压迫双侧（图4-28B）。

（3）颈总动脉压迫止血法：用于头、颈部大出血采用其他方法无效时。方法：在气管外侧，胸锁乳突肌前缘，将伤侧颈总动脉压迫于第5颈椎上。注意：严禁同时压迫两侧的颈总动脉，否则会造成脑缺血坏死（图4-28C）。

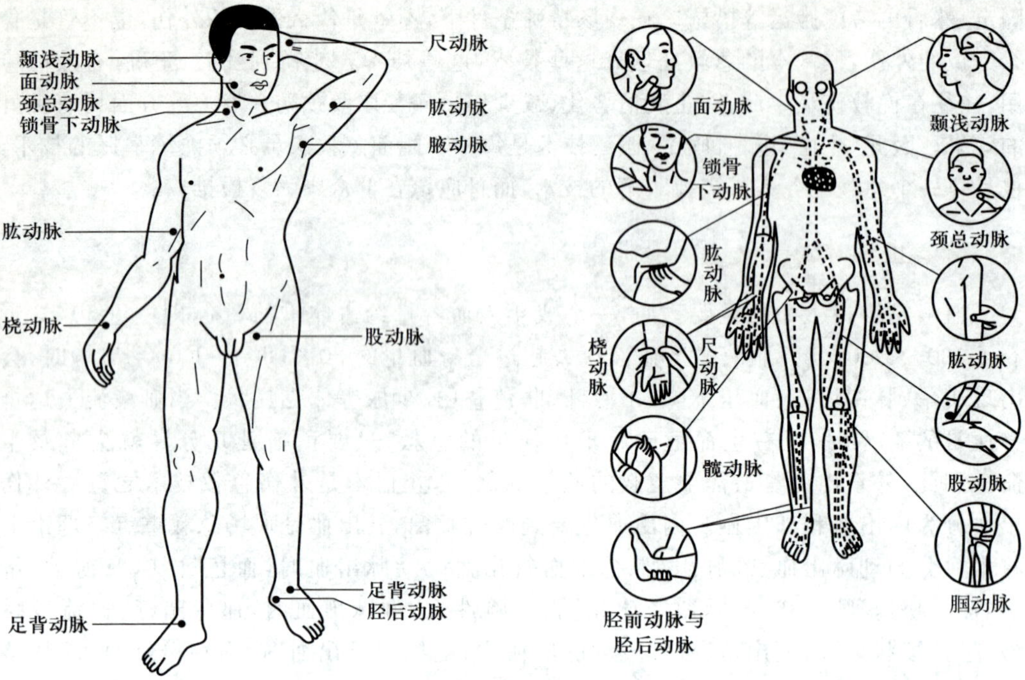

图 4-26　全身主要动脉压迫点

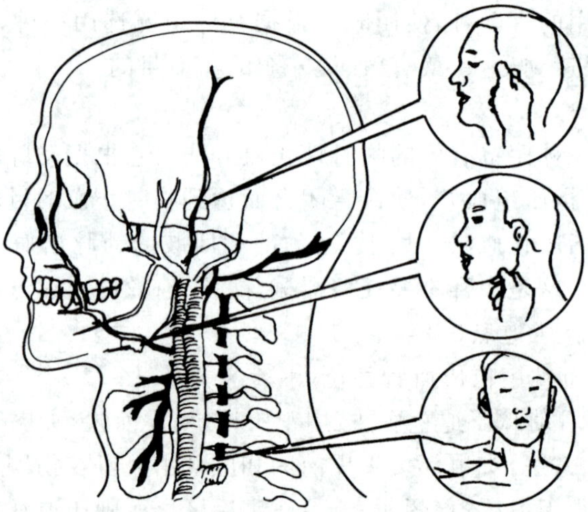

图 4-27　头面颈部常见指压血管部位

3. 上肢出血常用指压血管部位(图 4-29)

(1) 锁骨下动脉压迫止血法:用于腋窝、肩部及上肢出血。方法:用拇指在锁骨上凹摸到搏动处,其余 4 指放在伤者颈后,以拇指向下内方压向第 1 肋骨。

(2) 肱动脉压迫止血法:用于一侧肘关节以下部位的外伤大出血。方法:用一只手的拇指压迫上臂中段内侧,阻断肱动脉血流,另一只手固定伤员手臂(图 4-30)。

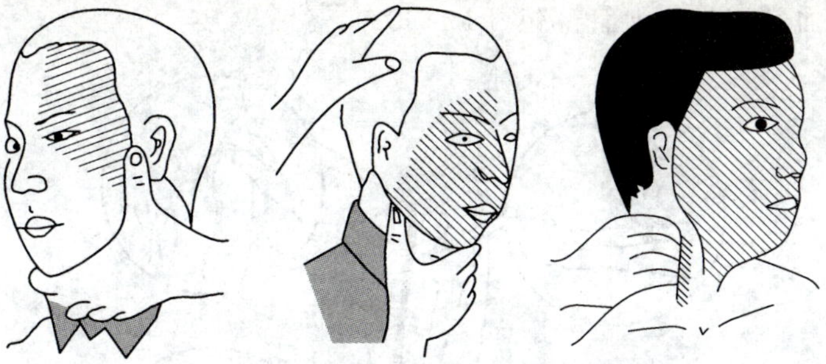

A　　B　　C

图 4-28　头面颈部出血常用指压血管部位

A. 指压颞浅动脉；B. 指压面动脉；C. 指压颈动脉

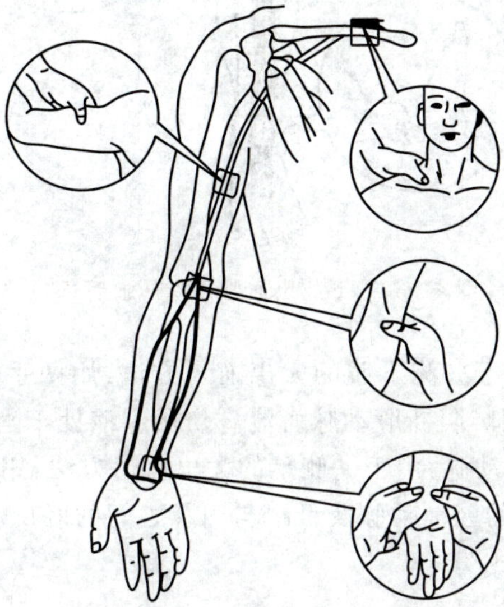

图 4-29　上肢出血常用指压血管部位

（3）尺动脉、桡动脉压迫止血法：用于手部大出血。方法：用两手的拇指和示指分别压迫伤侧手腕两侧的桡动脉和尺动脉，阻断血流（图4-31）。因为桡动脉和尺动脉在手掌部有广泛吻合支，所以必须同时压迫双侧。

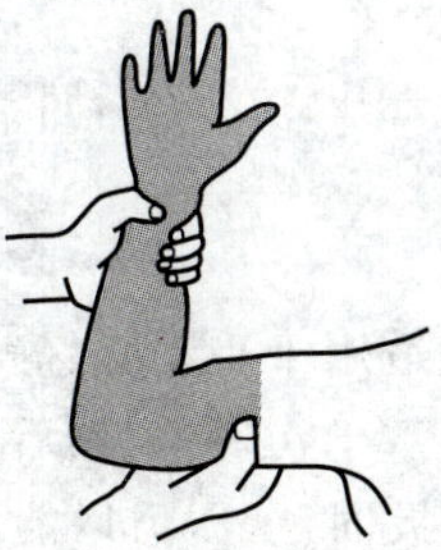

图 4-30　指压肱动脉

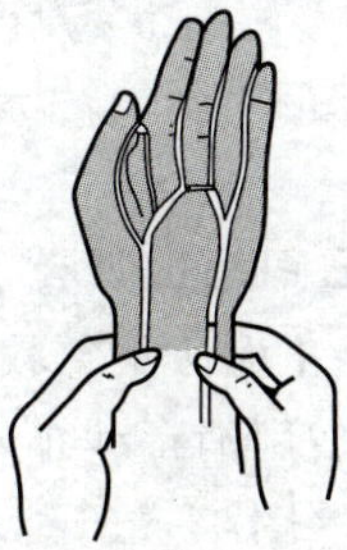

图 4-31　指压尺、桡动脉

4. 下肢出血常用指压血管部位(图 4－32)

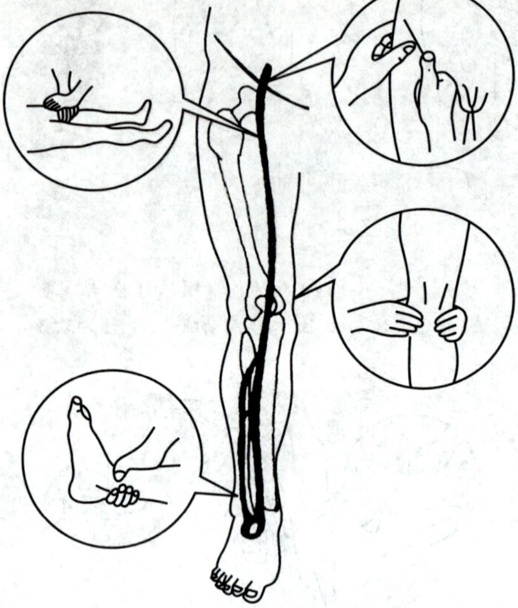

图 4－32　下肢出血常用指压血管部位

(1) 指压股动脉:用于一侧下肢的大出血。方法:用两手的拇指用力压迫伤侧腹股沟中点稍下方的股动脉,阻断股动脉血流。伤员应该处于坐位或卧位(图 4－33)。

(2) 指压胫前、胫后动脉:用于一侧足的大出血。方法:用两手的拇指和示指分别压迫伤足足背中部搏动的胫前动脉及足跟与内踝之间的胫后动脉(图 4－34)。

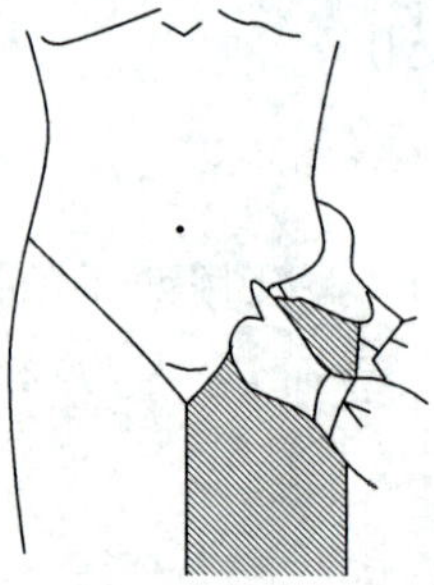

图 4－33　指压股动脉

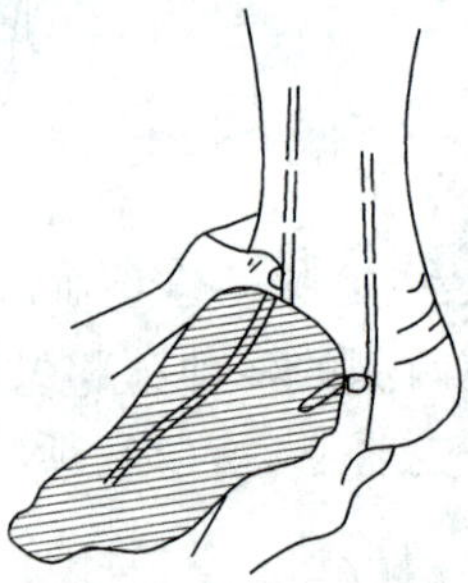

图 4－34　指压胫前、胫后动脉

(二) 加压包扎止血法

加压包扎止血法是急救中最常用的止血方法之一,适用于小动脉、静脉及毛细血管出血。方法:用消毒纱布或干净的手帕、毛巾、衣物等敷于伤口上,然后用三角巾或绷带加压包扎(图 4－35)。若伤处有骨折时,须另加夹板固定,压力以能止住血而又不影响伤肢的血液循环为合适。关节脱位及伤口内有碎骨存在时不用此法。

(三) 填塞止血法

填塞止血法用于颈部和臀部较大而深的伤口。方法:先用镊子夹住无菌纱布塞入伤口内,如一块纱布止不住出血,可再加纱布,最后用绷带或三角巾包扎固定。

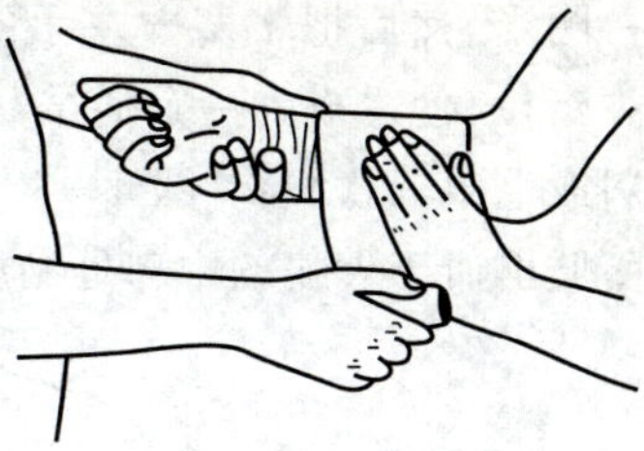

图 4-35 加压包扎止血法

(四) 强曲关节止血法

强曲关节止血法用于上肢和小腿出血,在没有骨折和关节伤时,可采用此法(图 4-36)。方法如下。

1. 上臂出血 可采用一厚棉垫或纱布卷置于腋窝处,上臂紧贴胸侧,再用三角巾、绷带或腰带固定在胸部。

2. 前臂或小腿出血 可在肘窝或腘窝加垫屈肢固定。

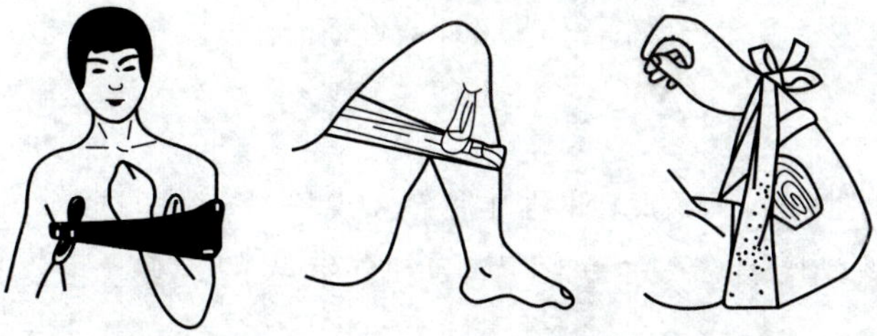

图 4-36 强曲关节止血法

(五) 止血带止血法

止血带止血法用于四肢大出血,当其他止血法不能止血时才用此法。使用止血带止血得当,止血效果较好,若使用不得当,则可造成组织缺血坏死,严重者可导致伤者失去肢体,因此,不到万不得已时不要采用止血带止血。常用的方法有布条止血带止血法、橡皮止血带止血法、气压止血袋止血法等。

1. 布条止血带止血法 可用三角巾、手帕、毛巾或布条折成带状,缠绕在垫有敷料或毛巾等软织物的肢体上,拉紧,打结,或用木棒、笔杆、筷子等棒状物体于布结处旋转拧紧固定(图 4-37)。

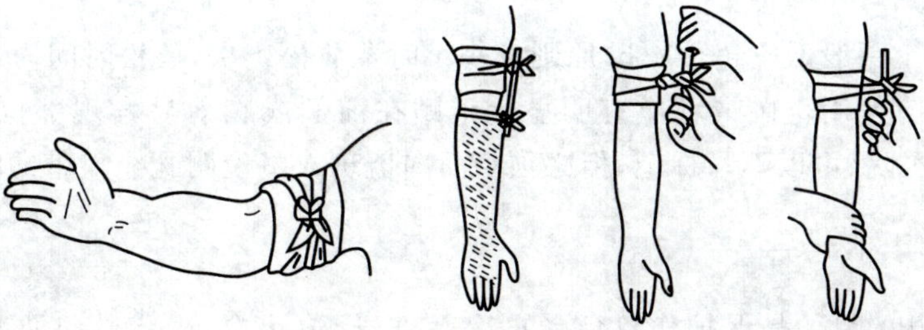

图 4-37 布条止血带止血法

2. 橡皮止血带止血法 用约 1 m 长弹性好的橡皮管(带),在离带端约 10 cm 处由左手拇指、示指和中指紧握,使手背向下放在扎止血带的部位,右手持带中段绕伤肢一圈半，然后把带塞入左手的示指与中指之间，左手的示指与中指紧夹一段止血带向下牵拉，使之成为一个活结，外观呈“A”字形，结扎时应先将伤者上肢抬高，局部垫上敷料或毛巾等软织物(图 4－38)。上肢出血于上臂上 1/3 处(中 1/3 处容易损伤桡神经)；下肢出血于大腿的中部处结扎。松紧度以摸不到远端动脉的搏动、伤口刚好止血为宜。

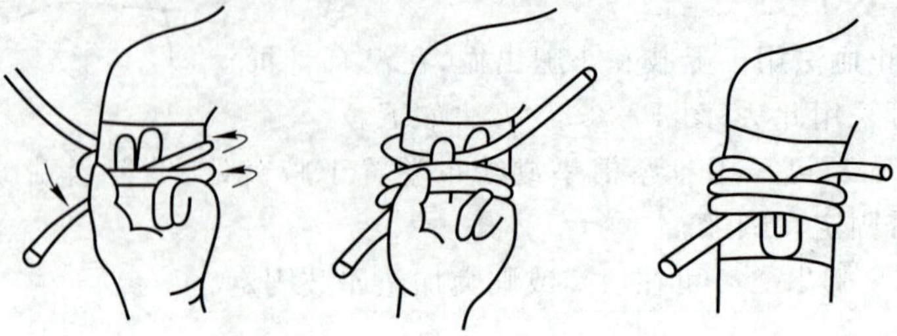

图 4－38　橡皮止血带止血法

护理专业教学资源库/课程中心/急救护理/教学内容/学习单元 1－院前急救/教学图片/5－教学图片－3 创伤病人的现场救护/止血带

3. 气压止血袋止血法　常用血压计袖带，操作方法比较简单，只要把袖带绕在扎止血带的部位，然后打气至伤口停止出血。

(六) 使用止血带的注意事项

1. 部位　上臂外伤大出血应扎在上臂上 1/3 处，前臂或手大出血应扎在上臂下 1/3 处，不能扎在上臂的中 1/3 处，因该处桡神经走行贴近肱骨，易被损伤。下肢外伤大出血应扎在股骨中下 1/3 交界处。

2. 衬垫　使用止血带的部位应该有衬垫，否则会损伤皮肤。止血带可扎在衣服外面，把衣服当衬垫。

3. 松紧度　应以出血停止、远端摸不到脉搏为合适。过松达不到止血目的，过紧会损伤组织。

4. 时间　一般不应超过 4 h，原则上每小时要放松 1 次，放松时间为 1～2 min。

5. 标记　使用止血带者应有明显标记贴在前额或胸前易发现部位，写明时间。如立即送往医院，可以不写标记，但必须当面向值班人员说明扎止血带的时间和部位。

二、包扎术

伤口包扎的目的是保护伤口免受再次污染、压迫止血、固定敷料及减轻痛苦等。最常用的包扎材料是绷带、三角巾、四头带等。紧急情况下可用干净的毛巾、衣服、被单等代替。

(一) 常用包扎方法

1. 卷轴绷带包扎法　根据不同的部位选择合适的方法。

(1) 环形包扎法：适用于绷带包扎开始与结束时，固定带端及颈、腕、胸、腹等周径相近部位的小伤口。右手拿绷带，左手将绷带一边拉出，然后在包扎部位做环形的重叠缠绕，下一周将上一周绷带完全覆盖(不少于 2 周)，再用胶布将带尾固定，或将带尾中间剪开分成 2 头，避开伤区打结固定。

(2) 蛇形包扎法：多用于固定敷料与夹板，也可用于从一处迅速延伸到另一处作简单固定。先将绷带以环形法包扎 2 周，然后以绷带宽度为间隔，斜行上缠互不遮盖，最后再次将绷带以环形法包扎 2 周后固定。

(3) 螺旋形包扎法：适用于包扎周径基本相同的部位，如上臂、手指、躯干、大腿等。先将绷带以环形法包扎 2 周，稍微倾斜(<30°)，然后螺旋向上缠绕，后一周遮盖上一周绷带的 1/3～1/2，最后再次将绷带以环形法包扎 2 周后固定(图 4－39)。

(4) 螺旋反折法：适用于周径大小不等的部位，如前臂、小腿等。先将绷带以环形法包扎 2 周，稍微倾斜(<30°)，然后螺旋向上缠绕，每一周均把绷带向下反折一定角度，随后遮盖其上一周的 1/3～1/2，反折部位应相同，使之呈一直线，最后再次将绷带以环形法包扎 2 周后固定。注意不可在伤口或骨隆突处反折(图 4－40)。

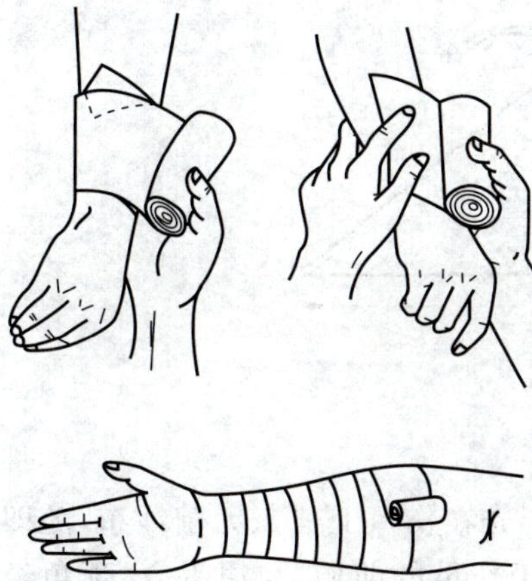

图 4－39　螺旋形包扎法

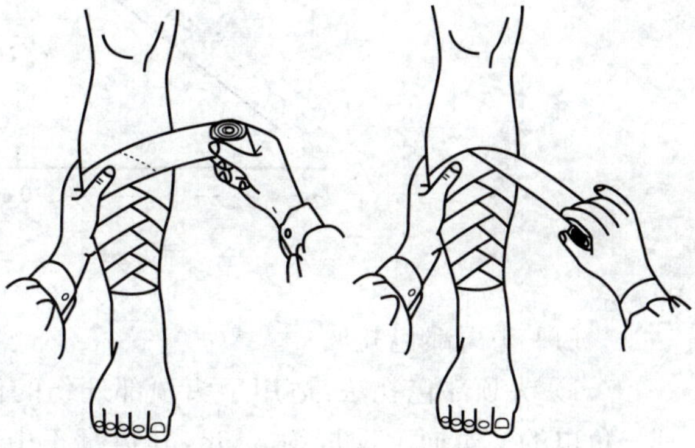

图 4－40　螺旋反折法

(5) “8”字形包扎法：适用于屈曲的关节，如肘、肩、髋、膝等部位。先屈曲关节，然后将绷带以环形法在关节远心端处包扎 2 周，随后右手将绷带从右下越过关节向左上包扎，绕过后面，再从右上(近心端)越过关节向左下包扎，使呈“8”字形，每一周覆盖上一周 1/3～1/2，最后环形包扎 2 周固定(图 4－41)。

(6) 回返包扎法：适用于包扎有顶端的部位，如指端、头部或截肢残端。环形包扎 2 周，右手将绷带向上反折与环形包扎垂直，先覆盖残端中央，再交替覆盖左右两边，左手固定住反折部分，每周覆盖上周 1/3～1/2，最后将绷带反折环形包扎 2 周固定(图 4－42)。

2. 三角巾包扎法　三角巾制作简单，应用方便，包扎部位广。三角巾由边长 85 cm的正方形白布对角剪成2块制成(图4-43)。两底角打结时应为外科结，比较

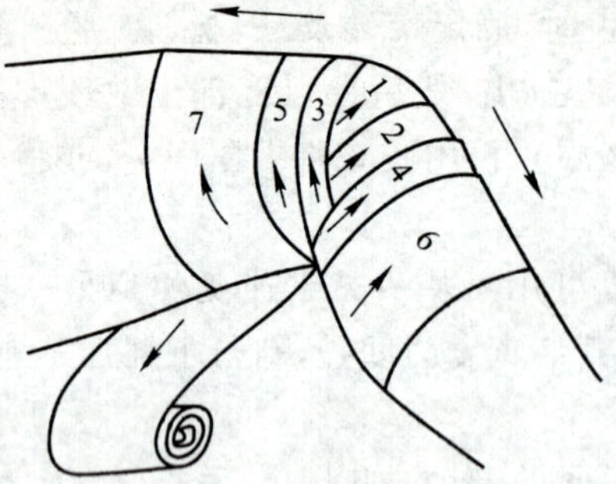

图 4－41 “8”字形包扎法

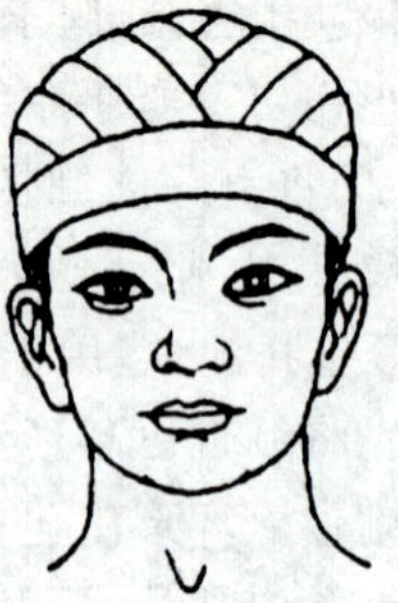
图 4－42 回返包扎法

牢固，解开时将某一侧边和其底角拉直，即可迅速解开。三角巾可折成条带状作为悬吊带，或用于肢体创伤及头、眼、膝、肘较小伤口的包扎；可展开或折成燕尾巾用于包扎躯干或四肢的大面积创伤；也可 2 块连接成燕尾式或蝴蝶式（2 块三角巾顶角连接在一起）进行包扎。

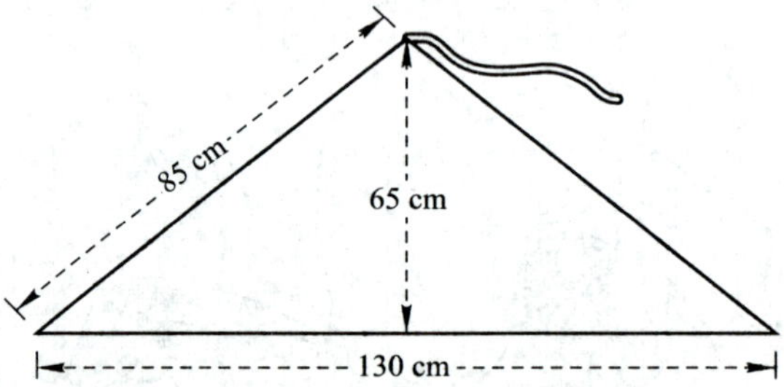

图 4－43 三角巾规格

（1）头面部包扎法

1）头顶部包扎法：适用于头顶部外伤的包扎。先在伤口上覆盖无菌纱布，随即将三角巾的底边向上反折约 3 cm，其边缘正中部放于伤员的前额，与眉平齐，顶角经头顶拉向头后枕部，三角巾的两底边经两耳上方，拉到枕后交叉，然后绕到前额中央打结固定，最后将顶端上翻塞入（图 4－44）。

2）头枕部包扎法：又称风帽式包扎法。常用于头枕部、耳郭等处伤口的包扎。将三角巾顶角和底边中央各打一结，即呈风帽状。将顶角结放于额前中央，底边结放于后脑勺下方包住头部，两底角往面部拉紧，向外反折包绕下颌，然后拉到枕后，打结固定（图 4－45）。

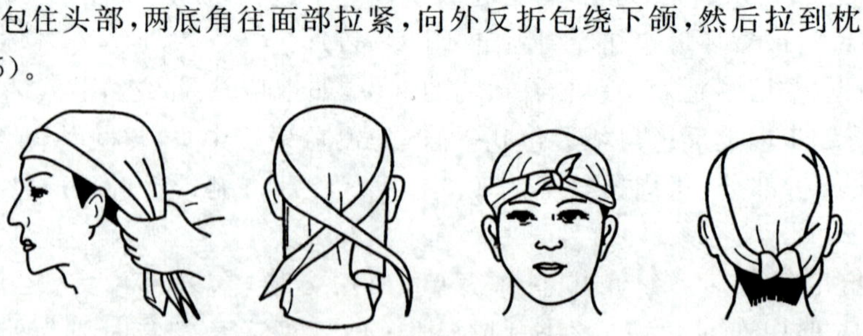
图 4－44 头顶部包扎法

3）面部面具式包扎法：适用于面部烧伤或有广泛软组织创伤的包扎。将三角巾顶角打一结，放于下颌，罩于面部（可在鼻孔、眼睛、口腔处各剪一小口），然后将左、右两角拉到枕后交叉，再绕到前额打结（图 4-46）。

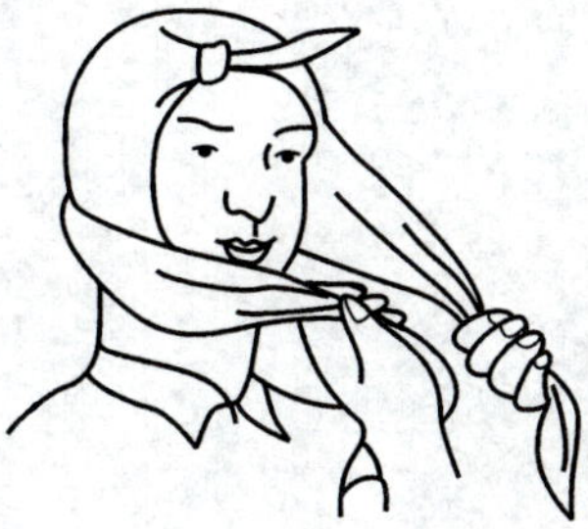

图 4-45　头枕部包扎法

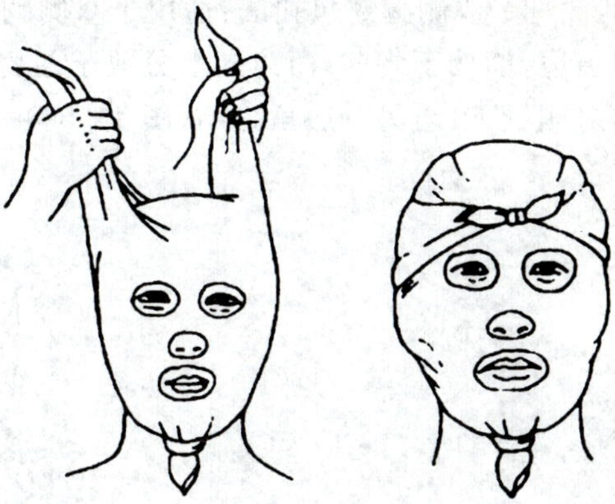

图 4-46　面部面具式包扎法

(2) 肩、胸、背部包扎法

1）单肩包扎法：适用于一侧肩外伤。把三角巾折叠成燕尾式，夹角朝上，打开后放在伤侧肩上，顶角过肩向后拉，再用顶角上的带子在上臂上 1/3 处绕紧，然后将 2 个底角分别经胸、背拉至对侧腋下打结（图 4-47）。

2）双肩包扎法：将三角巾折叠成燕尾状，两燕尾角等大，夹角朝上对准颈部，把 2 个燕尾分别披在肩部，两燕尾角分别经过左、右肩拉到腋下，与燕尾底角打结（图 4-48）。

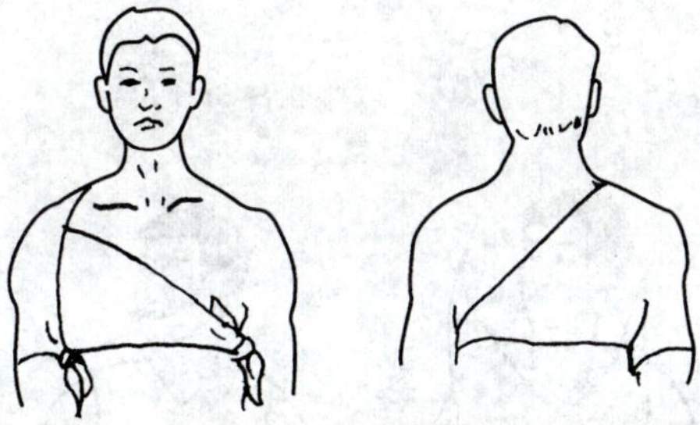

图 4-47　单肩包扎法

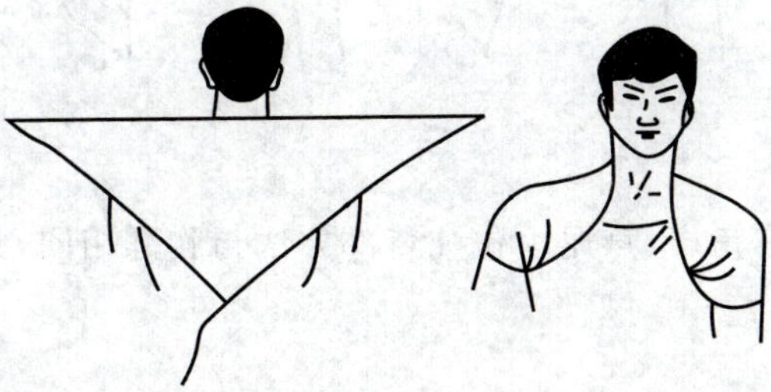

图 4-48　双肩包扎法

3）单侧胸部包扎法：常用于单侧胸外伤包扎。将三角巾底边横放在胸部，高度约在肘窝上 3 cm，顶角越过伤侧肩垂向背部，使三角巾的中部覆盖在胸部的伤处，将两端拉向背部打结，顶角也与该结一起打结（图 4－49A～C）。

4）双侧胸部包扎法：适用于双侧胸外伤。将三角巾折成燕尾状，并在底部反折一道边，横放于胸前，两角向上分放于两肩上，并拉至颈后打结，再用底部顶角带子绕至对侧腋下，与另一底角打结（图 4－50）。

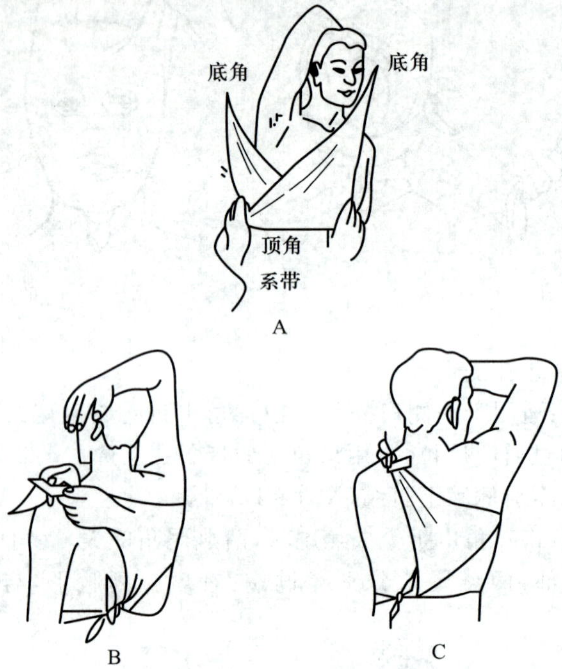

图 4－49　单侧胸部包扎法

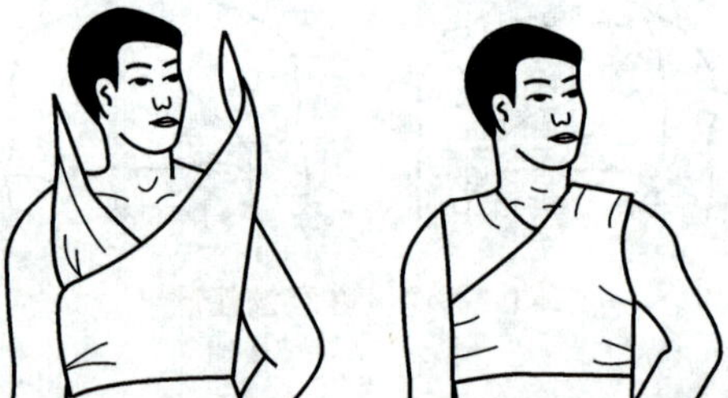

图 4－50　双侧胸部包扎法

5）背部包扎法：三角巾、燕尾巾包扎背部方法与胸部相同，只是位置相反，结打在胸前。

（3）腹、臀部包扎

1）燕尾巾腹、臀部包扎法：把三角巾折叠成燕尾状，底边与顶角系带围腰打结，夹角对准大腿外侧中线，使前角大于后角并压住后角，前角经会阴向后拉与后角打结。包扎臀部方法与腹部基本相同，只是将叠好的燕尾巾翻转一下，再按照上述方法包扎即可。

2）三角巾腹、臀部包扎法：三角巾顶角朝下，底边横放于脐部，拉紧两底角至腰部打结，顶角经会阴拉至臀上方，同底角余头打结。用于腹部或一侧臀部伤口的包扎。

（4）四肢包扎法

1）上肢包扎法：将三角巾一底角打结后套在伤侧手上，余头留长些备用。另一底角沿手臂后侧拉至对侧肩上。用顶角包裹伤肢，并使伤侧前臂屈至胸前，随后拉紧两底角在对侧肩部打结（图 4－51）。

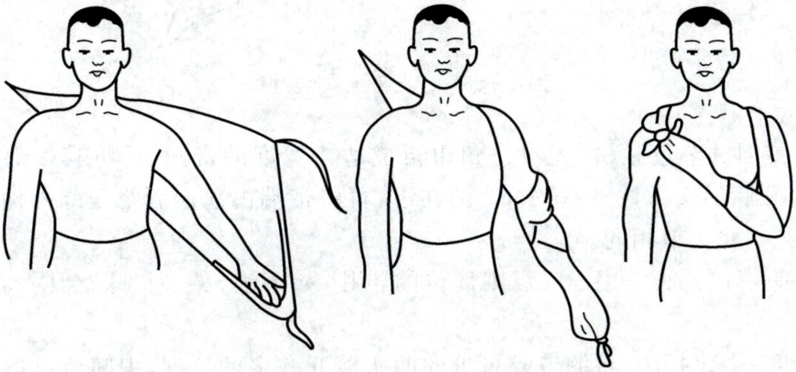

图 4－51　上肢包扎法

2）手、足包扎法：伤者手指对着三角巾的顶角，将手平放于三角巾中央，底边位于腕部，把顶角提起放于手背上，然后拉起两底角在手背部交叉，再分别绕回腕部，在掌侧或背侧打结（图 4－52）。足的包扎与手相同。

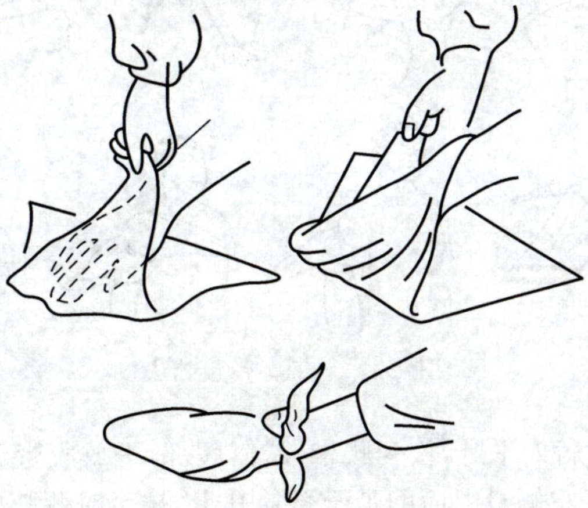

图 4－52　手部包扎法

3）小腿和足部包扎法：三角巾平放底边朝前，将足放在三角巾近底边的一侧，提起较长一侧的巾腰，包裹小腿并与顶角打结，再用短的一边包足，然后绕足打结于踝关节处（图 4-53）。

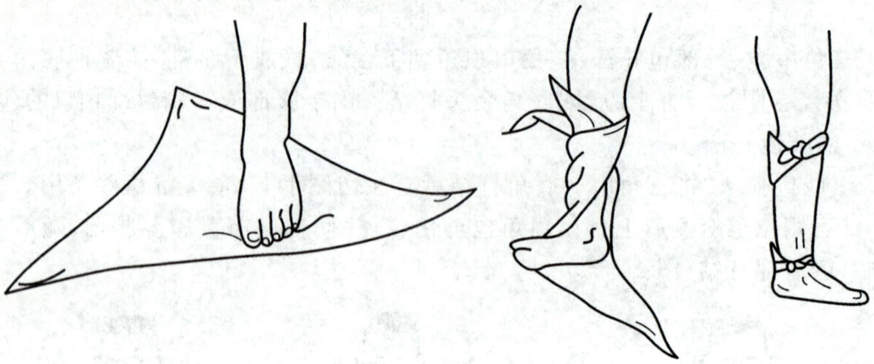

图 4-53　小腿和足部包扎法

4）膝或肘关节包扎法：先将三角巾折成适当宽度的带，然后将其中部放在膝盖上，两端拉至膝后交叉，一端在上，一端在下，再将带端由前向后绕至膝外侧打结。肘关节的包扎与膝关节相同。

3. 多头带包扎法　用于不规则部位的包扎，如下颌、鼻、肘、膝、会阴、乳房、胸腹部等处。

（1）四头带包扎法：将绷带或布带的两头剪开一定的长度，中间留出适当未剪开部分，即制成“四头带”。四头带是多头带中最方便的一种，常用于枕、额及下颌等部位的包扎（图 4-54）。

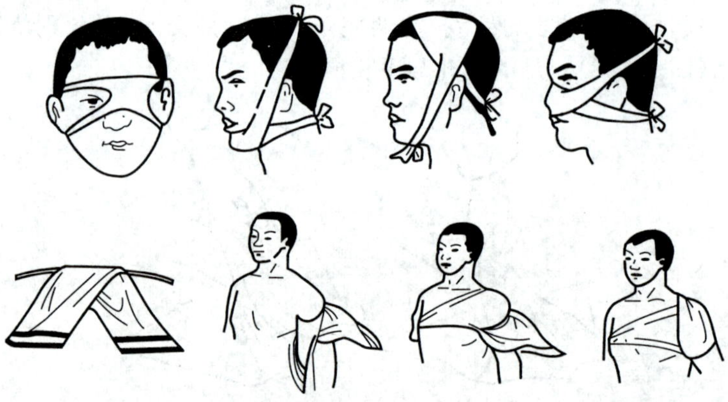

图 4-54　四头带包扎法

（2）腹带包扎法：病人平卧，松开腰带，暴露腹部，平放腹带于腰下，并将腹带内层布拉平盖于腹部，再将左侧最上面的带子覆盖其上，拉至对侧腋中线，将该带子剩余的部分反折压在右侧最上边带下，然后把右侧最上面的带子拉平覆盖左侧带子的 1/3～1/2，同样将带子剩余部分反折，依次包扎各条带子，最后一对带子在无伤口侧打活结（图 4-55）。

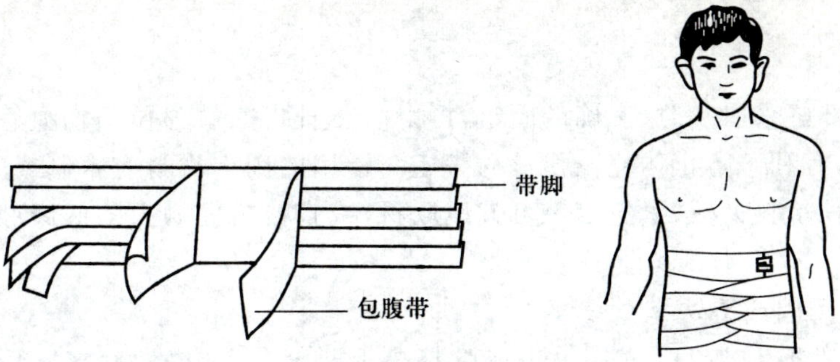

图 4－55　腹带包扎法

（3）胸带包扎法：病人平卧，脱去上衣，将胸带平放于背下，然后将肩带从背后越过肩部，平放于胸前，从下向上包扎每条带子（同腹带包扎），并压住肩带，最后一对带子在无伤口处打活结（图 4－56）。

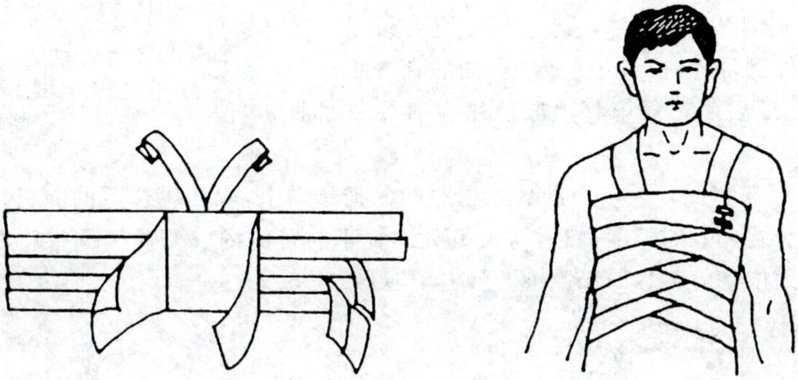

图 4－56　胸带包扎法

（二）注意事项

1. 包扎伤口前，应简单清创并盖上消毒纱布，然后再进行包扎。动作轻巧，包扎稳妥，尽可能遵守无菌原则。

2. 包扎时松紧要适宜，过紧会影响局部血液循环，过松易致敷料脱落或移动。使用腹带、胸带时应注意呼吸活动度，鼓励病人做深呼吸及咳嗽。

3. 包扎时伤员体位保持舒适，在皮肤皱褶处如腋下、乳下、腹股沟等，应用棉垫或纱布衬隔，在肢体骨隆突处也应用棉垫保护。需要抬高肢体时，应给适当的扶托物，包扎的肢体必须保持功能位置。包扎肢端时应将指（趾）外露，便于观察末梢血液循环情况。

4. 包扎方向应由左向右，从远心端向近心端，自下而上，以利静脉血液的回流。

5. 包扎结束打结应在肢体的外侧面，避免在伤口上、骨隆突处或易于受压的部位打结。

三、固定术

对骨折部位采取及时、正确的固定，可以防止骨折断端移位损伤血管、神经，减轻伤员的痛苦，有利于防止休克及伤员的搬运。常用的固定材料有木制或金属夹板、可塑性或充气性塑料夹板，紧急时也可就地取材，或直接借助病人的健康肢体或躯干进行临时固定。

（一）常用固定方法

1. 锁骨骨折固定法　先用毛巾或敷料垫于两腋前上方，然后将三角巾折叠呈带状，两端分别绕两肩呈“8”字形，最后拉紧三角巾的两头在背后打结，尽量使两肩后张（图 4-57）。可于背后放“T”字形夹板，然后在两肩及腰部各用绷带包扎固定。如仅一侧锁骨骨折，用三角巾把伤侧手臂悬吊在胸前，限制上肢活动即可。

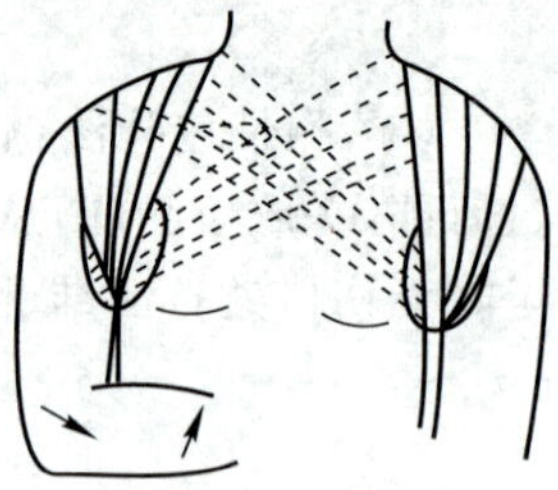

图 4-57　锁骨骨折固定法

2. 肱骨骨折固定法　用长、短 2 块夹板，长夹板放于上臂的后外侧，短夹板置于前内侧，然后在骨折部位上、下两端固定，最后用三角巾将上肢悬吊在肘关节屈曲 90°位置（图 4-58）。

3. 前臂骨折固定法　协助病人屈肘 90°，拇指向上，取 2 块合适的夹板，其长度超过肘关节至腕关节的长度；然后将夹板分别置于前臂的内、外侧，用绷带将两端固定，最后用三角巾将前臂悬吊于胸前，呈功能位（图 4-59）。

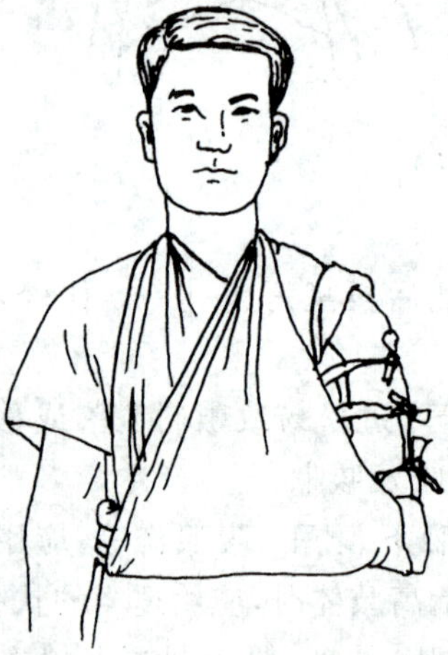

图 4-58　肱骨骨折固定法

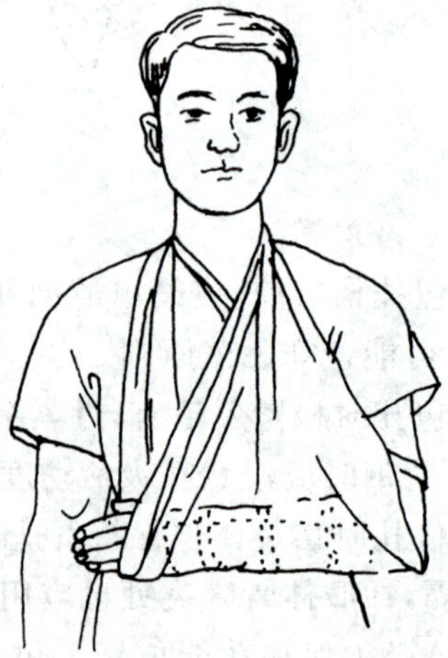

图 4-59　前臂骨折固定法

4. 大腿骨折固定法　将 2 块夹板分别置于下肢内、外侧或仅在下肢外侧放一块夹板，外夹板从腋下至足跟下 3 cm，内夹板从腹股沟至足跟下 3 cm，然后用绷带分段将夹板固定。病人平卧，踝关节保持在背屈 90°位置（图 4-60）。

5. 小腿骨折固定法　先用 2 块夹板分别置于下肢内、外侧，长度从足跟至大腿，

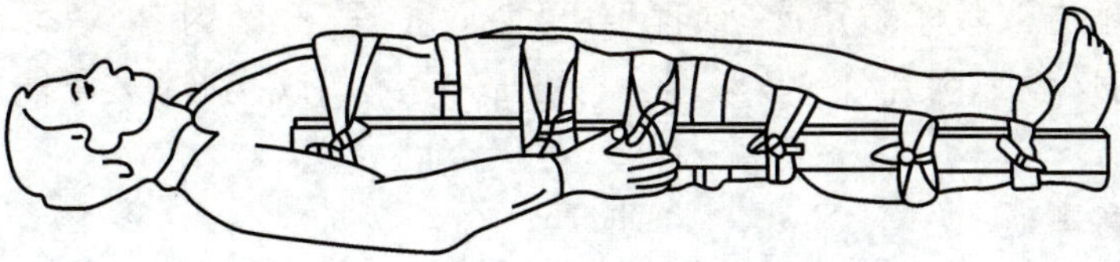

图 4-60　大腿骨折固定法

接着用绷带分段将夹板固定(图 4-61)。紧急情况下无夹板时,可借助伤员健肢,将其与伤肢分段包扎固定,注意在关节和两小腿之间的空隙处垫以纱布或其他软织物,以防包扎后骨折部位弯曲。

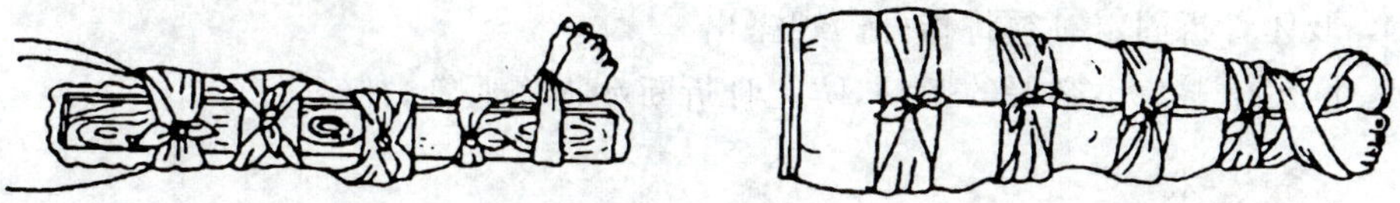

图 4-61　小腿骨折固定法

6. 颈椎骨折固定法　将伤员取仰卧位,枕后垫一软枕,头的两侧各垫一软枕固定,头部用绷带固定在担架上,限制头部前后或左右晃动。也可用颈托固定,以利安全转运(图 4-62)。

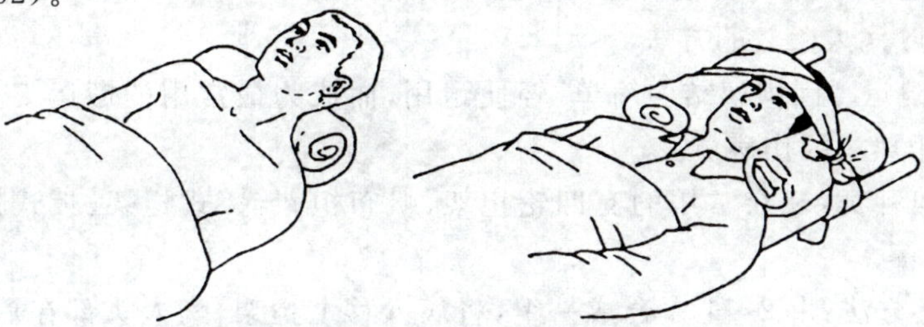

图 4-62　颈椎骨折固定法

护理专业教学资源库/课程中心/急救护理/教学内容/学习单元 1-院前急救/教学图片/5-教学图片-3 创伤病人的现场救护/四合一颈托

7. 胸、腰椎骨折固定　伤员俯卧于硬质担架或木板上,伤部垫软垫,使伤员感到舒适,并预防压疮。再用几条带子将伤员固定,使伤员躯体不得转动(图 4-63)。

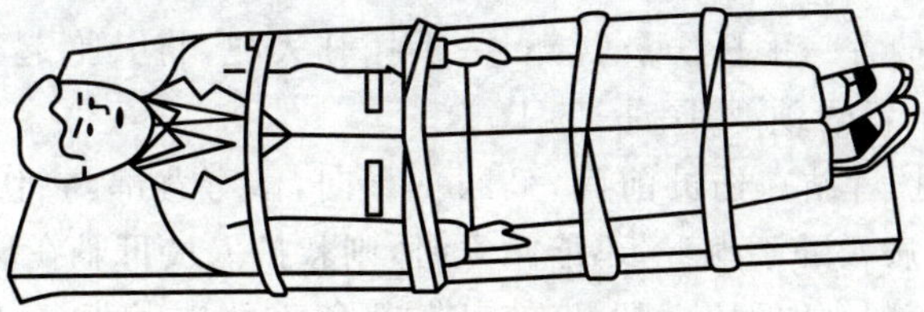

图 4-63　胸、腰椎骨折固定法

护理专业教学资源库/课程中心/急救护理/教学内容/学习单元1-院前急救/教学图片/5-教学图片-3创伤病人的现场救护/脊柱板

（二）注意事项

1. 选择夹板的宽度和长度要与骨折的肢体相适应，其长度必须超过骨折的上、下2个关节。固定时，除骨折两端外，还需固定骨折两端的上、下关节。

2. 夹板不可与皮肤直接接触，应垫以棉花等物品，尤其在夹板两端。骨突出部位应加厚衬垫，防止受压或固定不妥。

3. 固定应松紧适度。

4. 肢体骨折固定时须将指(趾)端露出。

5. 固定中避免不必要的搬动，防止骨折断端损伤血管、神经。

四、搬运术

搬运是院前救护的重要组成部分。创伤病人在现场经过初步急救处理后，需被送至医院做进一步检查和救治。因此，快速、规范、科学的搬运可减少伤员的痛苦，改善预后，使伤员获得最佳治疗时机。搬运方法有徒手搬运和器械搬运两种。搬运伤员时，要根据具体病情选择合适的搬运方法和搬运工具。

（一）一般病人搬运的方法

1. 担架搬运　因担架结构简单、轻便耐用，而成为最常用的搬运工具，适用于病情重和运送距离远的伤病员。

(1) 担架种类：现在常用的有四轮担架、帆布担架，铲式担架、板式担架、绳索担架、被服担架等。

(2) 搬运方法：由2～4人合成一组，将病人移上担架，病人头部在后，脚在前，抬担架的人脚步、行动要一致；向低处抬时(下楼)，前面的人要抬高，后面的人要放低，使病人保持在水平状态，上台阶时则相反，走在担架后面的人要注意观察病人情况。

2. 徒手搬运　适用于现场无转运工具而路程较近，或者搬运工具无法通过的地方。

(1) 单人搬运

1) 扶持法：适用于伤势较轻的病人。救护者站在病人一侧，使伤员揽着自己的头颈，然后救护者用外侧的手牵着伤员的手腕，另一只手扶持伤员腰部，使其身体略靠着救护者，搀扶行走(图4-64A)。

2) 抱持法：救护者一手托伤员背部，一手托其大腿，将其抱起行进。如伤员有知觉，可嘱其抱住救护者的颈部(图4-64B)。

3) 背负法：救护者站在伤员前面，呈同一方向，微弯背部，将伤员背起，胸部创伤病人不宜采用。如病人卧于地上，不能站立时，则救护人员可躺在病人一侧，一手紧握伤员肩，另一手抱其腿，随后用力翻身，使其顺势负于救护者背上，然后慢慢站起背走伤员(图4-64C)。

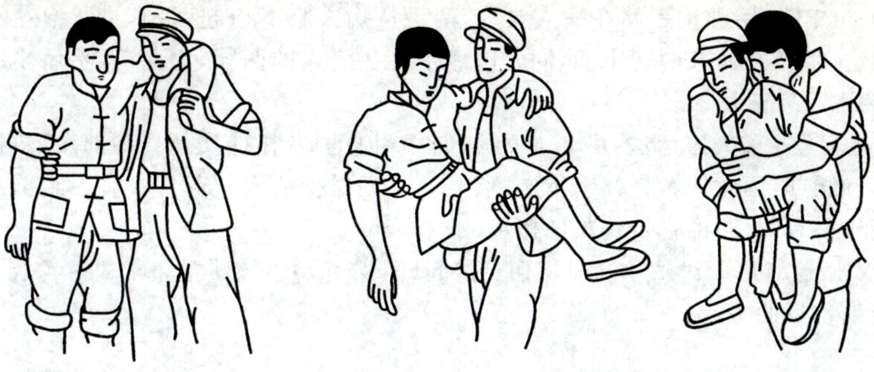

A　　B　　C

图 4-64　单人搬运

A. 扶持法；B. 抱持法；C. 背负法

(2) 双人搬运

1) 轿式：救护者右手紧握自己的左手手腕，左手紧握另一救护者的右手手腕，以形成“口”字形。病人坐上，并伸开双臂搂住搬运者的颈部，即可行走(图 4-65A)。此法用于神志清醒的病人。

2) 椅托式：甲乙 2 个救护者在病人两侧对立。甲以右膝，乙以左膝跪地，各以一手伸入病人大腿下方而相互十字交叉紧握，另一手彼此交替支持病人背部。由于这种握手方法类似于椅状而命名(图 4-65B)。此法可适用于病员神志不清，无法合作者。

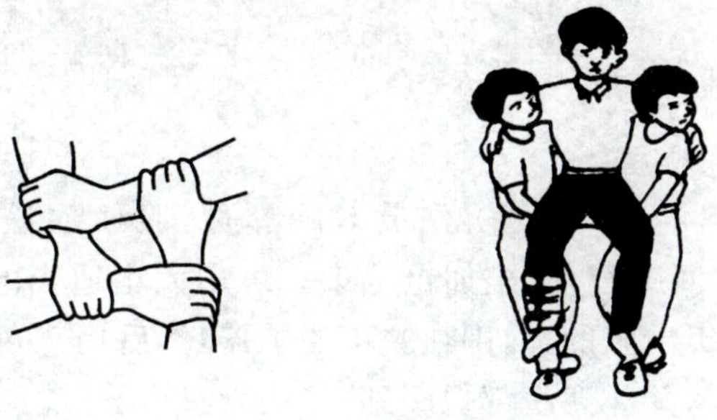

A

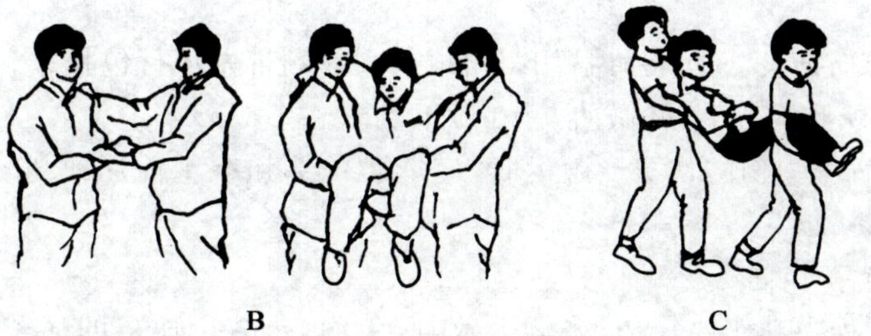

B　　C

图 4-65　双人搬运法

A. 轿式；B. 椅托式；C. 拉车式

3）拉车式：甲救护者站在病人头端，两手从病人腋下抬起，将其头背抱在自己怀内，乙救护者蹲在病人两腿中间，同时用两手夹住病人的两腿，面向前，然后步调一致慢慢将病人抬起（图4-65C）。

（3）3人或多人搬运法：可3人平排，其中甲救护者托持伤员肩胛部，乙救护者托其臀部和腰部，丙救护者托住双下肢，然后3人同时把病人抱起后齐步一致前进。该法常用于疑有胸、腰椎骨折伤员的搬运（图4-66）。

6人搬运时可面对站立同时将伤员抱起（图4-67）。该法常用于救护者众多且有脊柱受伤伤员的搬运。

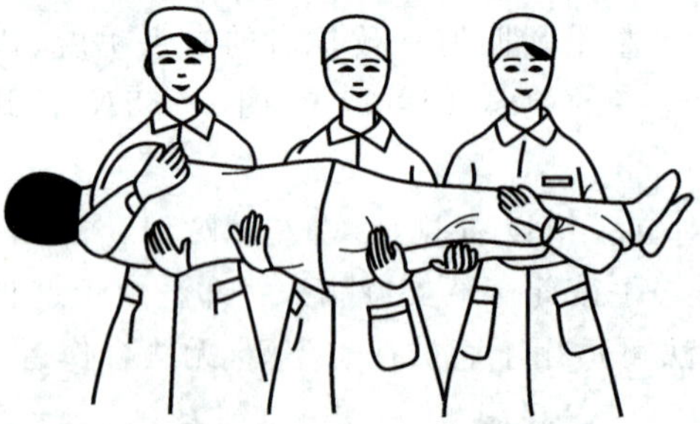

图4-66　3人搬运法

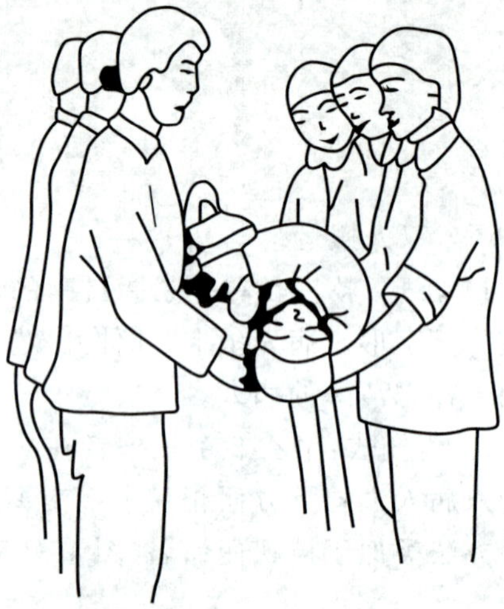

图4-67　6人搬运法

（二）特殊病人的搬运

1. 腹部内脏脱出的伤员　① 伤员双腿屈曲，腹肌放松，防止内脏继续脱出。② 脱出的内脏严禁送回腹腔，防止加重感染。可用大小适当的碗扣住内脏或取伤员的腰带做成略大于脱出内脏的环，围住脱出的脏器，然后用三角巾包扎固定。③ 包扎后取仰卧位，屈曲下肢，并注意腹部保暖，防止肠管过度胀气。

2. 昏迷伤员　使病人侧卧或俯卧于担架上，头偏向一侧，以利于呼吸道分泌物引流。

3. 骨盆损伤伤员　① 将骨盆用三角巾或大块绷带做环行包扎；② 运送时让伤员仰卧于门板或硬质担架上，膝微曲，并在膝下加垫。

4. 颈椎、脊椎损伤的伤员　搬运时，应严防颈部和躯干前屈或扭转，应使脊柱保持伸直（图4-68）。

（三）注意事项

1. 搬运过程中动作要轻巧，协调一致，避免颠簸，减少伤员的痛苦。若遇脊柱损伤者，则应固定在硬质担架上再搬运。

2. 搬运时伤员头部在后，足部在前，便于后面抬担架的人随时观察病情变化。

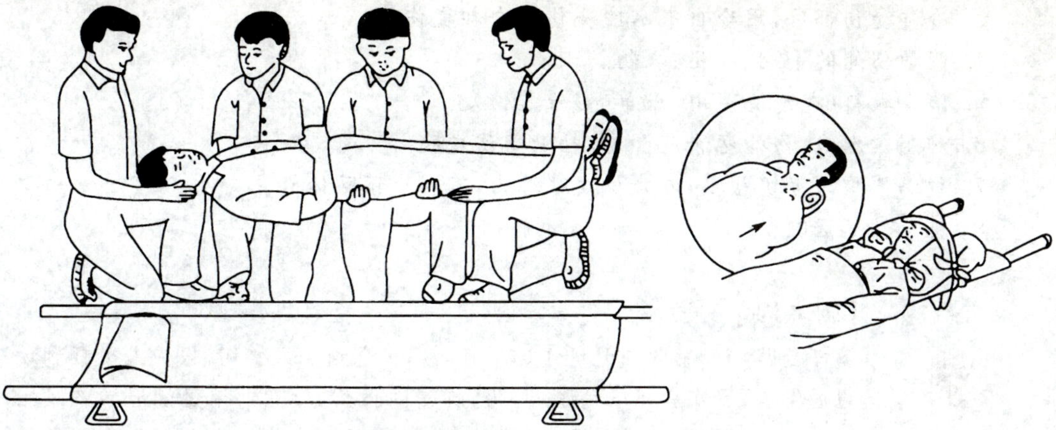

A

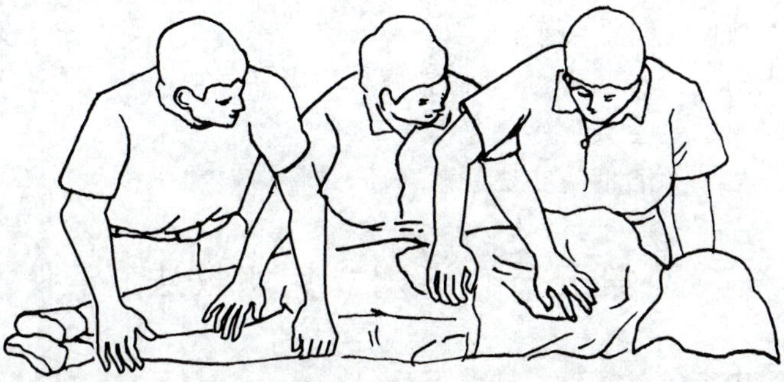

B

图 4-68　颈椎、脊椎损伤病人搬运

A. 颈椎损伤；B. 脊椎损伤

3. 抬担架的人脚步、行动要一致，前面的人迈左脚，后面的人迈右脚，平稳前进。如上台阶、上桥时，前面的人要放低，后面的人要抬高，使伤员保持水平状态，下台阶时相反。

4. 搬运中要随时了解伤员的生命体征，长途搬运时须防止压疮的发生。

【知识拓展】

烧伤及烫伤急救处理

烧伤和烫伤由火焰、沸水、热油、电流、辐射、化学物质（强酸、强碱）等引起。最常见的是火焰烧伤和热水、热油烫伤。烧伤和烫伤首先损伤皮肤，轻者皮肤肿胀，起水疱，疼痛；重者皮肤烧焦，甚至血管、神经、肌腱等同时受损。烧伤引起的剧烈疼痛和皮肤渗出等因素能导致休克，晚期出现感染、败血症，危及生命。现场急救如下。

1. 立即脱离险境，但不能带火奔跑，这样不利于灭火并加重呼吸道烧伤。

2. 带火者迅速卧倒，就地打滚灭火，或用水灭火，也可用棉被、大衣等覆盖灭火。

3. 冷却受伤部位，用冷自来水冲洗伤肢冷却烧伤处。
4. 脱掉伤处的手表、戒指、衣物。
5. 消毒敷料（或清洗毛巾、床单等）覆盖伤处。
6. 勿刺破水疱，伤处勿涂药膏，勿粘贴受伤皮肤。
7. 口渴严重时可饮盐水，以减少皮肤渗出，有利于预防休克。
8. 迅速转送医院。

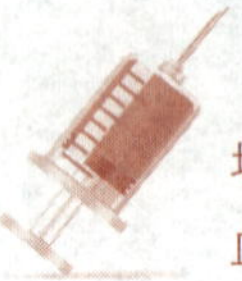

【思考题】

汉孝公路距孝感收费站约 1 500 m 处因车祸致一人受伤，救护人员赶到现场检查后发现，受伤者神志清楚，呼吸、脉搏尚正常，口咽部未见明显异物及出血，仅诉有点心慌，左上肢疼痛难忍，其左前臂可见外伤出血；左下肢小腿前面见创面约 8 cm，可见渗血，疼痛明显；受伤者病情复杂，其左上肢前臂、左下肢小腿在现场不能排除骨折。

1. 你作为救护者，该如何实施急救？
2. 救护的主要程序是怎样的？
3. 实施急救时有哪些注意事项？

第五节　海姆立克急救法

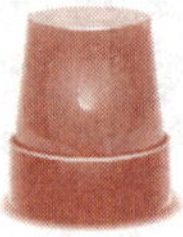

学习内容（在本节，你要学习）

1. 海姆立克急救法的概念及原理。
2. 呼吸道梗阻的判断及海姆立克急救的各种方法。
3. 救护过程中的救护理念及爱伤观念。

典型案例

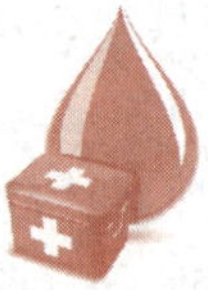

某村民，原有脑梗死病史，有轻度左侧肢体偏瘫，生活能自理，过年时因儿子给其买了他最爱吃的牛皮糖，在吃牛皮糖的过程中突然剧烈咳嗽，家人立刻给予拍背，病人无好转，并迅速出现呼吸困难、神志不清。面色青紫，皮肤、甲床和口腔黏膜发绀。

问题导向

你作为一名医护人员，应如何对上述病人进行紧急救护？

海姆立克法救护流程（图 4－69）

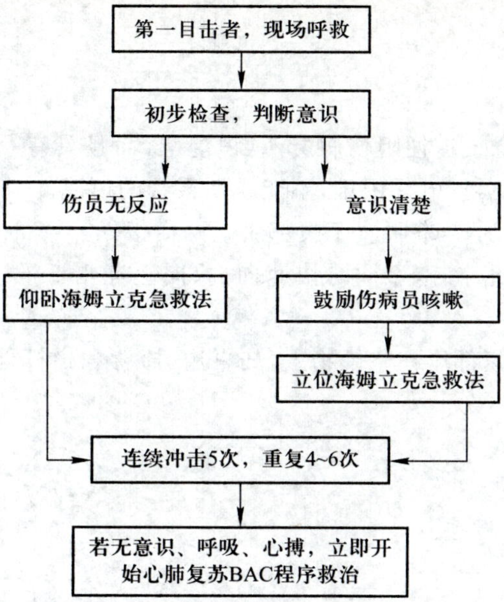

图 4-69　海姆立克法救护流程

海姆立克急救法(Heimlich maneuver)是解除呼吸道异物梗阻的主要方法,它的作用原理是利用冲击伤病员腹部-膈肌下软组织,产生向上的压力,压迫两肺下部,从而驱使肺部残留气体形成一股气流,长驱直入气管(图 4-70),将堵塞气管、咽喉部的异物驱除,使人获救。

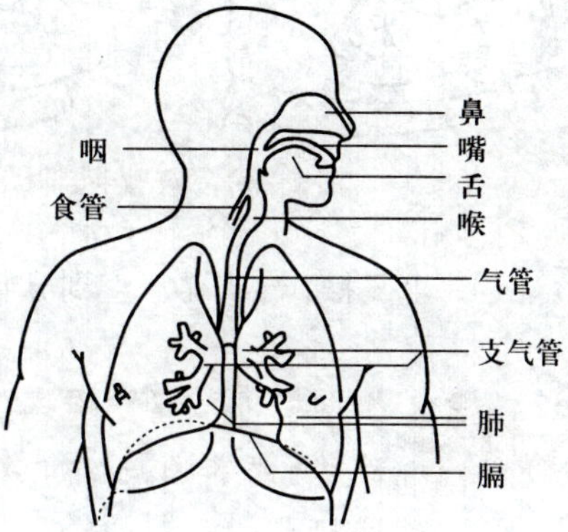

图 4-70　呼吸道结构

一、判断呼吸道是否梗阻

气道梗阻的识别是抢救成功的关键,异物可以引起气道部分或完全梗阻。伤病员表现为剧烈呛咳、反射性呕吐、声音嘶哑、呼吸困难、发绀,有的出现特征性表现等。

(一) 特殊表现

由于异物吸入气道时,伤病员感到极度不适,常常不由自主地以一手呈“V”字状紧贴于颈前喉部,苦不堪言。

(二) 气道不完全阻塞

伤病员可以有咳嗽、喘气或咳嗽微弱无力,呼吸困难,张口吸气时,可以听到异物冲击性的高啼声。面色青紫,皮肤、甲床和口腔黏膜发绀。

(三) 气道完全阻塞

较大异物堵住喉部、气道处,伤病员面色灰暗、青紫、不能说话、不能咳嗽、不能呼吸,昏迷倒地,窒息,很快呼吸停止。

二、海姆立克急救法

(一) 自救腹部冲击法

本法适用于不完全气道梗阻伤病员，意识清醒，而且具有一定救护知识、技能，并且当时无他人在场相助，打电话困难，不能说话报告的情况。

1. 自己一手握空心拳，拳眼置于腹部脐上两横指处。

2. 另一手紧握住此拳，双手同时快速向内、向上冲击 5 次，每次冲击动作要明显分开(图 4-71)。

3. 还可选择将上腹部压在坚硬物上，如桌边、椅背和栏杆处，连续向内、向上冲击 5 次(图 4-72)。

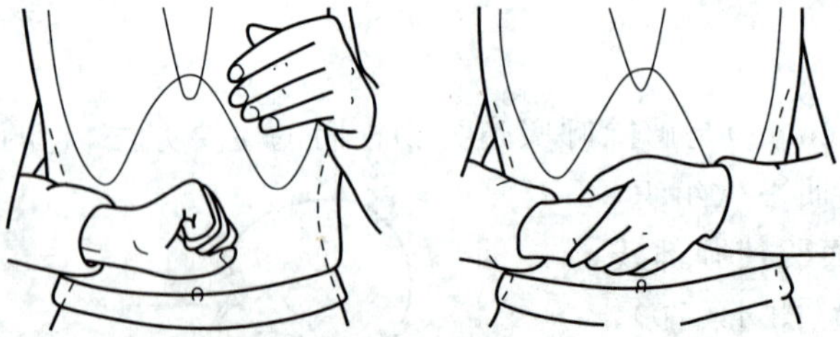

图 4-71 自救腹部冲击法

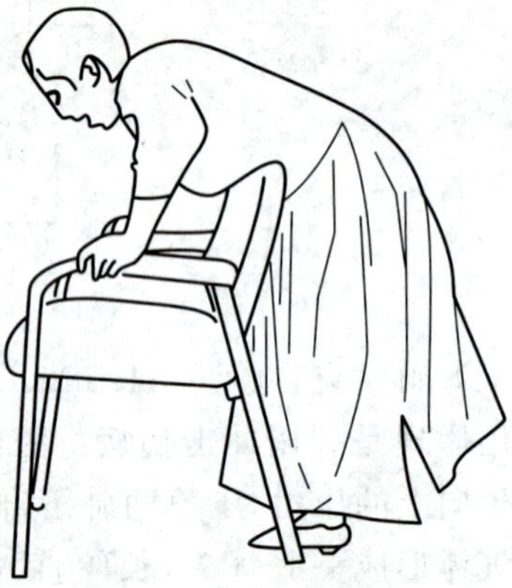

图 4-72 自救腹部冲击法

4. 重复操作若干次，直到异物排出。

护理专业教学资源库/课程中心/急救护理/教学内容/学习单元 1-院前急救/教学图片/5-教学图片-4 气道梗阻病人的现场急救/气管异物自救

(二) 互救腹部冲击法

本法适用于不完全或完全气道梗阻伤病员。伤病员意识清醒，可用立位腹部冲击法，遇到意识不清者，采用仰卧式腹部冲击法救治。

1. 立位腹部冲击法(图 4-73) 用于意识清醒的伤病员。

(1) 救护人员站在伤病员的背后，双臂环绕伤病员腰部，令伤病员弯腰，头部前倾。

(2) 一手握空心拳，拳眼顶住伤病员腹部正中线脐上方两横指处。

(3) 另一手紧握此拳，快速向内、向上冲击 5 次。

(4) 伤病员应配合救护人员，低头张口，以便异物排出。

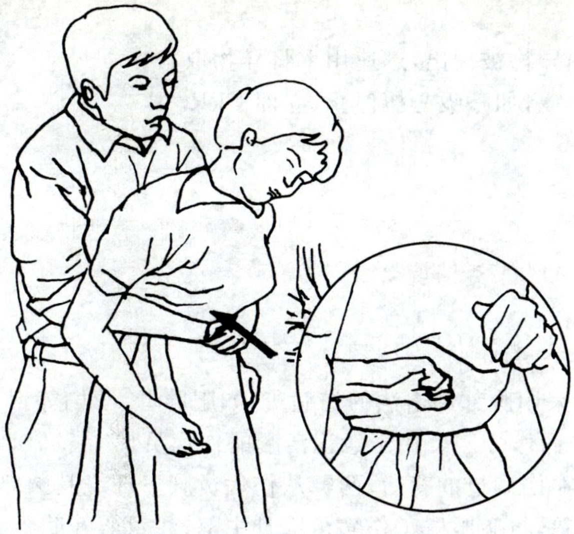

图 4-73　立位腹部冲击法

护理专业教学资源库/课程中心/急救护理/学习情境与情景/学习单元 1-院前急救/任务情境 3/虚拟演示 1

2. 仰卧位腹部冲击法(图 4-74)　用于意识不清的伤病员。

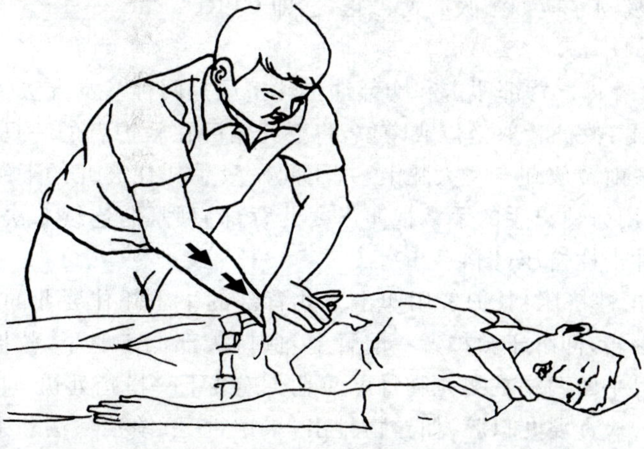

图 4-74　仰卧位腹部冲击法

(1) 将伤病员置于仰卧位,救护人员骑跨在伤病员髋部两侧。

(2) 一只手的掌根置于伤病员腹部正中线、脐上方两横指处,不要触及剑突。另一只手直接放在第一只手背上,两手掌根重叠。

(3) 两手合力快速向内、向上有节奏冲击伤病员的腹部,连续 5 次,重复操作若干次。

(4) 检查口腔，如异物被冲出，迅速用手将异物取出。

(5) 检查呼吸、心搏，如呼吸心搏停止，立即 CPR。

护理专业教学资源库/课程中心/急救护理/学习情境与情景/学习单元1-院前急救/任务情境3/虚拟演示2

(三) 互救胸部冲击法

本法适用于不宜采用腹部冲击法的伤病员，如肥胖者、孕妇等。

1. 立位胸部冲击操作方法　用于意识清醒的伤病员。

(1) 救护人员站在伤病员的背后，两臂从伤病员腋下环绕其胸部。

(2) 一手握空心拳，将拳眼置于伤病员胸骨中部，注意避开肋骨缘及剑突。

(3) 另一只手紧握此拳向内、向上有节奏冲击 5 次。

(4) 重复操作若干次，检查异物是否排出。

2. 仰卧位胸部冲击操作方法　用于意识不清的伤病员。

(1) 救护人员将伤病员置于仰卧体位，并骑在伤病员髋部两侧。

(2) 胸部冲击部位与胸外心脏按压部位相同。

(3) 两手的掌根重叠，快速有节奏冲击 4～6 次。

(4) 重复操作若干次，检查异物是否排出。

(5) 检查呼吸、心搏，如呼吸心搏停止，立即 CPR。

(四) 婴儿呼吸道异物梗阻急救法

1. 对有反应婴儿　背部叩击和胸部冲击性挤压是两种基本方法。

(1) 背部叩击：救护者取坐位或蹲位，将婴儿俯卧在救护者的一只前臂上，使头部低于躯干，救护者前臂放在自身大腿上，并用同一只手托住婴儿的下颌角使头部轻度后仰，开放气道，用另一只手的手掌根叩击婴儿背部肩胛区，连续 5 次，如异物仍未排出，就转为胸部冲击性挤压(图4-75)。

(2) 胸部冲击性挤压：救护者用叩击婴儿背部的手掌托住婴儿的枕部，两前臂固定婴儿，将婴儿翻转，仰卧于救护者一前臂上，保持头部低于躯干，救护者前臂放在自身大腿上，另一只手的两指在婴儿胸骨上两乳头连线下一横指处快速向下冲击性按压 5 次(图 4-76)。检查婴儿口腔，如异物排出，采用舌-下颌抬举法和手钩异物小心取出。方法：用一只手拇指和示指抓住婴儿的舌和下颌骨使口张开，另一只手的小指将异物钩出，动作应轻柔，避免用手指盲取。

如果异物仍未排出，则重复交替实施背部叩击和胸部冲击性挤压，直到异物排出。如果婴儿无反应，应按无反应程序进行抢救。

2. 对无反应婴儿　按以下程序进行抢救。

(1) 检查婴儿口腔，如有异物采用舌-下颌抬举法开放气道，小指小心钩出异物。

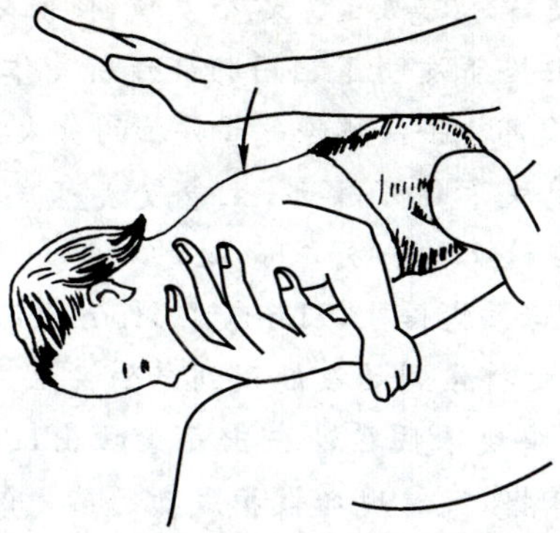

图 4-75　婴儿背部叩击法

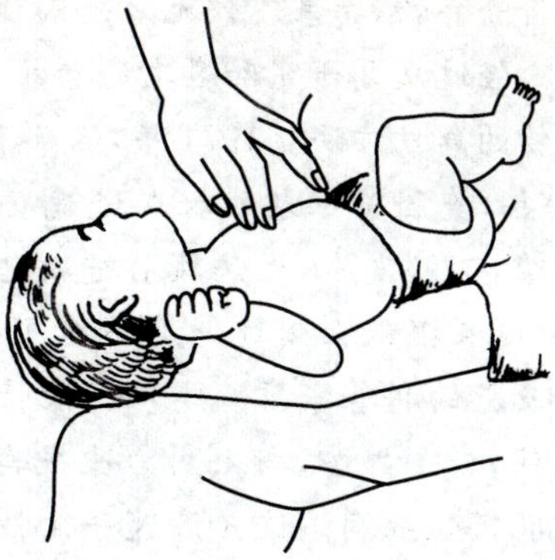

图 4-76　婴儿胸部冲击性挤压法

(2) 开放气道，人工呼吸，如果婴儿胸廓不能起伏，甚至重新摆放头部位置，更好地密封口鼻，再试一次，婴儿胸廓仍不能起伏，采用 5 次背部叩击和 5 次胸部冲击性挤压。

(3) 重复 (1)～(2)步骤，直到异物排出、胸廓随通气起伏。一旦发现呼吸心搏停止，立即 CPR。

护理专业教学资源库/课程中心/急救护理/教学内容/学习单元 1-院前急救/教学图片/5-教学图片-4 气道梗阻病人的现场急救/儿童海氏手法

(五) 海姆立克急救法的注意事项

1. 尽早尽快识别气道异物梗塞的表现，迅速做出判断。

2. 实施腹部冲击，定位要准确，不要把手放在胸骨剑突上或肋缘下。

3. 腹部冲击要注意防止胃反流导致误吸。

4. 预防气道异物梗塞的发生，如将食物切成小条，缓慢完全咀嚼，儿童口含食物时不要跑步或玩耍等。

5. 气道异物梗塞的救治方法适用于医务工作者或经过红十字会培训，具有救护技能的救护人员在现场对伤病员的救护。

护理专业教学资源库/课程中心/急救护理/学习情境与情景/学习单元 1-院前急救/任务情境 3/操作流程

【知识拓展】

海姆立克急救法(Heimlich maneuver)由亨利·海姆立克教授发明，他是一位从事外科多年的医生。在临床实践中，他被大量的食物、异物造成呼吸道梗阻致死的病例震惊了。而在急救急诊中，医生常常采用拍打病人背部，或将手指伸进口腔、咽喉去取的办法排除异物，结果不仅无效反而使异物更深入呼吸道。这个发现，使他陷入了深深的思考。经过反复研究和多次的动物实验，他终于发明了利用肺部残留气体，形成气流冲出异物的急救方法。1974年，他做了关于腹部冲击法解除气管异物的首次报告。

1974年，美国一位老妇人在进晚餐时被鸡块卡住了喉部，生命岌岌可危。此时，她呼吸困难，不能发声，无法拨打呼救电话。在这千钧一发之际，她的邻居，一位70岁的老人，刚刚在报纸上读过一篇介绍亨利·海姆立克医生(Henry J. Heimlich)发明的气管异物急救的科普文章。老人见此情景，马上将学到的技能用到老妇身上。他从背后将她抱住，一手握拳，向上用力冲击其腹部，鸡块很快被冲击出气管吐出，老妇憋得青紫的面孔顿显红润。这是海氏手法被民众掌握，及时现场救护成功的第1例。把一位呼吸道梗塞窒息的老妇人，从濒死中解救回来的报道，使亨利·海姆立克医生名声大振，他的急救法为世人瞩目，迅速被普及，抢救成功的报道似雨后春笋。这种急救方法就称为海姆立克急救法。

【思考题】

1. 如何用腹部冲击法对意识不清的病人进行救护？
2. 婴幼儿气道梗阻的急救要点有哪些？

第六节　动、静脉穿刺置管术

学习内容(在本节，你要学习)

1. 动、静脉穿刺置管术的适应证及禁忌证。
2. 动、静脉穿刺置管术的操作方法、注意事项及护理要点。
3. 操作中对病人的爱伤观念。

典型案例

病人，女，56岁，因车祸撞伤全身多处，昏迷。入院后初步诊断：脾破裂合并右股骨开放性骨折。急诊紧急建立静脉通道予以输血，做剖腹探查、脾切除术及股骨骨折复位固定。术后送ICU进一步监护生命体征、中心静脉压及电解质、酸碱平衡情况。

问题导向

1. 如果由于病人失血过多，不能够迅速建立外周静脉通道时，你作为一名急诊护士又会想到用什么方法建立静脉通道，监测中心静脉压？

2. 如果要做血气分析来判断病人电解质、酸碱平衡情况的话，你作为一名ICU护士如何采集动脉血？

大出血救护流程(图4-77)

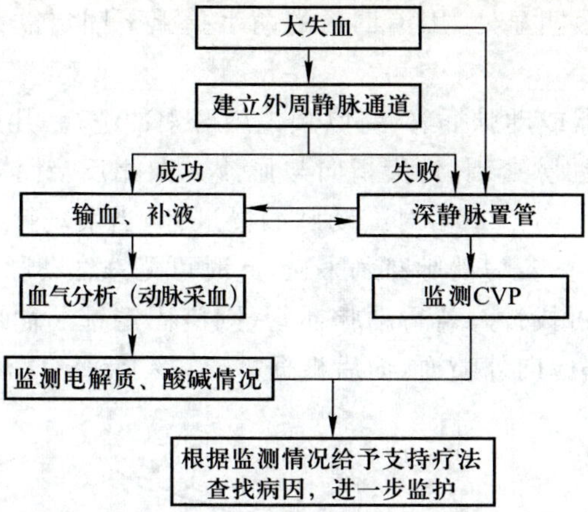

图 4-77　大出血救护流程

一、动脉穿刺置管术

（一）适应证

1. 危重病人监测　各类严重休克、心肺功能衰竭等。

2. 重大手术监测　如体外循环及其他心血管手术、低温麻醉、控制性降压、器官移植等。

3. 施行某些特殊检查　如选择性动脉造影及左心室造影等。

4. 其他　术中需要反复抽取动脉血标本做血气分析及电解质测定等。

（二）禁忌证

出血倾向、局部感染、侧支循环差（Allen 试验阳性）。

（三）用物准备

普通注射盘、无菌注射器及针头、肝素注射液。动脉穿刺插管包：弯盘 1 个、洞巾 1 块、纱布 4 块、2 mL 注射器 1 支、动脉穿刺套针 1 根，另加无菌三通开关及相关导管、无菌手套、1%普鲁卡因溶液、动脉压监测仪。

（四）操作方法

1. 动脉穿刺部位选择　常用桡动脉、股动脉、足背动脉，其次是尺动脉、肱动脉。由于桡动脉部位表浅，侧支循环丰富，为首选。股动脉较粗大，成功率较高，但进针点必须在腹股沟韧带以下，以免误伤髂动脉引起腹膜后血肿，足背动脉是股前动脉的延续，比较表浅易摸到，成功率也较高。肱动脉在肘窝上方，肱二头肌内侧可触及，但位置深，穿刺时易滑动，成功率低，并且侧支循环少，一旦发生血栓、栓塞，可导致前臂缺血性损伤，一般不用。

2. 操作步骤（桡动脉穿刺插管术为例）

（1）充分暴露穿刺部位，局部皮肤常规消毒。

（2）术者戴无菌手套，铺洞巾。若仅穿刺，则不必戴手套而用碘伏、酒精消毒术者左手食指和中指指端即可。

(3) 于动脉搏动最明显处，用消毒后的两手指上下固定欲穿刺的动脉，两指间相隔 0.5～1 cm 供进针。

(4) 右手持注射器或动脉插管套针(预先用肝素冲洗)。凡用插管套针者，应在局麻下(或诱导后)进行动脉穿刺，针尖指向与血流方向相反，针体与皮肤夹角根据病人胖瘦不同而异，一般为 15°～30°，对准动脉缓慢进针，当发现针芯有回血时，再向前推入少许，即可刺入动脉。若为动脉穿刺采血，此时可见鲜红动脉血回流，待注射器内动脉血回流至所需量即可拔针。若行动脉插管，则应固定针芯而向前推送外套管，后撤出针芯，这时套管尾部应向外喷血，而后根据需要，接上动脉压监测仪或动脉加压输血装置等(图 4－78)。

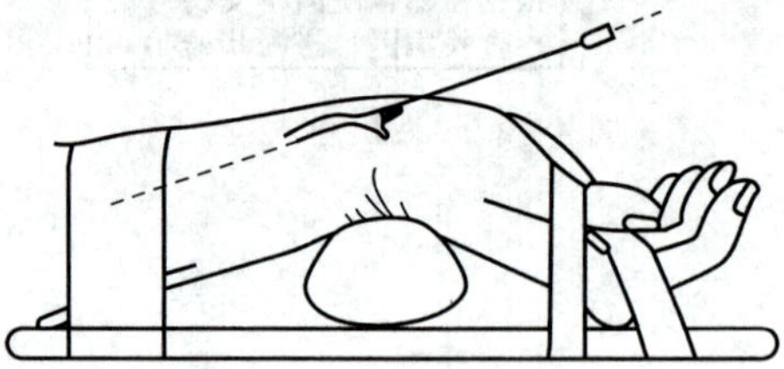

图 4－78　桡动脉插管示意图

(5) 操作完毕，迅速拔针，用无菌纱布压迫针眼至少 5 min，以防出血。

(五) 注意事项

1. 局部严格消毒，操作应保持无菌，以防感染。
2. 穿刺点应选择动脉搏动最明显处。
3. 置管时间原则上不超过 4 d，以预防导管源性感染。
4. 留置的导管用肝素液持续冲洗(肝素浓度 2 U/mL，滴速 3 mL/h)，保证管道通畅，避免局部血栓形成和远端栓塞。

(六) 护理要点

1. 严格无菌操作。
2. 置管时间不宜过长，防止感染。
3. 密切观察病情，特别注意穿刺部位。
4. 如发现有血凝块应立即抽出，不可注入。
5. 穿刺针要牢固固定。

二、静脉穿刺置管术

(一) 适应证

1. 外周静脉穿刺困难，需要建立静脉通路。
2. 急救时需快速静脉补液、输血。
3. 注药和监测中心静脉压(CVP)。
4. 胃肠外营养。
5. 使用可导致周围静脉硬化的药物。

6. 特殊用途，如心导管检查、安装心脏起搏器、进行血液透析、滤过或血浆置换等。

（二）禁忌证

1. 出血倾向（禁忌行锁骨下静脉穿刺）。

2. 局部皮肤感染（选择其他深静脉穿刺部位）。

3. 胸廓畸形或有严重肺部疾患如肺气肿等，禁忌行锁骨下静脉穿刺。

（三）术前准备

1. 置管前应明确适应证，检查病人的出、凝血功能。对清醒病人，应取得病人配合，并予适当镇静。准备好除颤器及有关的急救药品。

2. 准备穿刺器具：包括消毒物品、深静脉穿刺手术包、穿刺针、引导丝、扩张管、深静脉导管（单腔、双腔或三腔）、缝合针线等，以及肝素生理盐水（生理盐水 100 mL＋肝素 6 250 U）和局麻药品（1％利多卡因或 1％普鲁卡因）。

（四）操作方法

1. 颈内静脉穿刺置管术

（1）平卧位，最好头低 20°～30°或肩项下垫一枕以暴露颈部。头转向穿刺对侧（一般取右侧穿刺）。

（2）颈部皮肤消毒，术者穿无菌手术衣及戴手套，铺无菌单，显露颈静脉切迹、锁骨、胸锁乳突肌侧缘和下颌骨下缘。检查导管完好性和各腔通透性。

（3）确定穿刺点。方法一：找出胸锁乳突肌的胸骨头、锁骨头及锁骨形成的三角区，该区的顶部即为穿刺点；方法二：胸锁乳突肌前缘中点或稍上方；方法三：胸锁乳突肌后缘中、下 1/3 交界点（图 4－79）。

（4）确定穿刺点后局部浸润麻醉颈动脉外侧皮肤及深部组织，用麻醉针试穿刺，确定穿刺方向及深度。

（5）右手持针，穿刺方向与矢状面平行，与冠状面呈 30°，向下向后及稍向外进针，指向胸锁关节的下后方，边进针边抽吸，见有明显的静脉回血，表明进入颈内静脉。

（6）见静脉回血后，左手固定穿刺针，右手取导引钢丝，自穿刺针后插入导引钢丝，拔出穿刺针，用尖刀切一小口，必要时扩张管扩张，取准备好的静脉导管在导引钢丝引导下插入静脉，取出导引钢丝，缝合 2 针固定导管，以无菌纱布覆盖并固定。

2. 锁骨下静脉穿刺置管术

（1）平卧位，最好头低 20°～30°或肩项下垫一枕以暴露颈部。头转向穿刺对侧（一般取右侧穿刺）。

（2）锁骨中下部皮肤消毒，术者穿无菌手术衣及戴手套，铺无菌单。检查导管完好性，用肝素生理盐水冲洗各腔检查通透性并封闭。

（3）确定穿刺点：常用锁骨下径路穿刺法。取锁骨中点内侧 1～2 cm 处的锁骨下缘或锁骨中、内 1/3 端交界处下方 1 cm 处为穿刺点，一般多选用右侧（图 4－79）。

（4）确定穿刺点后，局部浸润麻醉锁骨中下方皮肤及深部组织，可用麻醉针试穿刺，确定穿刺方向及深度。

(5) 右手持针，保持穿刺针体与额平面平行，左手示指放在胸骨上凹处定向，穿刺针进入皮肤后保持负压，针尖指向内侧稍上方，确定穿刺针触及锁骨骨膜后，保持穿刺针紧贴在锁骨后，对准胸骨柄上切迹进针，直至回抽出静脉血，一般进针深度为 3～5 cm。

(6) 静脉抽出回血后，操作同颈内静脉穿刺置管术固定法。

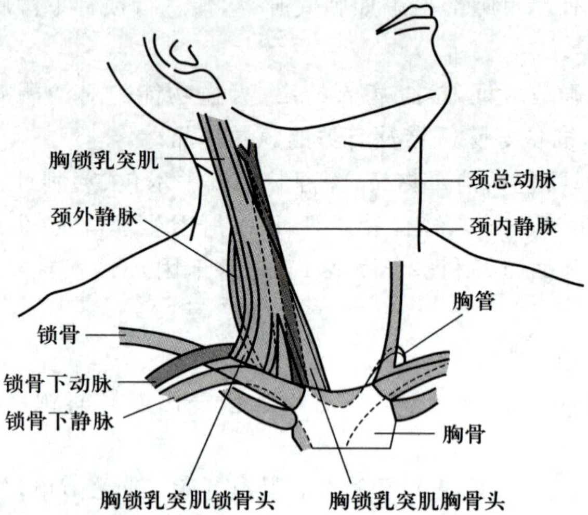

图 4-79　颈内及锁骨下静脉

3. 股静脉穿刺置管术

(1) 病人下肢轻度外展，膝盖稍弯曲。

(2) 腹股沟韧带上、下部皮肤消毒，术者穿无菌手术衣及戴手套，铺无菌单。检查导管完好性，注入肝素生理盐水检查各腔通透性并封闭。

(3) 确定穿刺点：穿刺点定位在腹股沟韧带中点下方 2～3 cm，股动脉搏动的内侧 0.5～1 cm。

(4) 确定穿刺点后，局部浸润麻醉腹股沟下股动脉搏动内侧皮肤及深部组织，可用麻醉针试穿刺，确定穿刺方向及深度。

(5) 穿刺针体与皮肤呈 30°～45°进针，穿刺方向与股动脉平行，进入皮肤后穿刺针保持负压，直至回抽出静脉血。

(6) 静脉抽出回血后，操作同颈内静脉穿刺置管术固定法。

(五) 注意事项

1. 在抗凝治疗或有凝血障碍的病人中，因锁骨下出血后压迫止血困难，此时行锁骨下静脉穿刺置管应视为禁忌。

2. 颈内静脉穿刺进针深度一般为 3.5～4.5 cm，以不超过锁骨为度。

3. 锁骨下静脉穿刺进针过程中应保持针尖紧贴于锁骨后缘以避免气胸。

4. 股静脉穿刺时，切不可盲目用穿刺针向腹部方向无限制地进针，以免将穿刺针穿入腹腔，引起并发症。

5. 注意判断动、静脉，插管过程中需注意回血的颜色及观察穿刺针头后针柄的乳头处是否有血液搏动。如不能判定是否误入动脉，可将穿刺抽取的血液与同时抽取的动脉血标本比较血氧饱和度或颜色，当病人吸入高浓度氧时，饱和度之间的差别通常很明显。此外，导管与压力换能器或自由流动的静脉输液袋相连后可通过压力来判定。误穿动脉则退针压迫 5～15 min，若系导管损伤动脉应予加压包扎。

6. 置入导管时必须首先将引导丝自导管的尾端拉出，以防引导丝随导管一起被送入血管引起严重后果。

7. 置管后各导管尾部均要回抽见血，以证实开口在血管内。

（六）护理要点

1. 严格无菌操作。
2. 输液速度的观察与调节。
3. 导管护理。
4. 敷料的更换。
5. 注意定期观察有无肢体疼痛、肿胀等静脉血栓的表现。

【知识拓展】

Allen 试验

本法用于检查手部的血液供应，桡动脉与尺动脉之间的吻合情况。术者用双手同时按压桡动脉和尺动脉，嘱病人反复用力握拳和张开手指 5～7 次至手掌变白，松开对尺动脉的压迫，继续保持压迫桡动脉，观察手掌颜色变化。手掌转红时间：正常人 5～7 s，平均 3 s，<7 s 表示循环良好，8～15 s 属可疑，>15 s 血供不足。>7 s 者属 Allens 试验阳性，不宜选桡动脉穿刺。

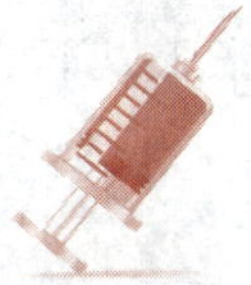

【思考题】

1. 结合本节“典型病例”，如何对深静脉置管的病人进行护理？
2. 行血气分析进行动脉采血时，操作者需要注意哪些要点？

（魏志明）

第五章　重症监护

重症监护是指应用现代医学理论、先进的诊断方法和监测技术，集中优良的技术设备和精干的医护人员，对危重症病人进行连续监测、诊断、强化治疗和护理。重症监护病房又称加强医疗病房(intensive care unit,ICU)，是专门收治危重症病人的单位，是实施重症监护最有效的组织形式。ICU 为器官与系统功能障碍危及生命的病人，及时提供系统的、高质量的医学监护和救治，从而提高抢救的成功率、治愈率，降低致残率和病死率。ICU 成为衡量一个国家、一个医院的现代化急救医疗水平的重要标志。

第一节　重症监护病房

学习内容(在本节，你要学习)

1. ICU 的设置：布局、分类和设备。
2. ICU 的主要功能及收治对象。
3. ICU 的管理：护士、设备、药品等。

一、ICU 的设置

ICU 设置的总原则是方便病人的转运。综合医院 ICU 的床位数占总床位数的 2%～5%，发达国家达 5%～10%。专科医院 ICU 床位可适当增加。500 张床以下的综合性医院应设综合性 ICU。

(一) ICU 的布局

ICU 布局要科学、合理、符合卫生学的要求，防止病原微生物通过各种渠道，如空气、卫生消毒措施、各种仪器管道、污水及污物处理等，引起交叉感染。

1. 整体布局　ICU 的布局多以监护站为中心，周围为监护病床，一般设有 2～6 张床，床与床之间隔以屏布。每张床占地不小于 20 m²，以 25 m² 为宜。床位间隔大于 1.5 m，以方便工作人员进行监护和抢救病人。床头留 60 cm 空隙，病床配有脚轮及制动装置。每张床的天花板上设有天轨，其上有可以自由移动的输液装置及围帐。室内温度为 20～22℃，相对湿度为 50%～60%。ICU 设有 20 m² 左右的隔离病房。

护理专业教学资源库/课程中心/急救护理/教学内容/学习单元3-重症监护/教学图片/5-教学图片-1重症监护室/ICU病房

2. 地理位置 ICU应建在医院的相对安静、方便病人转运的区域，靠近提供经常性服务的相关科室，如手术室、血库、化验室、放射科等，以保证病人的治疗和休息。外界环境要清洁，以减少对ICU的可能性污染。并在各通路标有醒目的指示牌。

3. 防污染要求

(1) 卫生设备：ICU前方应设有缓冲室，内设更衣柜、浴室、洗手与消毒设备，洗手池的水龙头为触摸式、脚踏式开关或光感应式自动开关。ICU入口最好有风淋设施，以除去进入ICU人员衣物上附着的部分污染物。

(2) 现代化通气设备：ICU房间内应有良好的通气设备，最好的设施是用层流的净化空气进行通气。

(3) 隔离病房：ICU应设有隔离病房，对于传染性疾病的危重病人或术后抵抗力低下的病人，可收住其内。

(4) 病室要求：理想的ICU病床设置是单床一室，床单位上方，应安装30 W紫外线灯，每日消毒2次，一次不少于40 min。

(5) 通道：ICU的病人进出通道应与工作人员的进出通道分开，以免引起感染。

4. 辅助间的设置 包括护士长与医生办公室、护士休息室、小化验室、清洁间、污物间等。

(二) ICU的分类

目前ICU可分为以下3种。

1. 专科ICU 是为专门收治某个专科危重病人设立的，由某专业科室管理，突出专业水平和连贯性，如心内科ICU(cardiac care unit，CCU)、呼吸内科ICU(respiratory intensive care unit，RICU)、新生儿ICU(neonatal intensive care unit，NICU)等，其不足是只能接受本专业的危重病人的抢救。

2. 部分综合ICU 介于专科ICU与综合ICU之间，由医院内较大的一级临床科室为基础组成的ICU，如外科ICU(surgery intensive care unit，SICU)、内科ICU、儿科ICU(pediatric intensive care unit，PICU)、麻醉科ICU等。

3. 综合ICU 是独立的临床科室，受医院直接管理，主要收治医院各科室的危重病人，综合ICU抢救水平反映医院质量的最高水平。

(三) ICU的设备

ICU设备应根据ICU的规模、医院来定。一般综合性ICU的要求较全，而专科ICU要求较精，总体设备要求如下。

1. 基本设备 病床以易于推动，且有多种卧位功能为好。床头应配有中心供氧、中心负压吸引、多用插座照明灯、轨道式输液架、空调，并应设有应急灯等。

2. 监测设备 ICU主要的仪器设备是中央监护系统，包括中心台与床边台，可连续监测体温、脉搏、呼吸、血压、心电图(electrocardiogram，ECG)、血氧饱和度(blood

oxygen saturation，SaO_2）等生理参数和波形。另外，ICU 内还需配有呼吸功能监测仪，心脏血流动力学监测仪如中心静脉压（central venous pressure，CVP）监测装置、直接动脉压监测装置、漂浮导管等，脉搏血氧饱和度仪、血气分析仪、心电图机、颅内压（intracranial hypertension，ICP）监测与脑室引流（ventricular drainage）装置等。

3. 治疗设备　为危重症急救治疗所用，如呼吸机、除颤仪、起搏器、心肺复苏仪、简易人工呼吸器、直接咽喉镜与气管插管、输液泵（infusion pump）与微量注射泵、各种急救包（气管切开包、静脉切开包、开胸包等）、主动脉内气囊反搏器（intra - aortic balloon vessel resistance，LABP）、血液净化如腹膜透析（peritoneal dialysis，PD）装置、血液透析（hemodialysis）机、麻醉机、中心供氧及中心吸引装置等。

4. 其他辅助设备　升降温机、电暖气、降温帽、防压疮垫、紫外线照射推车、输液架、病床制动器等。

5. 急救药品　ICU 的急救药品应分类置于急救车内，并做好标记。常备的急救药物有升压药、降压药、强心药、镇静镇痛药、利尿药及脱水药、中枢神经兴奋药、呼吸中枢的药物、促凝血药及抗凝药、碱性药物、抗过敏药物、麻醉药物、钙制剂等。

护理专业教学资源库/课程中心/急救护理/教学内容/学习单元 3 -重症监护/教学图片/5 -教学图片-1 重症监护室/全院 ICU 基本设备一览表

二、ICU 的基本功能及收治对象

（一）ICU 的基本功能

综合 ICU 应具备以下功能。

1. 心肺复苏能力。
2. 呼吸道管理及氧疗能力。
3. 持续生命体征监测能力和有创血流动力学监测能力。
4. 紧急心脏临时起搏能力。
5. 对各脏器功能长时间支持的能力。
6. 进行全肠道外静脉营养支持的能力。
7. 对各种检验结果做出快速反应的能力。
8. 病人转送过程中有生命支持的能力。
9. 能够熟练地掌握各种监测技术及操作技术。

（二）ICU 的收治对象

ICU 收治的病人主要来自急救中心各科室及临床各科室的危重病人，即呼吸循环等重要脏器有严重功能不全或衰竭，随时有生命危险，经过集中强化治疗和护理，度过危险期而有望恢复的各类危重病人。如① 急性、可逆、已经危及生命的器官功能不全，经过 ICU 的严密监护和加强治疗，短期内可能得到康复的病人。② 存在各种高危因素，具有潜在生命危险，经过 ICU 严密的监护和随时有效治疗可能减少死亡风险的病人。③ 在慢性器官功能不全的基础上，出现急性加重且危及生命，经过 ICU 的严密监护和治疗可能恢复到原来状态的病人。而慢性消耗性疾病的终末状态、不可逆性疾病和不能从 ICU 的监护治疗中获得益处的病人，一般不是 ICU 的收治范围。具体收治的病人如下。

1. 严重创伤、休克、感染等引起多系统器官功能衰竭（multiple organ failure）的病人。

2. 有严重并发症的心肌梗死、严重心律失常、急性心力衰竭和不稳定性心绞痛病人。

3. 严重的多发性复合伤病人。

4. 急性物理、化学因素所致危急病症，如中毒、溺水、触电、虫蛇咬伤、中暑等病人。

5. 心肺脑复苏后需要较长时间功能支持的病人。

6. 各类大出血、突然昏迷、抽搐、呼吸衰竭等各系统器官衰竭的病人。

7. 严重水、电解质、渗透压和酸碱失衡的病人。

8. 严重的代谢性疾病，如甲状腺、胰腺、肾上腺、垂体等内分泌功能障碍的危重病人。

9. 术后重症病人或年龄较大，术后易发生意外的高危病人。

10. 器官移植术后监测及其他需要加强护理的病人。

三、ICU 的管理

ICU 内危重病人病种多，病情变化快，又有许多先进的医疗设备对病人进行持续的生命体征的监护，医护人员对病人的病情变化要给予及时的处理，因此，对护理人员及 ICU 的管理提出了更高的要求。ICU 的管理主要包括以下几个方面。

（一）ICU 护士的管理

ICU 可以根据需要配备适当数量的医疗辅助人员，有条件的医院可配备相关的技术与维修人员。

1. ICU 护士的编制 ICU 床位数可根据医院规模、总床位数及某科室需要监护的病人的数量来确定。一般综合性医院，综合 ICU 床位占总床位的 2%～5%。专科护士与总床位数之比为(3～4)∶1，具有 4～12 张床位的 ICU，一般配护士长 1～2 名，ICU 在班护士人数与床位之比为 1∶1 或 1∶2，护工 2 名。护士以本科生和专科生为首选对象，要求护士年轻化和相对固定。ICU 专科医师总数与 ICU 床位数之比为(1.5～2)∶1。

2. ICU 护士的素质要求 ICU 救治的是危重病人，对护理人员素质要求很高，要求护士要具备有效地获取知识的能力，有扎实的危重病医学与护理学的基础理论及专业知识；熟练掌握各种现代化监测装置的操作技能，有敏锐精细的观察力（运用仪器设备以及视、触、听、嗅），突出的应变能力，非语言沟通能力，情绪调节与自控能力及 ICU 管理能力，对各种常见重症和器官移植病人进行护理。

ICU 的护士要经过严格筛选和训练，获得 ICU 护士注册证书，方可上岗。要以严谨的工作作风，熟练的技巧，提供优质的服务，使病人感到亲切、宽慰、安全、舒适。

3. ICU 护理人员的工作职责

(1) 护士长的工作职责：负责制订 ICU 护理工作计划并组织实施，参加病人的急救与护理，督促与检查护士执行各项规章制度、操作技术规程。严防差错事故的发生。

(2) 护士的工作职责：严格执行工作程序与各项规章制度，熟练掌握各种监护仪的使用，严密监测病人各系统的病情变化，以及水、电解质、酸碱平衡，准确记录出入量，积极参加抢救，认真交接出入 ICU 的每名病人，做好心理护理。

(3) 卫生员的工作职责：严格执行 ICU 的清洁与消毒隔离制度，负责 ICU 环境与病人的痰杯、便器、卫生用品的清洁和消毒，清除污物和垃圾，完成外送工作。

(二) ICU 设备的管理

制定各种仪器设备的使用和管理制度。如呼吸机的消毒与保养、输液泵的使用程序及保养、监护仪的操作程序及保养、除颤仪的使用及保养。建立仪器设备专人负责管理的制度。

(三) ICU 药品的管理

ICU 内应建立药品的分类与数量配备标准及药品领取、使用与专人保管制度。药品应放置在可取之处，以免延误抢救时间。

(四) ICU 建立危重症护理常规

如心肺脑复苏常规、常见危重症监护常规、各种引流护理常规、监测技术操作常规及基础护理常规等，护士应严格执行。

(五) ICU 感染的管理

ICU 内应建立严格的消毒管理制度、感染监测制度，如物品、环境、空气消毒及微生物监测等，避免交叉感染。

1. ICU 感染的常见原因

(1) 易感人群密集。ICU 集中了危重病人及严重感染的病人。

(2) 有创检查和治疗较多。

(3) 免疫力低下。血容量减少致网状内皮系统功能抑制。

(4) 抗生素应用不合理、滥用，致病菌产生耐药性。

(5) 交叉感染。医疗仪器消毒与灭菌不彻底，室内环境污染，无菌技术操作不严格。

2. ICU 感染的预防　引起 ICU 感染的因素极为复杂，病人、外环境和病原体是发生感染的主要环节，为了减少 ICU 感染的发生，需做好消毒、隔离、净化，对媒介因素、易感人群等采取相应的控制措施。主要预防与控制工作包括以下几个方面。

(1) ICU 工作人员守则：① 衣物的更换：进入 ICU 前，必须先更衣、换鞋、戴帽子和口罩，外出时加穿隔离衣，更换外出鞋。所用衣、帽、口罩应每日清洁。② 严格执行无菌操作技术。③ 建立良好的洗手制度：在接触两名病人间隙、执行各种操作及无菌操作前后、处理便器后以及进入或离开 ICU 时，均要认真进行手的清洗。必要时，洗手后再用75%酒精擦拭，消毒。定期进行手的消毒效果监测，ICU工作人员洗手后，细菌总数<5 cfu/cm²，未检出致病菌为合格。

（2）预防措施：① 加强医务人员对ICU的认识：ICU医务人员应树立积极、主动、高度负责和强烈的预防意识，严格遵守ICU操作规程，强化无菌意识。② 加强对ICU病人进行感染监测：特别是营养不良，使用激素、免疫抑制剂，安置多种导管者应给予特殊的观察，并尽早采取措施，预防感染的发生，对病人要适当隔离，合理防护，加强基础护理，才能避免口腔、肺部、皮肤或泌尿系统感染的发生。③ 对外环境采取的措施：严格执行无菌技术操作规程及消毒隔离制度。保持室内清洁，室内墙壁、地面、桌面、设施、物品等用消毒液擦拭，定期消毒处理。并进行空气消毒。病人出院、转出、死亡后随即对床单位进行终末消毒。④ 严格掌握用药指征，合理使用抗生素。

【思考题】

1. ICU有哪些基本功能？
2. ICU感染的预防措施有哪些？

（肖洪俊）

第二节　重症监护技术

学习内容（在本节，你要学习）

1. 根据病人病情判断重点监测的指标。
2. 运用正确的方法监测各种指标，掌握监测中的各种注意事项。
3. 正确判断指标异常的意义，从而判断病情的发展。

典型案例

病人，男性，48岁，2 h前在工地工作时，在佩戴安全帽的情况下被重物坠落砸中头部而昏迷，伤后频繁呕吐，无抽搐发作。送入重症监护室时，体温37.6℃，脉搏120次/min，呼吸25次/min，血压130/70 mmHg；昏迷，格拉斯哥昏迷评分为4分；双肺呼吸音低，右下肺可闻及少量湿啰音；头颅CT示外侧裂池及脑沟内少量高密度影，胸部CT示双下肺斑片状致密影。以弥漫性脑损伤、蛛网膜下腔出血、双肺挫伤收入重症监护病房。

问题导向

根据病人病情判断，应对病人哪些方面进行监护？

重症监护内容（图5-1）

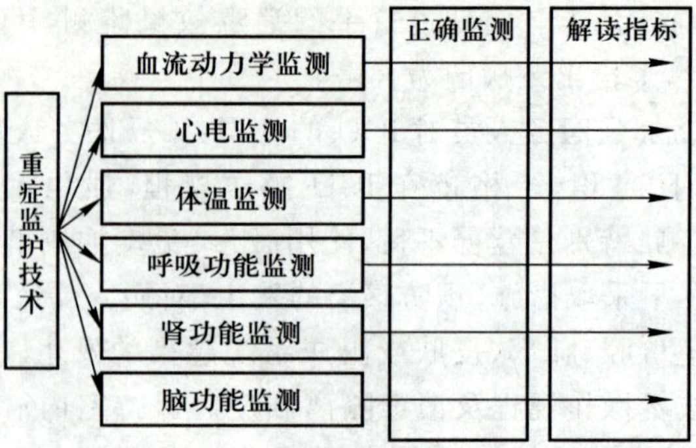

图 5-1 重症监护内容

重症监护的病人一般病情较重，常由于各种复合伤或多器官功能障碍而影响多个系统。因此，通过先进、精密的仪器和设备对病人进行全面的监护，可以及时发现病情的转变并有效减少意外事件的发生。重症监护室内常用的监护技术一般包括：血流动力学监测、心电监测、体温监测、呼吸功能监测、肾功能监测、肝功能监测和脑功能监测。其中以循环和呼吸功能的监测尤为重要。

一、血流动力学监测

血流动力学监测能及时正确地了解危重病人的循环状况，已广泛应用在各种危重病人监护室、心外麻醉和心外科手术后病人的监护中。

血流动力学监测方法可分为无创性和有创性两大类，无创性血流动力学监测是应用对组织器官没有机械损伤的方法，经皮肤或黏膜等途径间接取得有关心血管功能的各项参数，包括无创动脉血压（non invassive blood pressure，NIBP）、超声心动图（ultrasonic cardiography，UCG）、超声心排量监测（ultrasonic cardiac output monitoring）等。有创性血流动力学监测是经体表插入各种导管或监测探头到心脏和/或血管腔内，利用各种监测仪或监测装置直接测定各项生理参数，如直接动脉血压（direct blood pressure，DBP）、中心静脉压（central venous pressure，CVP）、肺动脉漂浮导管（pulmona arte floating catheter，PAC）、心排血量（cardiac output，CO）等。

血流动力学监测的项目包括：心率、动脉压、中心静脉压、心排血量以及漂浮导管的应用。

（一）心率

1. 监测方法　心率（heart rate，HR）监测一般采用触摸桡动脉搏动、心前区听诊、生命体征监测仪、做心电图等方法监测，其中心电图监测较为准确，若对用其他方法测定的心率结果持有怀疑时，应积极行心电图监测。

2. 正常值　正常成年人安静时心率为 60～100 次/min。小儿心率较快，一般不超过 120 次/min 即为正常；老年人心率较慢，有时可低于 60 次/min。

3. 心率监测的意义

（1）心率和心排血量（又称心输出量）：心输出量＝每搏输出量×心率（CO＝SV

×HR)。在一定范围内，心率加快，则心输出量增加。当病人处于低血容量状态或高代谢状态时，机体借由加快心率来提高心输出量。当心率超过 160 次/min 时，心室舒张期明显缩短，心室充盈不足，每搏输出量减少，此时随着心率加快，心输出量反而减少。当心率低于 50 次/min 时，由于心率减慢引起的心输出量减少，影响全身各脏器的血供。进行性心率减慢是心脏停搏的前奏。因此在重症监护过程中，若发现病人心率超过 160 次/min 或低于 50 次/min 时，应立即通知医生，给予干预治疗。

(2) 心率和休克指数(shock index, SI)：休克指数＝心率/收缩压(SI＝HR/SBP)，其正常值约为 0.5。发生失血性休克时，休克指数会增高，当休克指数等于 1 时，提示失血量占血容量的 20%～30%；当休克指数大于 1 时，提示失血量占血容量的 30%～50%。对于失血性休克病人来说，及时发现出血和迅速判断失血量非常重要。重症监护过程中，若病人休克指数明显增高，应考虑是否存在内出血，并参考休克指数调整输液速度和量。

(3) 心率和心肌耗氧(myocardial volume of oxygen consumption, MVO_2)：心率血压乘积＝心率×收缩压(Rpp＝HR×SBP)。心率越快，心肌做功越多，心肌耗氧越多。正常人 Rpp<12 000，若>12 000 则提示心肌耗氧增加和心肌缺血。

虽然心率可以用来判断血流动力学状态，但是某些生理或病理状态也可引起心率改变，如发热、睡眠差、情绪激动，以及甲状腺功能亢进等病理状态均可使心率加快；低温、昏迷、甲状腺功能减退等可使心率减慢。在判断病人循环状况时应结合各种干扰因素一并考虑。

(二) 动脉压

1. 监测方法 动脉压(arterial blood pressure, ABP)监测方法如下。

(1) 无创血压监测：包括袖套测压法和自动无创动脉压监测(NIBP)，后者包括自动间断测压法和自动连续测压法 2 种。普通病房监测血压一般用袖套测压法，自动无创动脉压监测常用于重症监护室，一般生命体征监护仪使用的是自动间断测压，而连续测压则需要特定的仪器设备。当对监护仪所测血压有怀疑时，应改用袖套血压计测定。

(2) 有创血压监测：将动脉导管置入动脉内，通过压力监测仪直接测量动脉内压力的方法，可反映每一个心动周期的收缩压、舒张压和平均压。穿刺的动脉一般首选桡动脉，次选股动脉，也可选择腋动脉、肱动脉或足背动脉进行穿刺。对于血管痉挛、休克、体外循环转流的病人，其测量结果比无创测压更为准确，因此成为 ICU 中最常用的血压监测方法之一。有创测压由于有创伤性，可能引起感染、血栓、栓塞，以及因使用肝素所致的血小板减少等并发症。在实施过程中应注意严格掌握应用指征、加强观察有无并发症发生，并且做好相关护理。

动脉插管测压病人的护理包括：① 伤口护理：保持伤口及敷料清洁干燥，预防静脉炎的发生；② 导管护理：各项操作应严格无菌，输液管、延长管和三通接头等每天更换，保持导管的通畅和置入的深度，若导管堵塞切不可用力推注液体，而应更换导管；③ 测压时注意事项：病人应保持固定的体位和测压的部位，应用肝素液冲洗测压管以防凝血，校对零点，换能器高度应与心脏在同一水平，并且定期校验测压仪。

2. 正常值　正常人收缩压（systolic blood pressure，SBP）为 90～120 mmHg（12.0～16.0 kPa），舒张压（diastolic blood pressure，DBP）为 60～80 mmHg（8.0～10.7 kPa），脉压（pulse pressure，PP）＝SBP－DBP，正常值为 30～40 mmHg（4.0～5.32 kPa），平均动脉压（mean arterial blood pressure，MAP）＝DBP＋1/3PP，正常值为 60～100 mmHg（8.0～13.3 kPa）。

3. 血压监测的意义

（1）收缩压与临界关闭压（CCP）：收缩压的重要性在于克服各脏器的临界关闭压，保证脏器的供血。如肾的临界关闭压为 70 mmHg（9.33 kPa），当收缩压低于此值时，肾小球率过滤减少，病人将出现少尿。

（2）舒张压与冠状动脉灌注压（CPP）：冠状动脉灌注压＝舒张压－左心室舒张末期压（LVEDP）即 CPP＝DBP－LVEDP。因此，舒张压过低则无法保证充足的心肌血供。

（3）平均动脉压（MAP）与组织灌注量：由于平均动脉压＝心排血量×体循环血管阻力（SVR），即 MAP＝CO×SVR，因此，平均动脉压高说明心排血量充足，若平均动脉压低于 60 mmHg，则说明心排血量不足。平均动脉压是反映脏器灌注良好的指标之一。

动脉血压下降通常说明血流动力学方面不足甚至恶化，如低血容量状态或心力衰竭。但也可见于败血症、过敏以及神经方面的影响，如神经坏死或迷走神经亢进。血压升高通常反映了循环系统功能的提高，但也可能源于肾上腺系统的过度反应或是过量应用了升压药物。在工作中既要及时干预血压的下降，也要对血压一时性或过度的增高保持警惕。

（三）中心静脉压

1. 监测方法　中心静脉压（central venous pressure，CVP）是指胸腔内上、下腔静脉内的压力，主要反映右心前负荷，以此判断右心功能和血容量的多少。中心静脉压的监测是将中心静脉导管由颈内静脉或锁骨下静脉插入上腔静脉（或借由病人已有的深静脉导管），之后将导管末端与测压装置相连，以此获得连续的中心静脉压力数值（图 5-2，图 5-3）。

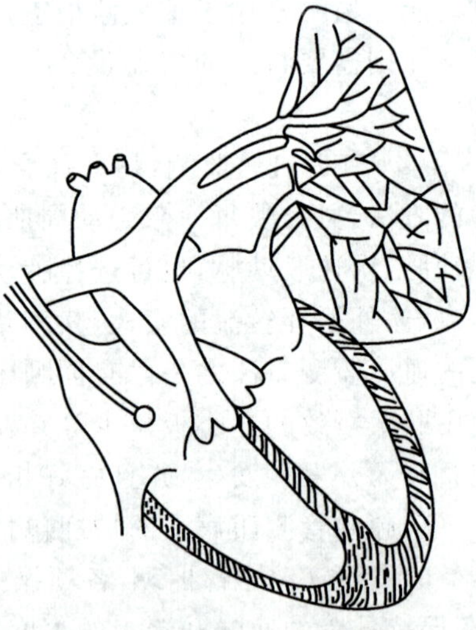
图 5-2　CVP 测压位置

重症监护室通常需要连续动态监测病人 CVP 值，可采用标尺计压或换能器计压，一般常用标尺计压法。采用标尺计压时应注意：① 标尺应保持竖直，否则计压可大于实际压力；② 标尺零刻度应与病人右心房中点（第 4 肋间腋中线位置）处于同一水平；③ 测压管道内应保持通畅，避免气泡或血栓形成。对于怀疑有右心病变的病人，可采用换能器计压，通过 CVP 波形变化反映右心功能。(关于 CVP 波形可见【知识拓展】部分)。

2. 适应证　① 怀疑存在低血容量状态,如创伤、大手术、休克等;② 右心功能不全;③ 指导输血、输液的量和速度。

3. 并发症与护理　由于 CVP 监测为有创性操作,可能引起感染、心律失常、出血和血肿、气胸、血胸、空气栓塞、血栓形成等并发症。其护理内容与动脉插管测压的护理基本相同,同时还应严密观察心率、心律变化,注意心律失常的出现,及时准确地记录生命体征。

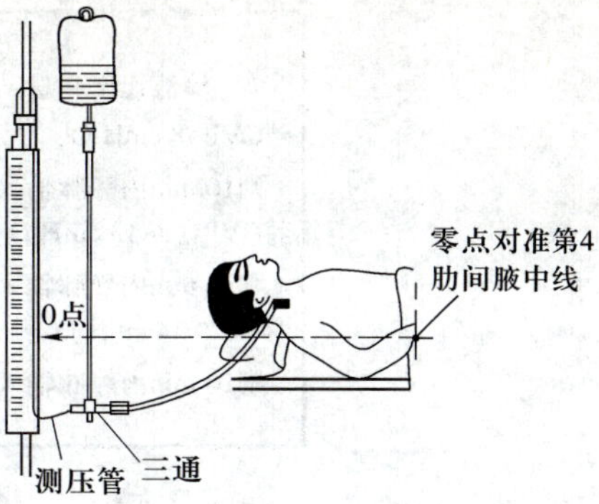

图 5-3　CVP 导管连接

4. 正常值及临床意义　正常人平卧时 CVP 正常值为 5～12 cmH_2O。CVP＜5 cmH_2O,提示右心充盈欠佳或血容量不足;CVP＞15 cmH_2O,提示右心功能不良或血容量超负荷。除此之外,胸腹腔压力变化、血管活性药物的使用也会影响中心静脉压。

由于 CVP 同时反映血容量和右心功能,单纯测定 CVP 无法区分以上两种情况。此时可以结合动脉血压来判断病人的病理生理状态,从而采取正确的治疗措施(表 5-1)。

表 5-1　CVP 与 BP 变化的关系与治疗措施

CVP	BP	原　因	治 疗 措 施
低	低	血容量严重不足	充分补液
低	正常	血容量不足	适当补液
高	低	心功能不全或血容量相对过多	给强心药、纠正酸中毒、扩张血管
高	正常	容量血管过度收缩	扩张血管、维持补液
正常	低	心功能不全或血容量相对不足	先做补液试验* 决定输液进度

注:* 指取等渗盐水 250 mL,在 5～10 min 内静脉滴入,若血压升高而 CVP 不变,提示血容量不足;若血压不变而 CVP 升高 3～5 cmH_2O,提示心功能不全。

一般认为,当 CVP＜5 cmH_2O 时,应加快输液;当 CVP＞15 cmH_2O 时,应减慢或停止输液。但在实际工作中,CVP 的变化量(ΔCVP)比即时数值更有意义。对于血流动力学不稳定的病人,应通过容量负荷试验来指导输液速度(图 5-4)。

(四) 肺动脉压

1. 基本原理　当临床需要对病人心脏(尤其是左心)功能进行严密监护时,左心室舒张末压(left ventricular end-diastolic pressure, LVEDP)可以代表左心室前负

输液速度和量

若CVP<8 cmH_2O，
则10 min内静脉输入200 mL
若CVP在8~13 cmH_2O
则10 min内静脉输入100 mL
若CVP>14 cmH_2O
则10 min内静脉输入50 mL

⇨

CVP变化量的意义

若ΔCVP≤2 cmH_2O，
继续快速补液
若ΔCVP在2~5 cmH_2O
暂停快速补液，等待10 min后再次评估
若ΔCVP≥5 cmH_2O
停止快速补液

图 5－4　容量负荷试验

荷。虽然 LVEDP 测量较为困难，但是可以借助 Swan－Ganz 漂浮导管来测量与 LVEDP 较为接近的肺动脉舒张压(pulmonary artery diastolic pressure，PADP)和肺动脉楔压(pulmonary arterial wedge pressure，PAWP)，从而判断左心功能。

2. 监测方法

(1) 导管和监护仪设备：肺动脉导管(Swan－Ganz 漂浮导管)常用的是四腔导管，长度为 60～110 cm(图 5－5)。成年人一般用 7.5 F(F/3＝导管的外直径)，小儿用 4 F。导管在室温下柔韧性较大，体温状态下则变软。从顶端开始每隔 10 cm 有一个黑色标记，用来判断插管的深度。每个导管有 3 个腔和 1 根金属线，导管顶端开口用于测量肺动脉压和抽取血标本，近端开口距离顶端 30 cm，用于测量右房压(RAP)或 CVP，并可在测量心排血量时供注射生理盐水用。第 3 个腔开口于导管顶端的气囊，气囊的容积为 0.5～1.5 mL。距离导管顶端 3.5～4.5 cm 处有一小的热敏电阻，金属线一端与它相连，另一端接上测定心排血量的计算机，用于测量心排血量。

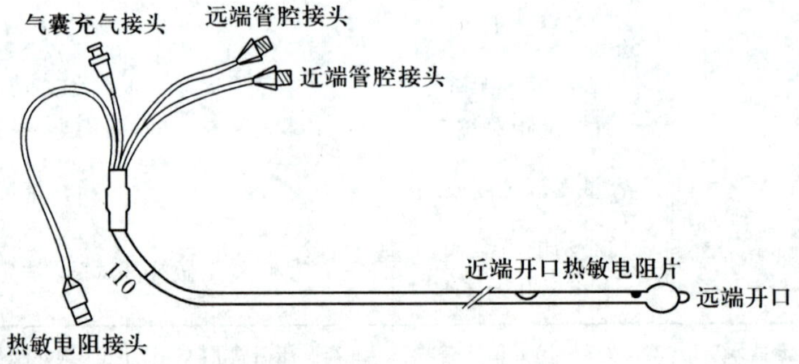

图 5－5　Swan－Ganz 漂浮导管

另外还包括穿刺物品、具有压力监测功能的监护仪，以及测压连接装置。测压连接装置应包括用于测定心排血量的生理盐水注射装置和装有肝素生理盐水的冲洗系统(图 5－6)。

(2) 插管方法：穿刺插管一般首选右颈内静脉，因其距离右心最短，操作并发症最少。也可采用锁骨下静脉、股静脉等。插入漂浮导管之前应将气囊完全排空，送管过程中要动作轻柔。以右颈内静脉为例，在成年人当导管进入约 20 cm 时，可到达中心

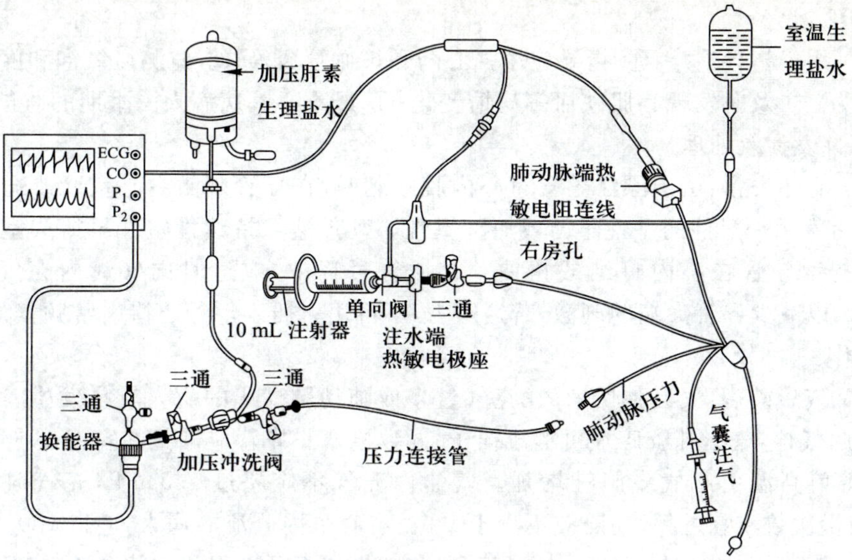

图 5-6　漂浮导管监测装置的连接

静脉的位置，给气囊充 1.2～1.5 mL 的空气，导管随着气囊的漂移前进，在监护仪上依次可以见到右心房、右心室、肺动脉及肺小动脉楔压的特征性波形（图 5-7）。从腔静脉到获得肺小动脉楔压的部位需要 10～20s。

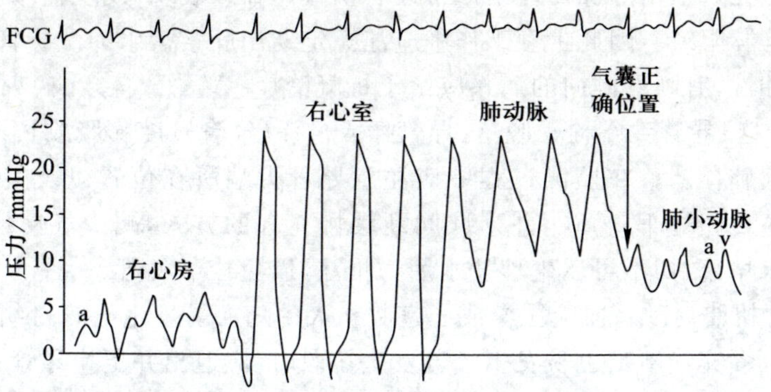

图 5-7　肺动脉导管的特征性压力波形

（3）注意事项：① 压力管道内应充满肝素生理盐水，压力袋应始终保持在 300 mmHg以上，以免血液反流和凝血；② 管道内气体需完全排除，以免影响监测结果；③ 换能器应与病人第 4 肋间腋中线的位置处于同一水平；④ 每次重要监测前都要重新调定零点，以免各种原因引起的零点偏移影响参数；⑤ 经常判断肺动脉导管是否嵌入合适位置；⑥ 记录 PAP 和 PAWP 的数据应以呼气末为准。

3. 适应证

（1）用于判断病情：① 心脏瓣膜损害或室间隔缺损；② 评价左、右心室功能；③ 心脏压塞；④ 鉴别休克类型；⑤ 鉴别肺水肿（心源性和渗透性）；⑥ 肺动脉高压和肺栓塞等。

(2) 用于指导治疗：① 指导应用强心药和扩血管药等；② 监测血氧饱和度来改善携氧能力；③ 及时发现心肌缺血等病情变化；④ 严重心脏病病人围术期的监护等。

4. 并发症及处理

(1) 心律失常：由于漂浮导管对心内膜的刺激，在导管刺激右心室壁或通过肺动脉瓣时可发生一过性的室性早搏或短阵室性心动过速。持续性室性早搏或室性心动过速常提示导管在心内打结或扭曲。在插管过程中，应适时向气囊内充气 1.2～1.5 mL，以减少导管尖端的刺激，若遇阻力，不可用力插入。若心律失常频繁发生，可暂停操作。

(2) 气囊破裂：气囊弹性消失、充气过多或肺动脉高压的病人较易发生。气囊破裂可引起气栓，气囊乳胶碎片可形成栓子，导致栓塞。导管应储藏在室温 20℃以下的地方，避免高温引起气囊脆性增加。气囊内充气不应超过 1.5 mL，充气时间少于 30 s，测量次数不宜过频，间隔应不少于 1 h。有心脏内分流的病人，应以 CO_2 代替空气，以免破裂后造成空气栓塞。怀疑气囊破裂时，切不可再测肺动脉楔压，应及时回抽注入的空气，并拔除导管，以免形成栓子。

(3) 血栓形成和栓塞：经导管抽取血标本后，未经冲洗、抗凝处理，导管内易形成血栓堵塞导管，影响测压；导管周围形成血栓后可堵塞相关静脉，出现上肢水肿、颈部疼痛和静脉扩张等表现。对于休克、充血性心力衰竭、弥散性血管内凝血(DIC)等病人更易发生血栓。但是静脉血栓早期常没有明显的临床表现，发现临床表现时通常已有大面积的静脉阻塞。因此护理工作中应注意定期用肝素盐水冲洗导管，抽取血标本后更要彻底冲洗，有高凝倾向的病人应给予抗凝治疗。

(4) 肺栓塞：导管尖端栓子脱落、导管插入过深、气囊过度膨胀或长期压迫等均可形成血栓引起肺栓塞。在监测过程中应注意导管尖端所在位置以及气囊充气情况。气囊充气量不可超过 1.5 mL，并采取间断缓慢充气的方式，减少气囊压迫造成的影响。导管如果堵塞，切不可以生理盐水用力推注，以免栓子脱落。

(5) 导管扭曲、打结：血流缓慢或心室腔扩大的病人易发生导管打结或扭曲，插管过快、过深，气囊充气不足也易发生。若发生扭曲时，应退出并更换导管；若有打结，可在 X 线透视下放松气囊后退出。若退出有困难，则需采用手术的方法予以解除。

(6) 肺出血和肺动脉破裂：肺动脉破裂是肺动脉导管所致的最严重的并发症，其死亡率可达 50%，高龄、肺动脉高压和接受抗凝治疗的病人易发生。插管过程中气囊充气过少，使导管进入远端小血管是引起出血和破裂的主要原因。操作中应减少气囊充气的频率，通过监护仪上的压力波形确定导管尖端位置，以免在导管位于小血管的情况下充气。

(7) 感染：感染可发生在穿刺的局部组织，也可引起败血症或细菌性心内膜炎，后两者是导致病人死亡的主要原因。因此操作中应严格遵守无菌原则，置管部位每日换药 1～2 次，保持敷料清洁干燥。尽可能减少经漂浮导管注入液体或留取标本，若穿刺部位红、肿、热、痛，或出现不明原因的发热，疑为导管感染所致，须立即拔除导管。导管留置时间一般不超过 72 h。

5. 正常值及临床意义

(1) 肺动脉压(PAP):正常值为收缩压 20～25 mmHg(2～2.33 kPa),舒张压 8～14 mmHg(0.8～1.6 kPa)。PAP 急剧升高常见于肺栓塞、肺不张或低氧血症;PAP 慢性升高常见于肺血管病变、先天性房室间隔缺损或原发性肺动脉高压等;PAP 降低常见于低血容量性休克。

(2) 肺小动脉楔压(PAWP):正常值为 6～12 mmHg(0.8～1.6 kPa)。PAWP 升高常见于血容量增加、心功能不全、胸腹腔压力增加、使用血管升压药物及输液治疗时;PAWP 降低常见于心功能改善后、低血容量状态、血液和体液的迅速丢失以及应用扩血管药物后。

6. 护理

(1) 波形的观察:肺动脉压力波由收缩波和重搏切迹组成,重搏波位于收缩波的降支。阻尼过度、导管抖动、导管过嵌、导管不全嵌顿等因素可导致肺动脉波形异常。监测过程中须密切观察波形变化,置管时间长可导致肺动脉波形低钝,脉压变小。

(2) 调零:压力传感器置于腋中线平第 4 肋间,每日调整零点,改变体位后重新调零,保证测压值的准确。

(3) 导管通畅:肺动脉管,右心房管每小时以 0.2%肝素液 3～5 mL 冲洗,防止血液凝固,严防气泡进入导管,否则将严重影响压力的传导。随时检查压力袋的压力保持在 300 mmHg,防止因动脉压力高,血液回流。

(4) 混合静脉血的收集:由肺动脉开口抽取混合静脉血标本时,先将导管内的肝素生理盐水抽尽,再去除至少 2 mL 血,抽吸应缓慢,过快可导致混合静脉血氧饱和度及混合静脉血氧分压升高。

(五) 心排血量

1. 监测方法　临床上测量心排血量的方法有无创法和有创法。无创法包括心肌阻抗心动图、多普勒超声检查。有创法的实施是建立在四腔肺动脉导管置入的基础上的,通过导管可进行 Fick 氧耗量法、热稀释法、指示剂稀释法来计算心排血量。以下主要介绍热稀释法。

热稀释法是目前临床上判断心功能的金标准,具有易操作、可重复测量等优点。它是通过 Swan - Ganz 导管向右心房注入 10 mL 的 0～4℃冰盐水,其温度被右心房所排出血液稀释而升高,被导管远端的热敏电阻感应并记录。计算温度的变化从而推算出心排血量。

测定心排血量时应注意:① 注射液体前应将注射器内的气泡完全排空;② 通过肺动脉压波形确定导管的正确位置;③ 测量时病人应取平卧位或头高足低位(头部仰起 20°);④ 冰盐水应在 4 s 内均匀注入,注射应在呼气末进行;⑤ 应至少连测 3 次,取其平均值,每次间隔 1 min 以上。

2. 正常值及临床意义

(1) 心排血量:正常值为 4～8 L/min。CO 升高常见于贫血、甲状腺功能亢进、体循环动静脉瘘、部分肺源性心脏病等；CO下降常见于心功能不全、脱水、失血、休克等原因引起的回心血量减少。

(2) 与心排血量有关的血流动力学指标：通过CO还可计算其他血流动力学参数(表5-2)。其监测的意义包括：① 心脏指数(CI)降低意味着组织低灌注，极度降低可以出现心源性休克，增高见于某些高动力性心力衰竭；② SVR代表心室射血期作用于左心室肌的负荷，当血管收缩药使小动脉收缩或因左室衰竭、心源性休克、低血容量休克等使心排血量减低时SVR增加，相反当血管扩张药、贫血、中度低氧血症可致外周血管阻力降低，SVR下降；③ 肺血管阻力(PVR)代表心室射血期作用于右心室肌的负荷，增高代表有肺血管病变；④ 左心室每搏功指数(LVSWI)代表左室每次心搏所做的功，降低表明需要加强心肌收缩力，增加表明氧耗增加，可能导致冠状动脉供血不足。

表5-2 血流动力学指标及其正常值

血流动力学指标	公式	正常范围
心排血量(CO)	CO=SV×HR	4～8 L/min
心脏指数(CI)	CI=CO/BSA	2.8～3.6 L/(min·m^2)
每搏量(SV)	SV=CO×1000/HR	60～90 mL/beat
每搏指数(SVI)	SVI=SV/BSA	30～50 mL/(beat·m^2)
每搏功(SW)	SW=(MAP-PAWP)×SV×0.136	85～119 g·m
左心室每搏功指数(LVSWI)	LVSWI=SVI×(MAP-PAWP)×0.0136	45～60 g·m/m^2
右心室每搏功指数(RVSWI)	RVSWI=SVI×(MAP-CVP)×0.0136	5～10 g·m/m^2
体循环血管阻力(SVR)	SVR=(MAP-CVP)×8/CO	90～150 kPa·s/L
肺血管阻力(PVR)	PVR=(MAP-PAWP)×8/CO	15～25 kPa·s/L

二、心电监测

随着电子技术的迅速进步、ICU的建立，以及对大手术后和心肌梗死等危重症病人监护的需要，心电监护不断发展，目前已经成为一个复杂的、多功能的监测系统。通过连续、动态地监测病人的心电活动，心电监护系统能将危重病人的生命信息及时、准确地向医务人员进行报告，极大地提高了危重病人的抢救成功率，使急性心肌梗死的死亡率由原来的30%～40%下降到15%以下。到目前为止，还没有其他方法能够代替心电监测在这方面的独特作用。

(一) 临床意义

1. 及时发现和识别心律失常　通过心电监测可及时发现各种致命性的心律失常，如心室停搏、室颤等。此外，动态观察心律失常的发展趋势，可预示致命性心律失常的发生。如当急性器质性心脏病病人出现进行性增加的高危险性室性早搏时，应警惕和预防随后可能出现的致命的恶性心律失常。

2. 心肌缺血或心肌梗死　严重缺氧、高碳酸血症、严重酸碱失衡等情况均可导致心肌缺血或梗死。在心电图上可见 ST 段和 T 波的典型改变，从而帮助临床及早发现、挽救受损心肌。

3. 监测电解质改变　电解质紊乱可诱发各种心律失常，最常见的是低钾血症和低钙血症。相对于血电解质检查，心电监测能更早发现问题，并予以处理。

4. 指导治疗　通过心电监护可确定心律失常的类型和程度，从而制定抗心律失常治疗的方法确定治疗时机。对于安装起搏器的病人，心电监测能判断起搏器功能是否良好。对各种手术，尤其是心血管手术的术前、术中、术后及特殊检查(心包穿刺、内镜)、治疗(反搏、电除颤等)也实行心电监测。

(二) 常用心电监护仪的种类

1. 多功能床边监护仪　是重症监护室最常用的心电监护设备，具有实时显示、设置报警、图像冻结、储存分析等功能。病人连接上床边监护仪后，可动态监测心电图波形、心率、呼吸、血压、体温、血氧饱和度等重要参数；并可对心率、血压、呼吸等指标设置报警上、下限，当心率过快或血压过低时可及时发现；当发现有明显心律失常时，可冻结图像以供仔细观察和分析；病人出现病情变化时可回看储存的数据，从而把握动态病程发展。

护理专业教学资源库/课程中心/急救护理/教学内容/学习单元 3-重症监护/教学图片/5-教学图片-1 重症监护室/多参数监护仪

2. 24 h 动态心电图监测仪(Holter 心电图监测仪)　可记录病人 24 h 心电图波形，动态观察心脏不同负荷状态下的心电图变化，并对某些特定心律失常进行统计。临床主要用于判断原因不明的心悸、胸痛、头晕及晕厥等是否与心律失常有关，或是平静状态下心电图不易发现的短暂性心律失常，也可用于监测起搏器的功能。

3. 遥控心电图监测仪　连接病人胸壁的电极无需与监测仪相连，而是通过一个随身携带的发射仪器将心电信号无线传输到中心台。中心台一般可同时监测 4～6 个病人，而病人则可以获得较大的活动空间。

(三) 心电导联连接及选择

心电监护的导联方式有别于常规心电图 12 导联，目前推荐胸前综合监护导联或改良的标准导联图形进行监护。其基本原理是在胸前形成一个三角形，分别形成改良的Ⅰ、Ⅱ、Ⅲ导联，或引出单极胸导联。监护导联多采用 3 个粘贴式纽扣电极片，即正电极、负电极和接地电极，连接相应导线，并用不同颜色加以区分。以综合Ⅱ导联为例，正极黄色、负极红色、接地黑色。一般导线远端也有电极放置示意图，根据示意图所示颜色和位置粘贴电极即可。其放置方法有以下几种。

1. 综合Ⅰ导联　负极在右锁骨中点下缘，正极置于左锁骨中点的下缘，接地电极置于右侧胸大肌下方（图 5-8）。其波形类似标准Ⅰ导联，且不影响常规心电图描记，但 QRS 波振幅较小。

2. 综合Ⅱ导联　负极在右锁骨中点下缘，正极放于左腋前线第 4～6 肋间，接地电极置于右侧胸大肌下方（图 5-9）。心电图波形与 V_5 导联相似，波幅较大，但电极脱落机会较多。

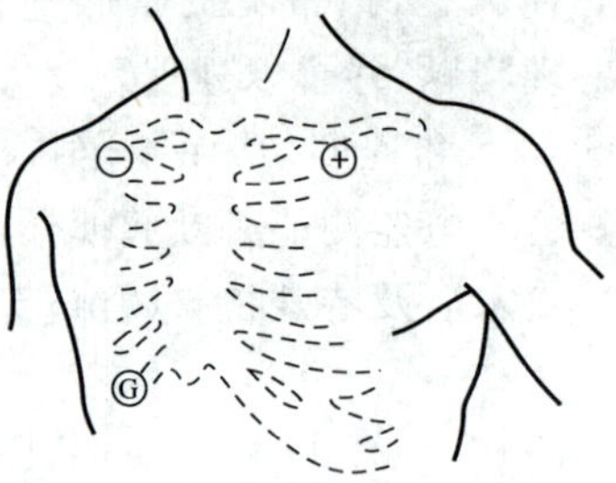

图 5-8　综合Ⅰ导联

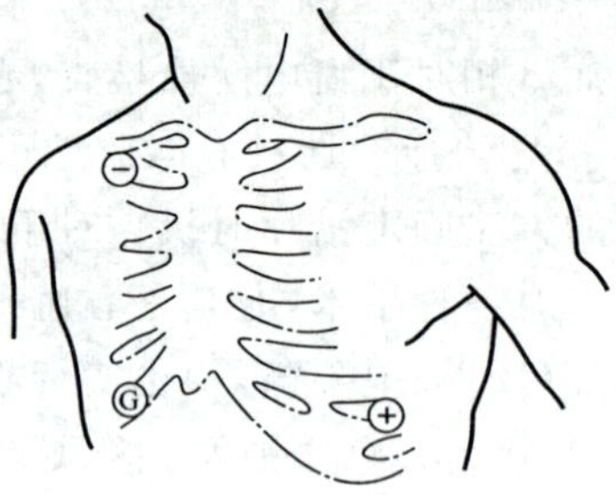

图 5-9　综合Ⅱ导联

3. 综合Ⅲ导联　负极置于左锁骨中点外下方，正极置于左锁骨中线肋弓上缘，接地电极置于右侧胸大肌下方（图 5-10）。心电图波形近似于标准Ⅲ导联。

4. CM_5 导联　负极置于胸骨柄，正极置于左腋前线第 5 肋间，接地电极置于右腋前线第 5 肋间处（图 5-11）。

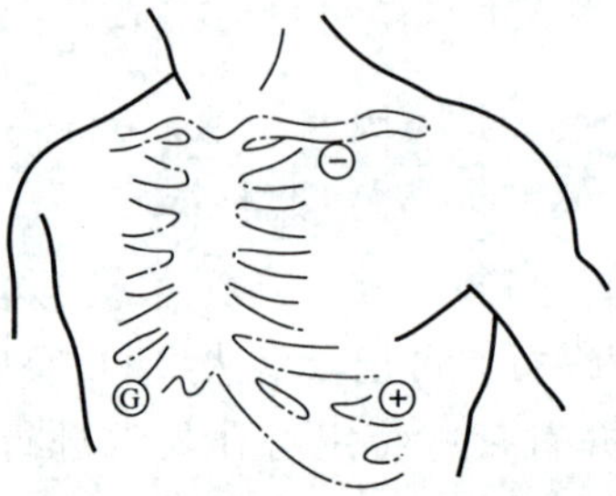

图 5-10　综合Ⅲ导联

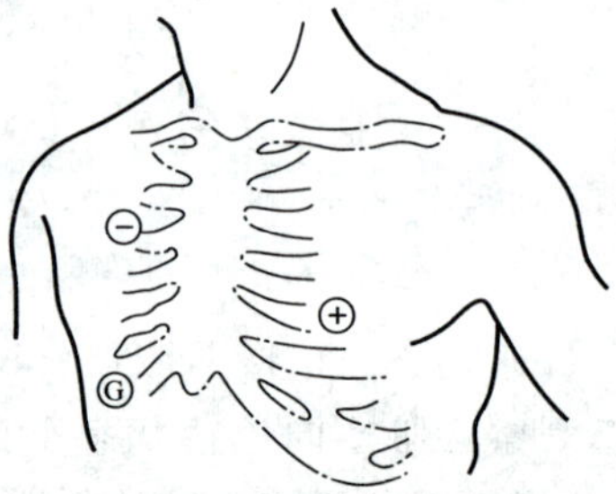

图 5-11　CM_5 导联

5. MCL_1 导联　负极在左锁骨中点下外侧，正极置于胸骨右缘第 4 肋间，接地电极置于右侧胸大肌下方或右肩（图 5-12）。其优点为 P 波较清楚，缺点是电极易脱落。

目前的心电监护仪可同时进行Ⅰ导联、Ⅲ导联心电图显示，胸部常需安置 5 枚电极。在记录心电图的同时，采用阻抗法可获得呼吸曲线及呼吸频率。5 电极的具体位置为：① 白色，右上（RA），右锁骨中线第 2 肋间；② 黑色，左上（LA），左锁骨中线第 2 肋间；③ 绿色，右下（RL），右腋前线肋缘处；④ 红色，左下（LL）：左腋前线肋缘处；⑤ 棕色，胸导（C）：取胸导联 6 个位置中 P、QRS、T 波较清晰的导联（图 5-13）。

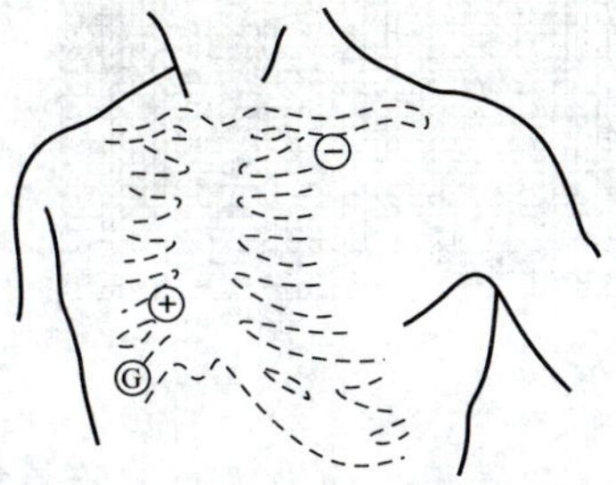

图 5-12　MCL_1 导联

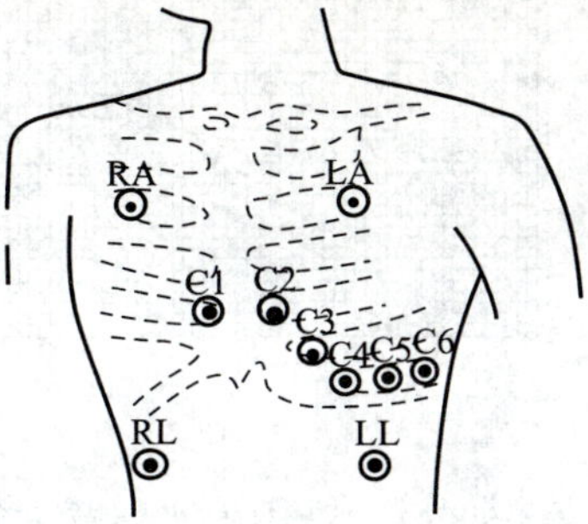

图 5-13　五导联

护理专业教学资源库/课程中心/急救护理/学习情境与情景/学习单元 3-重症监护/任务情境 1/教学视频

(四) 危重症病人常见心律失常

严重心律失常是危重症病人的常见症状，也是诊断与监测的主要项目。根据其严重程度和抢救紧急程度可分为以下 3 方面：护士应能及时发现这些心律失常，并采取有效措施。

一是观察有无心搏骤停的心电表现，主要包括心室停搏、心室颤动(室颤)、心室扑动(室扑)、慢而无效的室性自搏律。监护中如遇到以上情况，应立即进行心脏复苏抢救。

二是观察病人有无其他缓慢的心律失常与传导阻滞，包括窦性心动过缓、房室传导阻滞等。窦性心动过缓伴低血压者和二、三度房室传导阻滞者病情较重，需严密观察，必要时需安装起搏器。

三是观察病人有无其他快速性心律失常，包括窦性心动过速、心房扑动(房扑)、心房颤动(房颤)、阵发性室上性心动过速、室性心动过速、室性期前收缩等。

1. 室扑和室颤　心室扑动(ventricular flutter)和心室颤动(ventricular fibrillation, VF)两者血流动力学效应等于心室停搏，为最严重的心律失常，若不及时抢救，则迅速导致死亡。其心电图特点为心电图无法分辨 QRS 波、ST 段和 T 波，室颤的颤动波频率较室扑更快，病情也更重(图 5-14、图 5-15)。一旦发现，应立即行心肺复苏，并尽快给予非同步直流电复律。

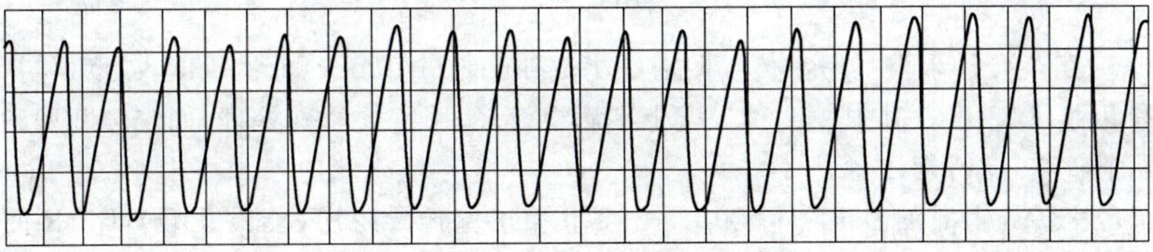

图 5-14　心室扑动

2. 慢而无效的室性自主心律　不伴有心房激动(即心房静止)的室性逸搏心律，常是临终前的一种心律失常。其心电图特点为极缓慢的室性逸搏心律组成数个至十

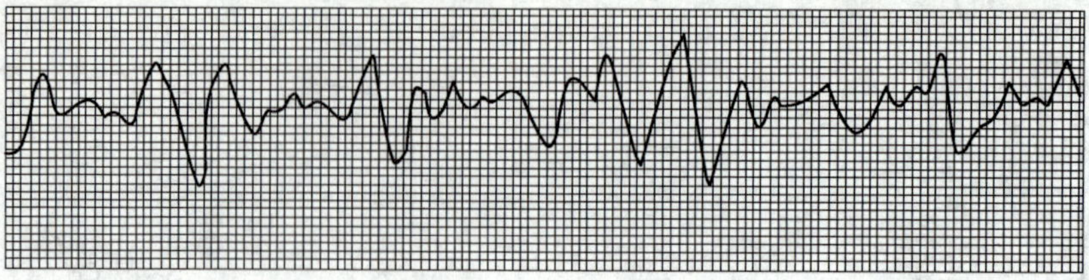

图 5-15　心室颤动

余个心搏(每分钟),QRS 波群宽大畸形,时限可>0.18 s,此时称为慢而无效的室性自主心律,即心电-机械分离现象(图 5-16)。此时给予电除颤无助于改善心律,只能通过高质量的心肺复苏以扭转心律。

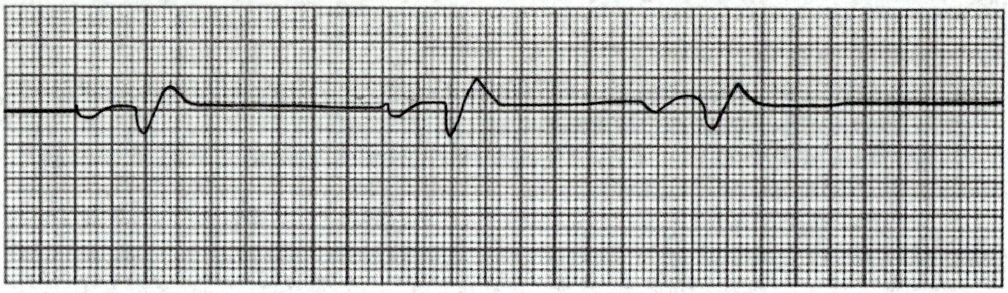

图 5-16　心电-机械分离

3. 窦性心动过缓　窦性心动过缓(sinus bradycardia)一般不引起明显症状,其心电图特点为窦性 P 波、P 波频率<60 次/min、P-R 间期>0.12s(图 5-17)。但若同时出现阿-斯综合征时,病人可迅速出现脑缺血,甚至循环停止。此时应立即予以胸外心脏按压,同时给予阿托品、654-2、肾上腺素等治疗,也可根据情况置入起搏器。

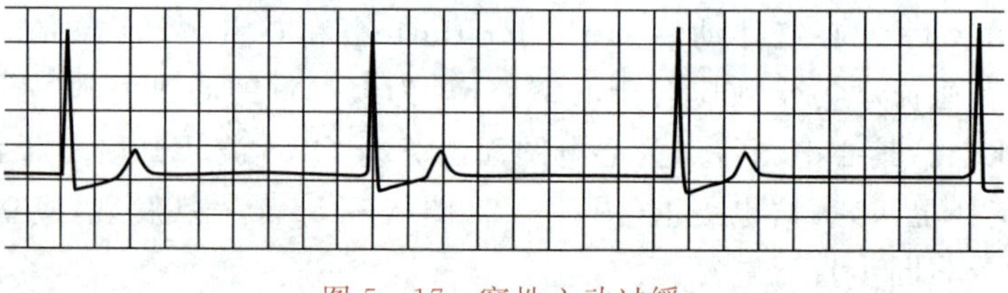

图 5-17　窦性心动过缓

4. 房室传导阻滞　房室传导阻滞(atrioventricular block)分为一度、二度(包括Ⅰ型和Ⅱ型)和三度。其中一度和二度Ⅰ型病情较轻,不需要特殊处理,而二度Ⅱ型和三度病情较重,应特别注意。

房室传导阻滞的心电图特点:① 二度Ⅱ型房室传导阻滞(莫氏Ⅱ型):P-R 间期正常或延长但固定不变,P 波突然不能下传,QRS 波脱落(图 5-18)。② 三度(完全性)房室传导阻滞:所有的波均不能下传,心室由结性或室性逸搏心律所控制,P 波与 QRS 波无对应关系,P 波频率大于 QRS 波频率(图 5-19)。

房室传导阻滞的处理主要是病因治疗、心室率的药物控制及安置起搏器治疗。若伴有阿-斯综合征发作，则应立即锤击心前区，并进行心肺复苏。

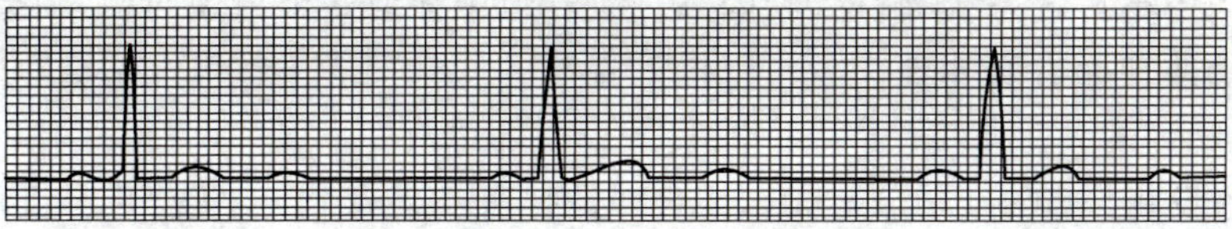

图 5-18　二度Ⅱ型房室传导阻滞

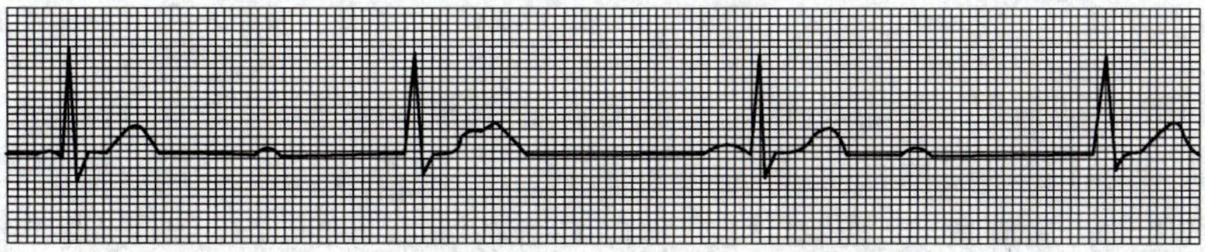

图 5-19　三度(完全性)房室传导阻滞

5. 室性心动过速　室性心动过速(ventricular tachycardia)的出现常表明心肌存在严重的病变。发作时常见症状为心悸、心前区不适或乏力，若不及时处理可转变为室扑或室颤。当心室率超过 200 次/min 时，心排血量与冠状循环血流量均明显降低，易引起严重的血压下降、休克或急性泵衰竭，甚至死亡。

室性心动过速的心电图特点包括：连续 3 个或 3 个以上的室性期前收缩；QRS 波群宽大畸形，时限超过 0.12s，QRS 主波方向与 T 波方向相反，频率 120～230 次/min；P 波与 QRS 波无固定关系(房室分离)，但 P 波频率大于 QRS 波群频率等(图 5-20)。

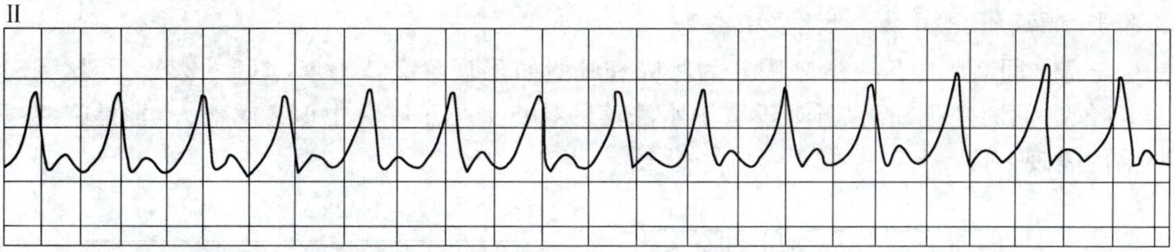

图 5-20　室性心动过速

室性心动过速的紧急处理分 4 步：① 终止室性心动过速，包括药物转复和电转复；② 寻找基础原因；③ 消除可逆性因素，如低血钾、缺血等；④ 预防复发。

三、呼吸功能监测

重症监护室，尤其是呼吸监护病房(RICU)对危重病人实施连续、动态的呼吸监测，可以帮助医务人员及时发现病情的变化，以便及时采取有效的抢救措施。对机械通气病人进行呼吸监测，根据指标变化调整通气模式和参数设定，预防或减少各种机械通气并发症的发生。

(一) 呼吸运动的观察

呼吸运动是由中枢神经系统控制，胸腹肌联合运动，将空气通过气道吸入和排出的结果。当中枢神经系统、胸壁、胸腔、腹腔、气道中任何一个出现问题，则会因为病人呼吸形式的改变而有所体现。

1. 呼吸形式

(1) 呼吸频率(respiratory rate，RR)：是呼吸功能最简单的监测项目，可通过目测或多功能监护仪测定。正常成年人呼吸频率为12～20次/min，呼吸增快常见于高热、CO_2聚集、缺氧、肺炎脑桥疾患等；呼吸减慢多见于吗啡、巴比妥类中毒、糖尿病昏迷和脑肿瘤等。

(2) 胸腹运动情况：正常成年人呼吸运动包括胸式呼吸和腹式呼吸，前者由肋间肌舒缩来完成，后者由膈肌的上下移动来控制。在特殊情况下，可表现为某一种形式为主的呼吸运动，如肝脾大、腹腔肿瘤、腹膜炎等腹部病变时，因膈肌受限，可出现明显的胸式呼吸；而结核性胸膜炎、气胸、胸腔积液、肋软骨炎、肋骨骨折等情况下，胸廓活动受限，呼吸以腹式呼吸为主。

(3) 呼吸道通畅情况：各种原因引起的气道阻塞是导致呼吸道感染、呼吸衰竭甚至窒息、猝死的主要原因。因此在监护过程中应注意观察气道通畅与否。如痰液堵塞引起的肺不张和肺炎、喉头水肿引起的呼吸困难、昏迷病人舌后坠或呕吐误吸引起的窒息、气管插管或气管切开病人因痰痂或出血引起气道堵塞等情况。

2. 常见的异常呼吸类型

(1) 潮式呼吸(陈-施呼吸)：是一种周期性呼吸异常，呼吸由浅慢逐渐加快加深，达高潮后又逐渐变浅变慢，然后暂停数秒(5～30s)，又出现上述状态的呼吸。如此周而复始，如潮水涨落，故称潮式呼吸(图5-21)。见于呼吸中枢系统疾病，如脑炎、脑膜炎、颅高压、酸中毒、巴比妥中毒等。

(2) 间断呼吸(毕-奥呼吸)：为呼吸和呼吸暂停现象交替出现(图5-22)。相比潮式呼吸，间断呼吸缺乏规律，没有潮水涨落的特点。见于呼吸中枢衰竭病人，常是临终前的表现。

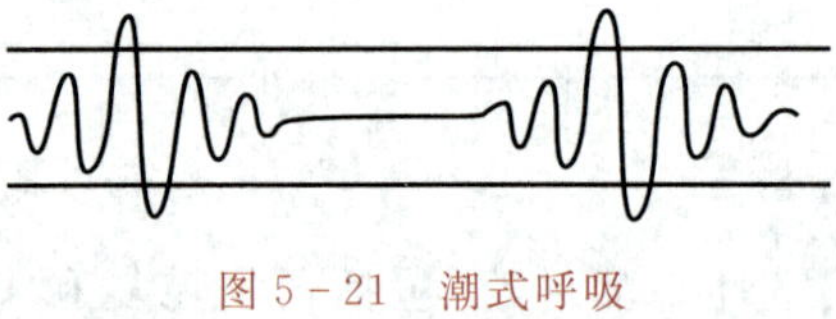

图5-21 潮式呼吸

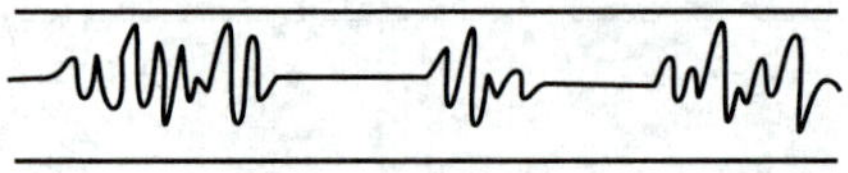

图5-22 间断呼吸

(3) 叹息样呼吸：呼吸浅表不规则，甚至呼吸微弱不可见，伴有偶发的深大呼吸，似叹息状。见于濒死病人，需立即进行心肺复苏。

(4) 深大呼吸(库氏呼吸，Kussmaul's呼吸)：是一种深而规则的大呼吸，呼吸幅度超过正常范围(图5-23)。多见于代谢性酸中毒病人。

(5) 浅快呼吸：呼吸幅度小而急促，常见于呼吸肌麻痹、胸膜胸壁疾患。

(6) 蝉鸣样呼吸：病人在吸气时发生高音调啼鸣声，可形成所谓的“三凹征”，即胸骨上凹、锁骨上凹和肋间凹。常见于喉头水肿、痉挛或喉头有异物者。

(7) 鼾声呼吸:病人在呼吸期间可闻及大水泡音。常见于昏迷或咳嗽反射无力者。

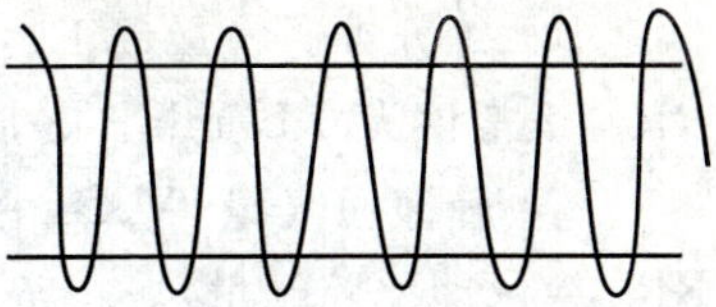

图 5-23　深大呼吸

(8) 呼吸困难:病人自感空气不足、呼吸费力、胸闷烦躁、不能平卧,并出现口唇和甲床发绀、鼻翼煽动。具体可分为:① 吸气性呼吸困难:吸气时间延长,出现"三凹征",多见于喉头水肿、喉头异物病人;② 呼气性呼吸困难:呼气时间延长,并带有哮鸣,多见于哮喘或左心衰病人;③ 混合型呼吸困难:吸气和呼气均感费力,呼吸快而表浅,多见于肺部感染病人。

(二) 呼吸功能的监测

呼吸功能的监测能帮助早期检出肺或气道病变,同时能评估病人的病情、治疗的效果和预后,对危重病人监护有重要的指导意义。

1. 肺容量　肺容量是呼吸道与肺泡的总容量,反映外呼吸的空间,具有静态解剖意义。胸肺部疾患引起的呼吸生理改变常引起肺容量的变化。其中潮气量和肺活量是临床较常用的监测指标。

(1) 潮气量(VT):是人体每次呼吸所吸入或排出的气量,正常值为 0.5L。在使用机械通气时,用于指导呼吸机的参数调节。潮气量增大多见于中枢神经性疾病或高碳酸血症引起的过度通气,潮气量减少多见于间质性肺炎、肺纤维化、肺梗死和肺淤血等。

(2) 肺活量(VC):是最大吸气后能呼出的最大气量,是临床最常用指标之一,正常值为 30～70 mL/kg。肺活量可用呼气流量表或呼吸监护仪在床边测定。VC＜15 mL/kg为气管插管或气管切开应用呼吸机的指征,VC≥15 mL/kg 为撤呼吸机的指征之一。VC 减少见于肺限制性病变(如胸廓活动度减低、膈肌活动受限等)或严重的阻塞性病变(如气道阻塞)。

(3) 其他肺容量指标:① 残气量(RV),即最大用力呼气后肺内不能呼出的气量,正常值为 1.55L;② 功能残气量(FRC),即平静呼气后肺内所含有的气量,正常值为 3.23L;③ 肺总量(TLC),即深吸气后肺内所含有的总气量,正常值为 5.67L。肺间质性病变可致以上指标减少;肺气肿等则相反,使其增高。

护理专业教学资源库/课程中心/急救护理/教学内容/学习单元 3-重症监护/教学图片/5-教学图片-2 重症监测指标的观察与分析/肺容量相关指标

2. 肺通气量　肺通气量是单位时间进出肺的气量,显示时间与容量的关系,是一个较好的反映肺通气功能的动态指标。呼吸中枢及其支配神经通路、膈肌、气道通畅性、肺顺应性及胸廓顺应性是否正常是影响通气功能的主要因素。

(1) 每分钟通气量(VE):在静息状态下,每分钟呼出或吸入的气量。$VE = VT \times RR$。正常值为 6 L/min。是肺通气功能最常用的测定项目之一。

(2) 肺泡通气量(VA):每分钟通气量中进入肺泡的气量。$VA = (VT - VD) \times RR$,(VD 即死腔气量)。正常值为 4 L/min。当病人 VE 相对恒定的情况下,RR 增快反而会降低 VA 值,因此在监护中应注意,呼吸频率的加快常常反而会加重病人缺氧。

(3) 用力肺活量(FVC):最大吸气后用最大努力快速呼气所能呼出的全部气量,也称用力呼气量(FEV),正常值为 4.13L,一般等于 VC。可用肺量计测定 1s、2s、3s 时的呼气绝对值,以及所占 FVC 的百分比。其中最重要的是 1 秒量(FEV_1)和 1 秒率($FEV_{1\%}$),正常值 FEV_1 为 3.65L、$FEV_{1\%}$应>75%。FEV_1 是临床上最常用指标,限制性通气障碍和阻塞性通气障碍时均可下降,而 $FEV_{1\%}$下降见于阻塞性障碍,>90%提示限制性障碍。

3. 肺换气功能

(1) 肺弥散功能:是肺换气功能的重要组成部分及主要测定指标。目前临床上主要应用一氧化碳(CO)进行弥散测定,多用一口气法。

肺一氧化碳弥散量(DL_{CO}),即一氧化碳气体在单位时间单位压力差时透过肺呼吸膜的量,是反映弥散功能的主要指标。正常值为 20 mL/min · mmHg,下降常见于肺容量减少、肺间质病变(如肺泡结构破坏、肺毛细血管阻塞、肺间质水肿或纤维化等)及贫血。

弥散系数(DL_{CO}/VA),即每升肺泡气量的 DL_{CO},用于鉴别肺容量减少与肺泡膜病变所致的弥散功能下降。正常值为 5 mL/min · mmHg。

(2) 血气分析:通过动脉血气分析可了解 pH、PaO_2、SaO_2、$PaCO_2$、HCO_3^-、BE 等重要指标,进而了解机体的通气和换气功能(血气分析的正常值及临床意义见【知识拓展】)。

(3) 呼气末二氧化碳($P_{ET}CO_2$):使用呼出气二氧化碳监测仪连续监测呼出气二氧化碳的浓度或压力,$P_{ET}CO_2$ 能较准确地反映 $PaCO_2$,从而减少有创性动脉血气分析检查。当 $P_{ET}CO_2$ 异常升高或降低时,应立即行血气检查,以查找原因。

四、体温监测

体温(temperature, T)也称体核温度,是指身体内部胸腔、腹腔和中枢神经的温度,体温是重要的生命体征之一,是临床常规的监测项目。体温一方面是反映病情缓解或恶化的可靠指标,另一方面异常的体温对危重病人的身体脏器也造成影响和损害。因此,对危重病人进行体温监测是护理的必要工作。

(一) 测温方法

1. 体温计的种类

(1) 汞温度计:是最常用的温度计,使用简便。但易碎、精确度差,对于意识障碍无法配合或监测精度要求较高的病人,应用起来比较困难。分为口表、肛表和腋下表。

(2) 电子体温计:根据测量原理不同,分为热敏电阻温度计和热敏电偶温度计。

可通过导管和探头深入体腔或血管内监测体温，具有测量准确、灵敏度高、测温时间短及深部测温等优点。

(3) 深部温度计：采用零点热流法测中心温度。将传感器直接固定于皮肤表面，可测得皮下深部组织的温度。

2. 测温的部位　体温有中心和体表之分，机体内部的温度称为中心温度，中心温度比较稳定，如心腔、肺动脉等，通常所指的中心温度是指下丘脑的温度。皮肤表面测得的温度为体表温度，各部位温差较大，且受周围循环影响。

(1) 口腔温度：简称口温，将温度计置于病人舌下即可测得口腔温度，仅作为一般病人测温用，重症病人因大多昏迷或无法配合，不适用口温测量。

(2) 腋窝温度：简称腋温，将温度计置于腋下腋动脉处所测得的温度，是较常用的测温部位。腋温一般比口温低 0.3～0.5℃。

(3) 直肠温度：简称肛温，将温度计插入肛门(小儿 2～3 cm，成年人 6～10 cm)所测得的温度。肛温能代表中心温度，且便于测量，因此在临床上应用较多。但肛温变化较慢，不能即刻反映中心温度的变化值。

(4) 鼻咽温度和深部鼻腔温度：由于测温部位最靠近下丘脑，因而是监测中心温度常用的部位。鼻咽温度是将测温探头置入鼻咽部，深部鼻腔温度是将测温探头置入鼻腔顶部。有明显出血倾向者不宜用此法。

(5) 食管温度：将测温探头置于食管下段，能准确反映主动脉血液的温度，是体外循环期间监测中心温度较好的方法。

(6) 鼓膜温度：是目前公认的测量中心温度的金标准，是将特制电极贴于鼓膜而测得的温度。有可能造成鼓膜穿孔。

(7) 皮肤温度：皮肤各部位温差较大，测温可采用 4 点法，即皮肤温度＝0.3×(胸壁温度＋上臂温度)＋0.2×(大腿温度＋小腿温度)。也可用大腿内侧温度直接代替皮肤温度，因为统计发现大腿内侧温度最接近平均皮肤温度。皮肤温度能反映末梢循环状态，当血容量不足或低心排血量时，外周血管收缩可使皮温下降，皮温与中心温度差增大。

(二) 体温正常值

由于中心温度不易测得，临床常以口温、腋温、肛温来代替，其中以肛温最接近中心温度。正常人口温 37℃(36.3～37.2℃)；腋温 36.5℃(36～37.0℃)；肛温 37.5℃(36.5～37.7℃)。口温增加 0.5℃即为肛温，腋温增加 1℃即为肛温。体温在昼夜间可有轻微波动，一般清晨较低，起床活动后逐渐升高，下午或伴晚较高，但 24 h 波动范围一般不超过 1℃。

(三) 异常体温

1. 体温过高　体温过高又称发热，在临床上较为常见。当腋温超过 37℃或口温超过 37.5℃，或 24 h 内体温波动超过 1℃，可称为发热。发热常见于各种感染性因素或非感染性因素，后者包括急性脉管炎、蛛网膜下腔出血、夹层动脉瘤、大手术后、深静脉血栓、肺栓塞等情况。

(1) 热度：根据体温升高的程度进行分级，以口腔温度为例。① 低热：37.4～38℃；② 中度发热：38.1～39℃；③ 高热：39.1～40℃；④ 超高热：41℃以上。热度反映了病情的轻重，低热常见于甲状腺功能亢进症、恶性肿瘤、夹层动脉瘤等，中度以上发热常见于感染性疾病或中枢神经系统功能障碍。

(2) 热型：根据体温波动的规律可将发热分为不同的热型。① 稽留热：体温持续在39～40℃或以上，达数天或数周，24 h体温波动在1℃以内，见于伤寒、大叶性肺炎；② 弛张热：体温在39℃以上，24 h内波动达1℃以上，体温最低时仍高于正常水平，见于败血症、脓毒血症、风湿热等；③ 间歇热：发热期与无热期交替出现，体温突然上升至39℃以上，常伴有寒战，数小时后恢复正常，间歇数小时至数天不等，又再次发作，见于疟疾；④ 不规则热：发热无一定规律，持续时间不定，见于流感、支气管肺炎等；⑤ 波状热：体温在数天内升至高峰，然后逐渐降至正常，不久再发，似波浪起伏，见于布氏杆菌病；⑥ 双相热：体温突然上升数天，经一至数天解热期，又发生第二次热程，持续数天而完全缓解，见于麻疹、天花、脊髓灰质炎等；⑦ 回归热：高热期与无热期各持续数天，周期性交替，见于回归热、鼠咬热等；⑧ 双峰热：体温在24 h内有2次升降，见于黑热病、疟疾等。

临床工作中应注意，体温的变化趋势比其绝对数值重要。虽然同为发热或高热，处于升温期和处于降温期的病人病情不可同日而语。热型虽然在判断病种方面有参考价值，但重症监护室的病人大多发热不规则，不应过多拘泥于热型的判断。

2. 体温过低　体温低于正常，称为体温过低。常见于大量失血、慢性消耗性疾病、严重营养不良、甲状腺功能减退等情况，也可能是由于输注大量低温液体或在低温环境下暴露过久造成的。高热病人在无明显有效治疗的情况下体温明显下降，常常是病情垂危的表现。

3. 皮温与中心温度差　正常情况下，皮温略低于中心温度，两者温差应小于2℃。若温差大于3～4℃，说明病人存在循环血量不足或低心排血量。经治疗后温差缩小，说明外周循环改善，病情好转。若温差进一步增大，则提示病情恶化。

五、肾功能监测

肾是调节体液的重要器官，其主要功能是保留体内所需物质，排泄代谢废物，维持水、电解质、酸碱平衡，以及保持机体内环境的稳定。在各类休克引起肾动脉灌注减少，以及严重挤压伤或药(毒)物对肾的直接损伤，都可导致肾衰竭，从而危及病人生命。因此，肾功能监测也是重症监护室护理的工作重点之一。

(一) 一般观察

1. 尿量异常　尿量是反映肾功能最简便和直接的指标。临床上一般通过记录24 h尿量来判断病人肾功能，病情危重者需记每小时尿量。

正常人24 h尿量为1 000～1 500 mL，尿量>2 500 mL/d称为多尿，常见于内分泌障碍、慢性肾盂肾炎或急性肾衰非少尿期；尿量<600 mL/d将影响体内废物的排泄；尿量<30 mL/h说明肾灌注不足，应增加补液以扩充血容量；尿量<400 mL/d或

<17 mL/h 称为少尿，是肾功能开始衰竭的标志；尿量<100 mL/d 称为无尿（尿闭），说明肾功能严重不足。

少尿、无尿时一方面应加强利尿，改善肾功能；另一方面应注意监测内环境指标（如血电解质及血气分析）和心肺功能，以免因电解质及酸碱紊乱或循环负荷过重造成心力衰竭、肺水肿等，导致病人死亡。

2. 尿液异常　正常人尿液呈淡黄色或深黄色透明状，比重为 1.015～1.025，pH 为 4.5～7.5，呈弱酸性，有尿骚味，久置后有氨臭味。

尿液呈洗肉水样或血性，称为肉眼血尿；尿液离心后每高倍镜视野下可见 3 个以上红细胞，称为镜下血尿。血尿常见于肾结核、肾肿瘤、泌尿系结石、感染或炎症等情况。

尿液呈白色云絮或云雾状，镜下可见白细胞，称为脓尿或菌尿，见于泌尿系感染。尿液呈深黄色，振荡后泡沫呈黄色，称为胆红素尿，见于阻塞性黄疸和肝细胞性黄疸。尿液呈乳白色，称为乳糜尿，见于丝虫病或各种原因导致的淋巴液进入尿液。

尿液散发烂苹果气味，为过多酮酸进入尿液所致，多见于糖尿病酮症酸中毒。正常尿液需放置一段时间才会有氨臭味，若尿液新鲜排出时即有氨臭味，多为慢性膀胱炎或慢性尿潴留。尿液散发大蒜味，可能是有机磷农药中毒。

尿比重增高称为高比重尿，见于急性肾小球肾炎、心力衰竭、高热、脱水和周围循环衰竭，也可见于糖尿病。尿比重降低称为低比重尿，见于慢性肾衰竭或尿崩症。

尿液酸性增高，称为酸性尿，见于酸中毒、发热或服用氯化铵等药物。尿液碱性增高，称为碱性尿，见于膀胱炎、碱中毒、肾小管性酸中毒等。

（二）肾小球功能监测

肾小球的主要功能是滤过功能，单位时间内肾小球滤过的血浆量，称为肾小球滤过率。临床上常用的指标包括内生肌酐清除率、血尿素氮和血肌酐。

1. 内生肌酐清除率（Ccr）　肾在单位时间内能把若干容积血浆中的内生肌酐全部清除出去，称为内生肌酐清除率。由于能早期发现肾功能的损害，是判断肾小球滤过功能的简便而可靠的方法之一。

（1）24 小时法：病人低蛋白饮食 3 d，每日蛋白质应少于 40 g，并禁肉食；第 4 天早 8:00 排尽尿液，然后收集 24 h 尿液，并加甲苯 4～5 mL 防腐；在留尿 24 h 的任何时间内抽 2～3 mL 抗凝血与尿同时送检；测定尿及血浆中肌酐浓度，并测量 24 h 尿量；应用下列公式计算出 24 h 内生肌酐清除率：24 h 内生肌酐清除率＝尿肌酐浓度（μmol/L）×24 h 尿量（L）/血肌酐浓度（μmol/L）。

（2）4 小时法：于试验日凌晨 3 点排尿，饮水 400 mL，20 min 后排尽尿液；准确收集 4 h 尿液并取抗凝血，测定尿中和血中肌酐含量，计算出每分钟肌酐清除率：每分钟肌酐清除率＝尿肌酐浓度（μmol/L）×每分钟尿量（mL）/血肌酐浓度（μmol/L）。

由于尿中肌酐排泄量相当稳定，故可用 4 小时法代替 24 小时法进行检测，且前者方法更简便，因此在临床上应用较广泛。Ccr 正常值为 80～100 mL/min，若降至正常值的 80%以下，表示肾小球滤过功能已有减退；Ccr 在 51～70 mL/min 为轻度损害；

50～31 mL/min 为中度损害；＜30 mL/min 为重度损害；＜20 mL/min 为肾衰竭；＜10 mL/min为终末期肾衰，此时常需要透析治疗。

2. 血尿素氮(BUN) 尿素氮是体内蛋白质代谢产物，经肾小球滤过而随尿液排出。当肾实质有损害时，肾小球滤过率下降，尿素氮排出减少，导致血尿素氮增高。正常值为 2.9～6.4 mmol/L(8～20 mg/dL)。肾功能轻度受损时，BUN 可无变化，当 BUN 高于正常时，说明有效肾单位的 60%～70%已受损，因此，不能作为早期诊断的指标。但其对尿毒症诊断有特殊价值，且与肾功能损害程度呈正比，故对病情的判断和预后的估计有重要意义。此外各种肾前和肾后性因素引起的尿量减少或无尿也可引起 BUN 增高，体内蛋白质分解过盛也会使其增高。

3. 血肌酐(Scr) 由肌肉代谢产生的肌酐主要通过肾小球滤过排出体外，血肌酐浓度可反映肾小球的滤过功能，但与血尿素氮类似的是，血肌酐也无法在早期发现肾功能损害。正常值为 83～177 μmol/L(1～2 mg/dL)。血肌酐明显增高，常提示肾功能不全。

(三) 肾小管功能监测

1. 肾浓缩-稀释试验 远曲小管和集合管对尿液进行浓缩和稀释，当肾病变时，远曲小管和集合管对水、钠、氯的重吸收发生改变，髓质部的渗透压梯度遭到破坏，影响尿的浓缩和稀释功能。浓缩试验常采用昼夜尿相对密度试验，稀释试验由于单位时间内进水量过多，有致水中毒的危险，故临床上基本不用。

(1) 浓缩试验方法：在试验的 24 h 内，病人保持日常的饮食和生活习惯，8:00 排空膀胱，8:00—20:00 每隔 2 h 留尿 1 次，20:00 至次日 8:00 留尿 1 次，共 7 个尿标本，分别测定各次尿量和比重。

(2) 正常值：正常人昼尿量与夜尿量之比为(3～4)∶1，12 h 夜尿量不应超过 750 mL；尿液最高相对密度应在 1.020 以上，最高与最低相对密度之差不应小于 0.009。

(3) 临床意义：夜尿量超过 750 mL，为肾功能受损早期表现。昼间各份尿量接近，最高尿比重＜1.018，则表示肾浓缩功能不全。若尿比重固定在 1.010 左右，则说明肾功能损害严重。

2. 尿/血渗透压测定 正常人尿液渗透压为 600～1 000 mmol/L，若病人晨尿渗透压＜700 mmol/L 或禁水 12 h 尿渗透压＜800 mmol/L，说明肾浓缩功能不全。正常人血浆渗透压为 280～310 mmol/L，而尿/血渗透压比值为 2.50±0.8。急性肾衰时，尿渗透压可接近血浆渗透压，两者比值＜1.1。

六、脑功能监测

中枢神经系统作为人体的高级生命功能，其表现不但能体现颅脑等局部的病理状态，同时也能反映人体整体状态水平和病情轻重。

(一) 意识状态

意识能反映大脑皮质和脑干网状结构的功能状态。ICU 对病人意识状态的判断主要是通过昏迷指数测定法(Glasgow 昏迷评分法)进行监测。从睁眼反应、语言行为和运动反应 3 方面进行评定,以三者的积分来表示意识障碍的程度,15 分为意识清醒,8 分以下为昏迷,最低为 3 分(表 5－3)。昏迷指数能客观反映颅脑损伤的严重程度,便于判断病情、分析预后。当然,昏迷指数未收录瞳孔大小、对光反应、眼球运动、脑干反应以及生命体征等信息,在判断病情时也应参照以上信息全面分析。

表 5－3　Glasgow 昏迷评分法

睁眼反应	语言行为	运动反应
自发睁眼 4	回答正确 5	遵命动作 6
呼唤睁眼 3	回答错误 4	定位动作 5
刺痛睁眼 2	含糊不清 3	刺伤回缩 4
无反应　1	唯有声叹 2	刺伤屈曲 3
	无反应　1	刺伤伸展 2
		无反应　1

(二) 颅内压监测

颅内压增高是神经外科中经常遇到的病症,也是颅脑损伤后的常见症状之一。颅内压增高若不能及时发现和解除,常导致脑代谢障碍、脑灌注减少和脑疝形成等严重后果。因此,持续监测颅内压变化,是颅脑危重病人护理的重要内容之一。

1. 监测方法　颅内压的监测是通过传感器放置于颅内不同的部位,将压力信号转换为电动势,再通过外设装置显示数值和记录。常用的测压部位有以下几种。

(1) 脑室内测压:将硅胶管置入侧脑室内,然后连接传感器和引流装置,是最早的颅内压监测方法。其操作简单、测压准确,在监测同时还能做脑室分流、造影或注药,具有诊断和治疗的双重价值。但容易引起颅内感染,在护理中应注意无菌原则,监测一般不超过 4 d,如超过 1 周应更换测压导管。

(2) 硬膜下测压:将测压装置通过空心螺栓或吸杯管装置插入颅内达蛛网膜或软脑膜,即可检测硬膜下压力。空心螺栓装置植入方便,但测压准确性易受影响;吸杯管装置则适用于开颅手术病人,灵敏度高且不易造成脑脊液漏和污染。

(3) 硬膜外测压:采用光纤压力传感器置于硬脑膜表面,在硬膜外进行颅内压力监测。由于不切开硬脑膜,因此发生颅内感染的危险性明显降低,平均监护时间可达 2 周左右。是监护室较常用的颅内压监测手段。

2. 正常值　正常成年人平卧时颅内压为 5～15 mmHg(0.7～2.0 kPa)。

3. 颅内压监测的意义

(1) 颅内压分级:颅内压持续超过 15 mmHg(2.0 kPa)称为颅内压增高。轻度增高为 15～20 mmHg(2.0～2.7 kPa);中度增高为 20～40 mmHg(2.7～5.3 kPa);重度增高为＞40 mmHg(5.3 kPa)。一般将颅内压＞20 mmHg(2.7 kPa)的中度增高作为临床需要采用降低颅内压处理的界值,低于此压力时,可不必采用脱水治疗的措施。

（2）疾病诊断：颅内压改变常早于临床表现，采用颅内压监测有助于早期诊断和处理。血肿是引起颅内压增高的最常见原因，颅脑外伤或手术后出现颅内压明显增高应警惕血肿的形成。颅内压监测也有助于鉴别原发性和继发性脑干损伤，两者临床表现几乎一样，但前者颅内压正常，后者颅内压明显增高。此外，颅内压监测有助于诊断脑死亡，当颅内压接近或超过平均动脉压并失去正常搏动，证明脑灌注几乎为零，持续5 min以上即可诊断为脑死亡。

（3）指导治疗：采用颅内压监测能准确了解颅内压变化，根据实际病情采取降颅压措施，可减少治疗的盲目性，加强用药安全性。同时，颅内压监测可作为是否手术的依据，对于颅内血肿较小，且不在颞叶和颅后窝者，颅内压正常或短时间的轻、中度增高则可保守治疗，若为重度或持续性轻、中度增高，则需考虑手术。

（4）判断预后：对于颅内压＞40 mmHg(5.3 kPa)或经治疗颅内压仍＞20 mmHg(2.7 kPa)者，其病死率和致残率明显增高。

4. 护理要点

（1）校验：监测颅内压前应调整记录仪与传感器的零点，监护的零点应位于外耳水平。对监测时间较长者，应定期校验监测仪。

（2）体位：监测时病人头部应取正中位，避免扭曲或压迫颈部，保持颈静脉引流的通畅。头部抬高15～20 cm可加强颅内静脉血排出而降低颅内压，改善脑血供。病人躁动时应酌情应用镇静药，以免影响监测。

（3）无菌：监测前应预防性使用抗生素，手术者及监护人员应严格遵守无菌操作技术。监测过程中应观察体温、血象、脑脊液颜色及其红细胞、白细胞计数，若病人出现持续高热、感染血象、脑脊液浑浊、脑脊液中白细胞增多，则为感染。一旦发生感染应立即终止监测。

【知识拓展】

1. 中心静脉压(CVP)的波形分析　中心静脉压测定装置连接换能器，可显示每个心动周期的CVP波形(图5-24)。CVP正常波形主要包括3个正向波：a波、c波、v波，2个负向波：x波、y波。a波代表右心房收缩，出现在p波后；c波代表三尖瓣关闭，右心室等容收缩，出现在QRS波群内；x波代表右心房舒张和右心室收缩引起的三尖瓣向右心室突出；v波由右心房主动充盈和右心室收缩时三尖瓣向右心房突出形成，出现在T波之后；y波代表三尖瓣开放，右心房排空(图5-25、图5-26)。异常的CVP波形可以帮助及早发现各种心脏病变，如各种心律失常、三尖瓣病变、心脏压塞、右心室梗死等。

2. 判断肺动脉导管是否在合适的位置　漂浮导管前段的最佳嵌入位置应在肺动脉较大分支处。判断的方法包括：① 气囊充气后肺动脉压力波形发生变化，出现特征性的a波和v波(图5-7)；② 肺小动脉楔压应略小于平均肺动脉压；③ 气囊充盈后其顶端抽取的血液标本氧分压比周围动脉至少高出19 mmHg，氧饱和度要比未充气前

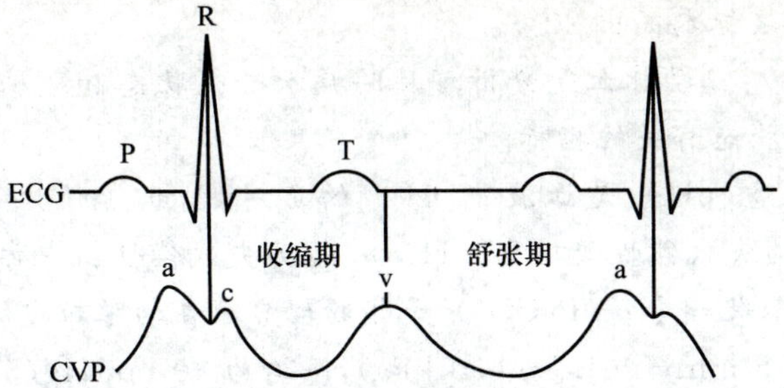

图 5-24 正常 CVP 波形

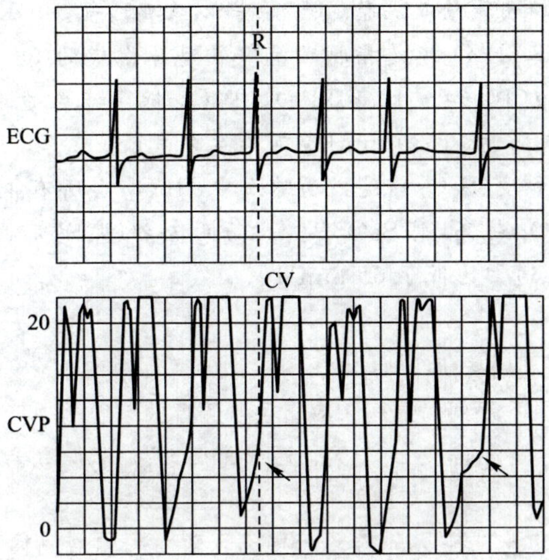

图 5-25 三尖瓣关闭不全 CVP 波形

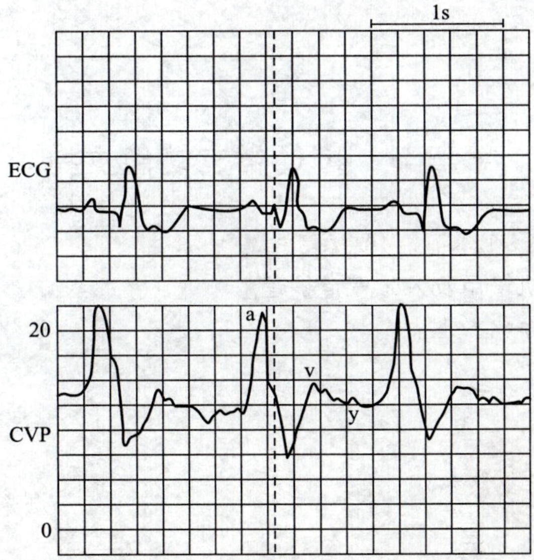

图 5-26 三尖瓣狭窄 CVP 波形

从其顶端抽取的血液标本高出20%。

3. 动脉血气分析　动脉血气分析可反映病人呼吸状态和酸碱状态两方面信息，在此只介绍与呼吸状态有关的指标。

(1) 血液酸碱度(pH)：是血液中[H^+]的负对数，正常值为7.35～7.45，平均7.40。pH<7.35为失代偿性酸中毒；pH>7.45为失代偿性碱中毒。

(2) 动脉血二氧化碳分压($PaCO_2$)：是指物理溶解在动脉血中的CO_2所产生的张力，正常值为35～45 mmHg(4.7～6.0 kPa)，平均为40 mmHg(5.33 kPa)。$PaCO_2$降低表示肺泡通气过度；$PaCO_2$升高表示肺泡通气不足。当病人机械通气时发现$PaCO_2$过高，则应增加潮气量或调整通气模式，以改善通气。

(3) 动脉血氧分压(PaO_2)：是指物理溶解在动脉血中的O_2所产生的张力，正常值是80～100 mmHg(10.64～13.3 kPa)。PaO_2低于正常也称为低氧血症，低于60 mmHg即有呼吸衰竭，低于30 mmHg可有生命危险。

(4) 动脉血氧饱和度(SaO_2)：是指动脉血中HbO_2占所有Hb的百分比，正常值为96%～100%。PaO_2越高，则SaO_2越高，而两者之间"S"形曲线的关系决定了当SaO_2<90%时，PaO_2通常已低于60 mmHg。

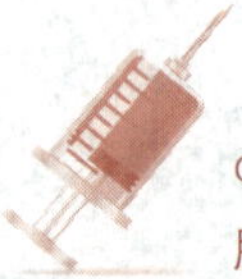

【思考题】

1. 请思考下列病情病人应着重监测哪些系统的功能？

a)心搏呼吸骤停病人；b)一氧化碳中毒病人；c)胸腹联合伤病人，伴血气胸、小肠、肾破裂；d)急性重症胰腺炎病人。

2. 通过课外学习，试介绍一种临床较新颖的监测循环或呼吸功能的技术(从原理、方法、正常值/正常标准、异常情况下的临床意义等方面进行简单介绍)。

(王晓巍)

第三节　ICU器官功能支持

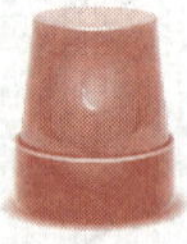

学习内容(在本节，你要学习)

1. 呼吸机使用及人工气道护理。
2. 血液净化护理。

典型案例

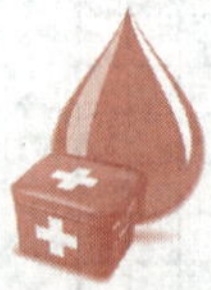

病人，男，52岁，发热、咳嗽3天，气促，胸闷1天入院，查体：体温39℃，脉搏

140 次/min，呼吸 31 次/min，血压 85/55 mmHg，口唇发绀，呼吸急促，双肺可闻及干、湿啰音，心率 140 次/min，节律齐，腹壁柔软，无压痛，肝脾未触及，血气分析结果 PaO_2 50 mmHg，$PaCO_2$ 30 mmHg。初步诊断为重症肺炎合并急性呼吸窘迫综合征(ARDS)，准备机械通气。

问题导向

你作为一名 ICU 护士应如何使用呼吸机？

呼吸机使用流程(图 5－27)

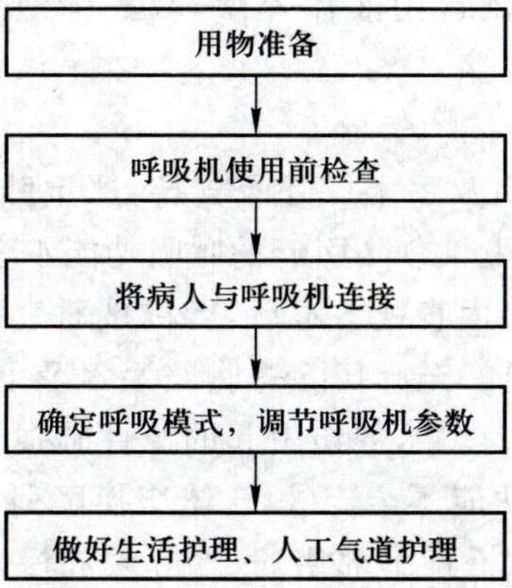

图 5－27　呼吸机使用流程

一、呼吸机的使用及人工气道护理

呼吸机(respirator)是利用机械力将气体送入人体肺内，以改善肺通气和肺换气，防止缺氧和二氧化碳潴留，有效治疗呼吸衰竭和抢救呼吸停止病人的通气装置。借助呼吸机建立气道口与肺泡间的压力差，给予呼吸功能不全的病人以呼吸支持，即利用机械装置来代替、控制或改变自主呼吸运动的治疗措施，称为机械通气(mechinical ventilation)。呼吸机的应用已不仅限于抢救危重呼吸衰竭及呼吸停止病人。目前更多用于缓解缺氧和二氧化碳潴留，改善通气换气功能，减少呼吸做功，缓解呼吸肌疲劳，使病人及早地改善呼吸功能。因此，机械通气已成为目前治疗中常用、有效的治疗措施，而且逐渐强调早期应用机械通气，而不是被动地等到呼吸衰竭严重状态达非用不可的程度。

护理专业教学资源库/课程中心/急救护理/教学内容/学习单元 3－重症监护/教学图片/5－教学图片－3 ICU 器官功能支持/呼吸机 1

(一) 呼吸机治疗的目的

1. 保持呼吸道通畅，改善通气功能　使用呼吸机必须建立人工气道，呼吸机能有效地开放气道，维持气道通畅。对于通气不足病人应用呼吸机，提供部分或全部肺泡通气满足机体需要，纠正低氧血症。

2. 提高肺通气量，改善肺换气功能　呼吸机的通气方式如呼气末正压通气(PEEP)、持续气道正压通气(CPAP)等，可改变通气/血流比例，改善气体交换功能，维持有效气体交换，纠正通气/血流比例失调和二氧化碳蓄积。

3. 减少全身和呼吸氧耗，防治肺不张、肺水肿　机械通气可减少呼吸肌做功，维持胸壁稳定性，减少氧耗及二氧化碳产生。机械通气时，因吸气为正压，吸气时间较生理状态长，肺泡内压增高，使肺泡毛细血管氧分压差增大，有助于氧的弥散及气体在肺内均匀分布，可抑制肺毛细血管内液体外渗，减少肺泡和肺间质水，有防治肺水肿作用。

(二) 呼吸机治疗的适应证和禁忌证

1. 适应证　① 外科疾病及手术后呼吸支持：严重肺部外伤、多发性肋骨骨折和连枷胸，颅脑、腹部及四肢多发性创伤引起的呼吸功能不全。② 术后呼吸功能支持及呼吸衰竭的治疗：体外循环心内直视手术后，行机械通气以改善氧合，减少呼吸做功，稳定循环，有利于心功能恢复。全肺切除等胸腔手术及上腹部手术后呼吸功能不全。休克、急性胰腺炎、大量输血及手术创伤引起的急性肺损伤。重症肌无力施行胸腺手术后，发生呼吸困难和呼吸功能不全。③ 气体交换障碍：ARDS、新生儿肺透明膜病(IHMD)、心力衰竭、肺水肿、慢性肺部疾病（如哮喘和慢性阻塞性肺疾病）、严重急性肺部感染等。④ 呼吸肌活动障碍：神经肌肉疾病、中枢神经功能障碍和骨骼肌疾病，如脊柱和胸部畸形。

2. 禁忌证　呼吸机治疗没有绝对禁忌证，对危重病、急救病人的抢救要强调权衡利弊，选择对病人最有利的方案。其相对禁忌证如下：① 大量咯血引起窒息及呼吸衰竭未恢复，气道通畅前。② 心肌梗死，在严重低氧血症时，应及时使用。肺大泡应慎用，避免因机械通气产生气胸。③ 支气管胸膜瘘，对症处理后使用。④ 闭合性血气胸，纵隔气肿则对症处理后使用。

(三) 呼吸机使用方法

1. 用物准备　管道氧气装置或氧气筒、呼吸机、简易呼吸器。

2. 呼吸机使用前检查　正规安装，开机运转，认真检查各部件性能是否良好。

(1) 连接已清洁的管道，在管道末端接上模拟肺。检查连接呼吸管路是否构成一环路，整个管路是否漏气。

(2) 在温湿化罐中加入适量的蒸馏水。

(3) 插上电源，按下相应的开关。

(4) 设定参数，采用模拟肺对各项呼吸参数进行预调，注意送气压力、呼吸频率、吸呼比值及潮气量是否准确、合适。

(5) 氧气压力检查，使用前应注意呼吸机氧气压力表是否在正常的工作范围。

(6) 吸入氧浓度检查，将呼吸机设置的氧浓度分别调至21%和100%，检查氧电池显示的数值是否相符，正常情况相差应该在5%以内。

(7) 空气压缩机的检查，压缩机正常工作时应处在绿色区域内，表明供气正常，对于呼吸机与压缩机电源开关分开的呼吸机，在使用呼吸机之前一定要注意打开压缩机电源，否则空氧混合器不能发挥作用，病人将长期吸入纯氧，导致严重后果。

(8) 同步性能是否灵敏，报警界限的设定是否合理，报警是否准确。

3. 呼吸机与病人连接　连接方式有 3 种：接鼻罩或面罩、接气管插管及接气管套管。

4. 确定呼吸模式　选择控制呼吸或辅助呼吸。间歇正压通气(IPPV)适用于自主呼吸完全停止或很弱的病人；同步间歇指令通气(SIMV)适用于自主呼吸存在，但通气不足的病人。

5. 参数调节　根据病情和血气分析结果，适当调节呼吸机各种参数。

(1) 潮气量：成年人 8～12 mL/kg，儿童 5～6 mL/kg。

(2) 呼吸频率：成年人 12～16 次/min，新生儿 40 次/min，婴幼儿 30 次/min，学龄前儿童 20 次/min。

(3) 吸/呼比(I∶E)：一般将 I∶E 按 1∶1.5～1∶2 调节，部分病人可使呼气时间适当延长，I∶E 可调到(1∶2.5)～4，以利于二氧化碳的排出。

(4) 气道压力：定容型呼吸机靠调节气道压力来获得适当的潮气量，一般成年人为 10～20 cmH_2O，小儿则在 8～20 cmH_2O。

(5) 吸入氧浓度：一般从 30%开始，使用的浓度为 40%～50%，长时间通气不超过 50%。

(6) 确定呼吸末正压(PEEP)：当吸入氧浓度>0.6 而 PaO_2<60 mmHg，应加用 PEEP，调节原则是从小渐增大，吸入氧浓度降至 0.5 以下。

(7) 确定报警限和气道安全阀：参照呼吸机的说明书调节。

(8) 调节温化、湿化器　湿化器的温度调至 34～36℃。

(9) 调节同步触发灵敏度：根据病人自主吸气力量的大小调整，一般为－4～－2 cmH_2O或 0.1 L/s。

6. 其他　做好生活护理和人工气道的护理。

(四) 人工气道的护理

实施机械通气时，主要依赖人工气管使气体进入病人的肺部，人工气道会带来如下损害：① 影响气道黏膜黏液分泌和纤毛活动，气道自净能力降低或消失。② 影响咳嗽反射。③ 气道失水增加。④ 肺泡表面活性物质受破坏。⑤ 易诱发支气管痉挛。⑥ 易发生肺部感染。⑦ 管理不善易出现气管黏膜出血、肺不张、气管食管瘘、气管切开口瘘等。因此，人工气道的护理尤为重要。具体的护理措施如下。

1. 气管导管的护理

(1) 护士应确保人工气管能够安全固定在正确的位置，以确保人工气管畅通无阻。记录插管的方法、途径、插管深度、套囊充气量、插管过程中及插管后病人的病情变化及处理措施。

(2) 妥善固定气管导管，避免导管随呼吸运动上下滑动而损伤气管黏膜，及时发现导管滑入一侧支气管或滑出。人工气管的位置及固定方法：① X 线片确定导管的位置。② 听诊双肺呼吸音以确定两肺吸入气量是否相同。③ 用胶布或绳子把人工气管固定牢，并时常检查气管内导管上的标记为 22±2 cm。④ 每次改变病人体位时，有专人固定病人口或鼻中的人工气管，以防止脱出。⑤ 过长露外的人工气管部分应被剪短，以减少死腔及减低人工气管对声带所造成的刺激或损伤。

（3）经常变换头位，以免颈项强直、体表压伤及咽喉损伤。

（4）做好口腔护理，及时清除口腔分泌物。

（5）保持导管在正确位置，不前倾，也不后仰，以免导管移位阻塞气道或压迫气管壁引起气管黏膜坏死。

2. 人工导管气囊的护理

（1）人工导管气囊的压力保持在 18 mmHg，过高易使气管内壁受压坏死。

（2）每日定时检查气囊压力。

（3）8 岁以下患儿一般用没有气囊的人工导管。

3. 气道湿化护理

（1）利用呼吸机本身配备的加温加湿装置。即加热加湿器，防止病人气道过于干燥。

（2）利用人工的方法定时或间断地向人工气道内滴入一定量的湿化液，可加强气道湿化的作用。常用的湿化液有生理盐水或生理盐水＋抗生素，2.5% $NaHCO_3$。人工滴入湿化液的量，以使呼吸道分泌物能被顺利排出或抽出为原则。一般成年人 2～3 mL/次，小儿 0.5～1 mL/次。湿化液的量应根据病人的咳嗽反射和能力决定。

4. 气管内吸痰　吸痰可维持气道通畅，防止气道阻塞及肺部感染，改善通气功能。每 0.5～1 h 吸痰一次。当病人出现频繁呛咳、人机对抗；闻及气管内有痰鸣音；出现发绀、呼吸困难及经皮血氧饱和度下降时，要立即吸痰。吸痰时要注意以下几点。

（1）吸痰用物应使用一次性用品。

（2）吸痰前后应为病人加氧至 100%，吸痰过程如果病人出现发绀、躁动、心率增快、异位心律、血氧饱和度（SpO_2）明显下降时，应立即停止吸痰，并施行手动式通气，以帮助病人维持足够的氧气及通气。

（3）吸痰程序限制在 10～15 s 内完成。痰液多，一次无法吸彻底时，应分次吸引，每次间隔 3～5 min。

（4）加防泄气接头以防止发生肺部萎缩。

（5）避免用过大的吸力，防止黏膜破损。

（6）每次吸痰时，应观察痰液的颜色、性质及量。

（7）吸痰管长短粗细合适。粗细应是人工气管内径的 1/2，过粗易引起缺氧，支气管痉挛等。过细对黏稠的痰液不易吸出。过短，不能达到所需的深度，也达不到满意的吸痰效果。

5. 观察人工气管的有关并发症　机械通气时要密切观察人工气管有无阻塞、气囊有无破裂漏气及意外脱管等。

6. 预防感染及护理　人工气道的建立、呼吸道分泌物引流不畅、细菌向呼吸道移植、频繁吸痰、气道内滴液湿化、雾化等;无菌操作不严、呼吸机管道消毒不严格、病人机体抵抗力低下及不合理使用抗生素等是病人感染的主要原因,因此,护理病人要严格无菌操作,操作前要洗手,无菌气管内吸痰。要减少不必要拆卸呼吸机管道,因频繁拆除或更换呼吸机管道会增加呼吸机管道内细菌散播到病房环境的机会。密切观察是否有感染的发生,如心率、呼吸频率、体温、白细胞数量等。避免人为因素所致的感染发生。

7. 心理护理　呼吸机通气支持的病人,病情危重、环境陌生及呼吸机带来的异常声响、交流障碍、舒适改变等,易使病人出现焦虑、恐惧及不合作等心理问题。而部分病人在呼吸机治疗过程中又出现呼吸机心理依赖问题等。因此,要重视病人的心理问题,让病人熟悉病房环境,了解呼吸机治疗的目的及配合方法,建立护患之间有效的沟通交流方式,鼓励病人主动加强自主呼吸,争取早日脱机。

(五) 呼吸机的撤离

1. 撤机前的准备

(1) 生理准备:包括呼吸状况评价、循环系统评价、神经系统评价、肾和代谢功能评价、营养状况评价。① 呼吸状况评价:确定呼吸功能基本正常。如呼吸频率<25次/min,VT>5 mL/kg,存在咳嗽反射。动脉血气分析正常。撤机标准:呼吸力学:呼吸频率<25次/min,自主呼吸潮气量>5 mL/kg,最大吸气压>−20 cmH_2O。氧合状况:PaO_2>8 kPa,通气状况:$PaCO_2$<8 kPa。② 循环评价:确定循环正常。包括有正常的心律、脉搏、血压、外围组织灌流、尿液量、血红蛋白、体温及酸碱平衡。③ 神经系统评价:病人神志清醒及肌肉有力,有张口及咳嗽反射。

(2) 心理准备:① 护士要鼓励病人自主呼吸,以重新建立呼吸和自信心。② 告知病人撤机的方法,鼓励病人自主呼吸,取得病人积极配合。③ 向病人保证进行严密观察,一旦出现呼吸窘迫,将立即进行通气支持以保持足够的氧合和通气。

2. 拔管

(1) 确定病人清醒,无镇静药作用遗留,了解拔管程序。

(2) 用物准备:氧气、面罩、吸痰装置。

(3) 拔管前检查病人生命体征。

(4) 彻底吸引气管内导管和口咽部分泌物。

(5) 解除气管内导管固定带,气囊放气。

(6) 嘱病人咳嗽,同时边咳嗽边拔出气管导管,给予面罩吸氧。

(7) 密切观察病人生命体征和 SpO_2,尤其注意呼吸频率、节律有无变化,病人有无气促、气短、口唇有无发绀。

(8) 清洗口腔,清洁面部。

(9) 床旁保留插管器材以备再插管。

(10) 告知病人可能有暂时声音嘶哑和吞咽困难。

(11) 加强拔管后通气护理,定时雾化,鼓励病人咳嗽、咳痰,保持呼吸道畅通。

二、血液净化护理

血液净化是把病人血液引出体外并通过一种净化装置，除去其中某些致病物质，净化血液，达到治疗疾病的目的，这个过程即为血液净化。血液净化的目的是清除血液中的有害物质，主要清除方式有：弥散、对流及吸附，不同的净化模式清除原理不同，如血液透析-弥散；连续性肾脏替代治疗-对流及部分吸附；血液灌流、IA -吸附。不同物质被清除的方式也不同，小分子物质弥散效果好，中大分子物质则以对流及吸附效果好。根据不同的临床需要，甚至在病情的不同阶段，选择恰当的治疗模式。常用的血液净化治疗如下。

（一）血液透析

血液透析（Hemodialysis，HD）是利用半透膜原理，通过扩散、对流，将体内各种有害以及多余的代谢废物和过多的电解质移出体外，达到净化血液、纠正水电解质及酸碱平衡的目的。

护理专业教学资源库/课程中心/急救护理/教学内容/学习单元 3 -重症监护/教学图片/5 -教学图片- 3 ICU 器官功能支持/血液透析模式图

1. 原理　① 利用弥散清除溶质。② 利用超滤清除水分。

护理专业教学资源库/课程中心/急救护理/教学内容/学习单元 3 -重症监护/教学图片/5 -教学图片- 3 ICU 器官功能支持/血液透析原理

2. 作用　能够纠正电解质以及酸碱平衡的紊乱。

3. 血液透析疗法的适应证　① 急性肾衰竭。② 慢性肾衰竭。③ 药物以及毒物的中毒。

4. 血液透析疗法的相对禁忌证　① 休克或低血压（高压低于 80 mmHg）者。② 大手术后 3 d 内或有严重出血者。③ 严重贫血。④ 严重心律失常、心肌功能不全或冠心病。⑤ 严重高血压。⑥ 严重感染。⑦ 晚期肿瘤。⑧ 极度衰竭、临危病人。⑨ 高龄病人。

5. 血液透析护理

（1）透析前的护理：① 透析治疗是非生理性状态，病人难以接受，对透析的恐惧，会使病人失去信心，故心理护理尤为重要，应做好心理疏导，认真倾听病人的心理感受，向病人和家属解释血液透析治疗的原理及效果，讲解相关血液透析知识，有效利用病人家庭的支持，取得病人密切配合。鼓励病人战胜困难，使病人在身心和谐的状态下以轻松愉悦的心情以及更积极的心态接受血液透析治疗。② 制定个体化护理计划。透析前要测体重、脉搏、血压、体温、呼吸。抽血查 K^+、Na^+、Cl^-、血尿素氮、血肌酐、二氧化碳结合力（CO_2CP），凝血酶原活动度，血红蛋白等，以了解病人心、肺、肝、肾功能状态及贫血、感染、出凝血情况。③ 透析前应检查透析器各部件的运输是否正常。

(2) 透析护理：病人应每隔 30～60 min 记录体温、呼吸、脉搏、血压一次，危重病人应每隔 15～30 min 记录一次，以便及时发现透析时可能发生的并发症，及时处理。同时，按记录结果及时调整透析方案。在透析中可发生出血、心悸、心力衰竭、呼吸骤停、心肌梗死等严重并发症。护士应严密观察并做好心肺复苏的一切准备工作。透析中应密切观察血流量、静脉压、有无血液分层、血液及透析液颜色，如发生分层、凝血，提示肝素用量不足，一般加大肝素剂量即可。透析液颜色变红说明发生了破膜应立即停止并更换装置。

(3) 透析后护理：须测体温、呼吸、脉搏、血压、体重。抽血查肌酐、尿素氮、K^+、Na^+、Cl^-、CO_2CP，必要时查 Ca^{2+}、P^{3-} 以决定透析效果，有无电解质紊乱，并做相应调整，同时为下一次制定透析方案做准备。在两次透析间隔期准确记录液体的出入量是极其重要的，据此可使病人有适当的液体摄入而又不会过度增加液体负荷而发生充血性心力衰竭。

(4) 合理膳食：饮食治疗是血液透析病人提高存活率的关键，要严格按饮食治疗要求进食，此类病人因水钠受限、血液透析清除及味觉减退，易致营养代谢紊乱。因此，可根据医嘱制定高蛋白高热量饮食和在医生指导下调整钠与钾的摄入。要多食优质蛋白，经常调换口味，注意食物的色、香、味，促进食欲，避免进食过甜或油腻食物。注意补充维生素及水和钠盐平衡，以满足机体修复的需要。体重的改变是液体平衡的最好指标，病人可通过记录出入液量和每天自测体重一次，以两次透析间每天体重增加 0.5 kg 为宜。

(二) 血液灌流

血液灌流(hemoperfusion，HP)是将病人的血液引出体外，通过灌流器中吸附剂的吸附作用清除外源性和内源性毒物、药物以及代谢废产物，从而达到净化血液的目的。但是不能够清除体内多余的水分，不能够纠正电解质以及酸碱平衡紊乱。目前主要用于药物以及毒物中毒、联合血液透析治疗尿毒症并发症、肝性脑病、某些感染性疾病的内毒素吸附等。

护理专业教学资源库/课程中心/急救护理/教学内容/学习单元 3-重症监护/教学图片/5-教学图片-3 ICU 器官功能支持/血液灌流仪

1. 原理

(1) 活性炭：吸附速度快、吸附容量高，但吸附选择性低、机械强度差。活性炭与血液接触会引起血液有形成分的破坏，有碳微粒的脱落引起微血管栓塞的危险。通过包裹技术解决了这一难题，材料为白蛋白-火棉胶。

(2) 树脂：合成树脂是一类具有网状立体结构的高分子聚合物，分为离子交换树脂和吸附树脂。常用的为吸附树脂，而很少用离子交换树脂，因为后者容易吸附极性大、溶于水的物质，对电解质的平衡有一定的影响。

2. 作用　血液灌流可清除与蛋白质或脂类相结合而为一般血液透析所不能清除的物质，活性炭与大孔树脂的吸附谱包括：① 安眠药：如巴比妥类、格鲁米特、甲喹酮、地西泮、甲丙氨酯、水和氯醛等。② 解热镇痛药：如水杨酸类和对乙酰氨基酚等。③ 洋地黄、某些抗癌药和异烟肼等。④ 三环类抗抑郁剂：如丙咪嗪和阿米替林等。⑤ 有机磷和有机氯等。⑥ 毒蕈类。⑦ 尿毒症毒素和可能导致肝性脑病的代谢毒物等。

3. 临床应用　安眠药中毒、有机磷中毒、洋地黄中毒、甲亢危象等。

4. 血液灌流的指征　① 血浆药物浓度已达致死浓度。② 药物或毒物有继续再吸收的可能。③ 严重中毒导致低换气、低体温、低血压，尽管经积极抢救，病情仍继续恶化，或内科治疗无效者。④ 长时间昏迷伴有肺炎或已有严重的慢性肺部疾病病人。⑤ 有肝、心、肾功能不全致排泄药物能力降低者。血液灌流的疗效评价药物或毒物的清除率。

(三) 连续性肾脏替代治疗

连续性血液净化治疗(CBP)是指所有连续、缓慢清除水分和溶质的治疗方式的总称。随着该项技术的不断成熟和应用范围的日趋扩大，其名称和方式也在不断变革，从最早的连续性肾脏替代治疗(CRRT)(肾脏疾病)到现在的CBP(非肾脏疾病)；从连续24 h到日间或间断CRRT，更能切合实际解决极危重病人的临床问题。

1. 特点　CBP具备血流动力学稳定、纠正酸碱紊乱、溶质清除率高、营养支持、清除炎性介质的特点。

2. 临床应用

(1) 在复杂性急性肾衰竭(ARF)中的应用：ARF伴有心血管功能衰竭、ARF合并脑水肿、ARF伴高分解代谢。

(2) CBP在非肾脏疾病中的应用：全身炎症反应综合征(SIRS)、急性呼吸窘迫综合征(ARDS)、多器官功能障碍综合征(MODS)、挤压综合征、急性坏死性胰腺炎、慢性心力衰竭。

(四) 血浆置换

血浆置换(PE)是利用体外循环除去病人血液中的致病因子的一种治疗方法。这些致病因子包括：尿毒症毒素、循环毒素、自身抗体、免疫复合物、大量低密度脂蛋白、副蛋白等。

1. 原理　① 清除致病物质。② 非特异性的治疗作用。③ 调节免疫系统的功能。

2. 方法　① 非选择性血浆净化疗法，即单膜(纯)血浆置换，是指将病人的血浆和血液细胞分离出来，弃掉含有致病物质的血浆，同时补充同等置换量的置换液以达到治疗的目的。② 选择性血浆净化疗法，即双重血浆置换DFPP，是将全血通过一级分离器分离成血浆和血细胞成分，然后血浆再通过二级滤器分离出较大分子量的致病物质，二级滤器的膜孔径比较小，允许大多数较小分子量的物质像白蛋白(6.9万道尔顿)返还到病人体内,这种方法所需要的置换液量较少,常用于选择性清除相对较大分子量的物质,包括β-脂蛋白,IgM,冷球蛋白以及免疫复合物等。为了合理选择二级滤器,必须了解致病物质的分子量大小。

3. 血浆置换的适应证　涉及内科各个领域,主要为代谢和免疫两大疾病。① 肾脏疾病:抗-GBM抗体介导的疾病(Goodpasture综合征)、急进性肾小球肾炎、多发性骨髓瘤引起的肾衰竭。② 神经系统疾病:格林巴利综合征、重症肌无力。③ 血液系统疾病:高黏滞综合征、冷球蛋白血症、成年人及儿童溶血性尿毒症综合征、自身免疫性溶血性贫血。④ 代谢性疾病:高胆固醇血症、家族性高胆固醇血症、高甘油三酯血症。⑤ 皮肤疾病:普通天疱疮、大疱性类天疱疮、中毒性表皮坏死溶解症(Lyell综合征)。⑥ 风湿系统疾病:系统性红斑狼疮、类风湿性血管炎、类风湿关节炎。⑦ 肝衰竭。

(五) 免疫吸附疗法(IA)

免疫吸附是将血浆或全血通过某种吸附材料除掉内源性或外源性致病因子,净化血液,达到治疗疾病的目的。全血吸附弊端较多,不主张采用;一般指的是血浆吸附。本方法只是从病人的血液中把血浆分离出来,然后有选择性地除去血浆中的致病物质,与分子量的大小无关。由于不损失有用血浆成分,所以不需补充液。其优点:① 由于不需补充液,故没有感染的机会。② 可特异性、选择性除去致病物质。③ 可根据疾病的不同选择不同的吸附器。④ 不影响同时进行的药物治疗。

【思考题】

1. 如何根据病情和血气分析结果调节呼吸机参数?
2. 对机械通气病人如何做好人工气道的护理?

(肖洪俊)

第六章　急性中毒救护

第一节　急性中毒概述

学习内容(在本节,你要学习)

1. 急性中毒的病因、中毒机制、临床表现。
2. 急性中毒的救治原则及护理措施。
3. 急性中毒的健康教育。

典型案例

病人,女性,35 岁,昏迷 1 h 入院。病人 1 h 前与家人争吵后自服农药 1 瓶,具体药名和药量不详。家人发现后,约 5 min 病人出现腹痛、恶心,并呕吐一次,吐出物有大蒜味,逐渐神志不清,出汗多,大小便失禁,被急送来院。既往体健,无肝、肾、糖尿病史,无药物过敏史,月经史、个人史及家族史无特殊。查体:体温 36.5℃,脉搏 60 次/min,呼吸 30 次/min,血压 110/80 mmHg,神志不清,呼之不应,压眶上有反应,皮肤湿冷,肌肉颤动,巩膜不黄,瞳孔针尖样,对光反射弱,口腔流涎,两肺较多哮鸣音和散在湿啰音,心界不大,心率 60 次/min,律齐,无杂音,腹平软,肝脾未触及,下肢不肿。

问题导向

病人被送到急诊科,如果你是急诊科护士,该怎么做?如何按照中毒急救流程抢救?

中毒急救流程(图 6-1)

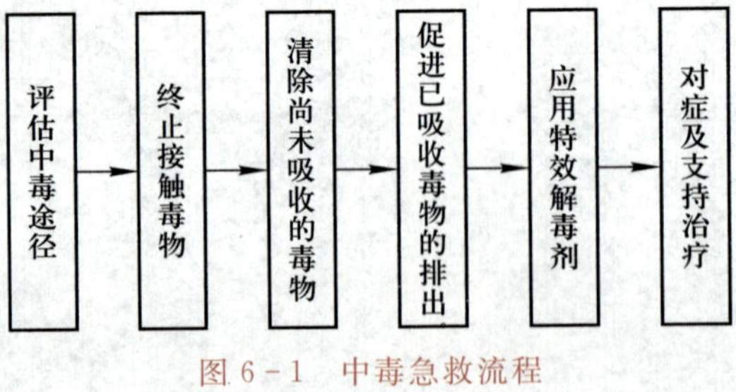

图 6-1　中毒急救流程

某些物质接触人体或进入人体后，与体液、组织相互作用，损害组织，破坏神经及体液的调节功能，使正常生理功能发生严重障碍，引起一系列症状和体征，称为中毒(poisoning)。能引起中毒的外来物质称为毒物(toxicant)。大量毒物或少量毒性较大的毒物在短时间内进入人体，迅速引起中毒症状甚至死亡者称为急性中毒(acute poisoning)。小剂量毒物长期持续或反复地进入人体，蓄积到一定量时所引起的中毒称为慢性中毒(chronic poisoning)。

急性中毒是临床常见的急症，其发病急骤、症状凶险、变化迅速，不及时救治可危及生命，必须尽快作出诊断与急救处理。

一、护理评估

(一) 健康史

应重点询问职业史和中毒史。要了解病人发病时身边有无药瓶、药袋等，并询问中毒症状出现的时间，估计服药时间和剂量。此外还应了解病人的生活情况、近期精神状况，有无家庭矛盾和社会矛盾及其发生前后的情绪及举止异常情况等，协助诊断。

(二) 身体状况

不同化学物质的急性中毒可产生不同的表现。检查时首先检查生命体征，然后按诊断学规范检查，重点检查呼吸系统、循环系统、瞳孔及皮肤黏膜等的变化。

1. 呼吸系统症状

(1) 刺激症状：表现为咳嗽、胸痛、呼吸困难，见于各种刺激性及腐蚀性气体，如强酸雾、甲醛溶液等。

(2) 呼吸气味：有机磷农药有大蒜味，硫化氢有臭蛋味，氰化物有苦杏仁味，乙醇有酒味，硝基苯中毒有鞋油味等。

(3) 呼吸加快：见于水杨酸、甲醇等中毒。

(4) 呼吸减慢：见于催眠药、麻醉药、吗啡等中毒对呼吸中枢的过度抑制。

2. 眼部症状

(1) 瞳孔缩小：见于有机磷农药、吗啡等中毒。

(2) 瞳孔扩大：见于阿托品、乙醇、氰化物、苯等中毒。

3. 皮肤黏膜症状

(1) 皮肤及口腔黏膜灼伤：主要见于强酸、强碱等引起的腐蚀性损害，如糜烂、溃疡、痂皮等。

(2) 发绀：见于亚硝酸盐、磺胺、非那西丁、麻醉药等中毒，引起氧和血红蛋白的不足而产生发绀。

(3) 口唇樱桃红色：为一氧化碳、氰化物中毒的特征性表现。

(4) 皮肤潮红：见于乙醇、阿托品、血管扩张药等中毒。

4. 循环系统症状

(1) 心律失常：洋地黄、夹竹桃、乌头等兴奋迷走神经，拟肾上腺素类药、三环抗抑郁药等兴奋交感神经，以及氨茶碱中毒等都可引起心律失常。

(2) 休克:奎宁、奎尼丁等可引起血管源性休克,强酸、强碱等可致低血容量性休克,青霉素引起过敏性休克。

(3) 心脏骤停、中毒性心肌病变:见于洋地黄、奎尼丁、河豚鱼等中毒。

5. 神经系统症状

(1) 中毒性脑病:有机磷农药、一氧化碳等可引起各种神经系统症状及脑实质的损害。表现为程度不等的意识障碍、抽搐等,严重者出现颅内压增高症候群。

(2) 中毒性周围神经病:如铅中毒所致脑神经麻痹,砷中毒所致多发性神经炎。

6. 其他系统症状　恶心、呕吐,少尿、无尿等。

(三) 心理社会状况

急性中毒病人因突然发病,病情严重,担心抢救能否成功,害怕留有后遗症,有焦虑、紧张和恐惧心理。服毒自杀者不愿配合检查和治疗,甚至有再次自杀的念头。

(四) 相关检查

1. 毒物检测　对怀疑中毒或不明原因的中毒应尽早选择性采集标本进行毒物分析。可采集病人的呕吐物、首次抽吸的胃内容物、血、尿、便、唾液、剩余的可疑食品、物品、遗留毒物、药物和容器等送检,进行毒物检测。

2. 血液毒物相关检测　包括酶活性测定、碳氧血红蛋白和高铁血红蛋白测定等。

3. 常规检查　血常规、尿常规、便常规、血气分析、血清电解质、血糖、肝功能、肾功能、心电图、胸部X线等检查。协助诊断,指导治疗。

二、护理诊断

1. 清理呼吸道无效　与中毒导致病人恶心呕吐、中枢抑制等有关。
2. 呼吸型态紊乱　与毒物抑制呼吸中枢等有关。
3. 焦虑、恐惧　与知识缺乏,自感濒临死亡等有关。
4. 心排血量减少　与毒物导致心肌收缩力降低、心律失常等有关。
5. 知识缺乏　缺乏药物中毒相关知识。

三、预期目标

1. 不发生因呼吸道不畅导致的呼吸困难、窒息。
2. 病人情绪安定,能正确对待工作和生活。
3. 无意外受伤。
4. 发生并发症的危险性减少或消除。
5. 懂得使用农药时自我防护知识。

四、护理措施

(一) 急救护理

1. 迅速脱离有毒环境　对吸入性中毒者,应立即将病人撤离中毒现场,转移到空气新鲜的地方。对接触性中毒者,立即撤离中毒现场,脱去污染衣物,接触的黏膜、皮肤、指甲、毛发等要用大量清水或肥皂水彻底冲洗。清洗时注意切忌用热水或用少量水擦洗。若眼部接触到毒物时，应采用清水或等渗盐水大量冲洗，直至石蕊试纸显示中性为止。皮肤接触腐蚀性毒物时，冲洗时间应达到 15～30 min，并可选择相应的中和剂或解毒剂冲洗。对于口服中毒者，应立即终止服用。

2. 清除尚未吸收的毒物　食入性中毒应尽早清除胃肠道尚未吸收的毒物，愈早、愈彻底，预后愈好。

(1) 催吐：适用于神志清醒，能配合，且没有催吐禁忌证者。此法简单有效，便于操作。

(2) 洗胃：是彻底清除胃内容物的有效方法，也是口服中毒病人抢救成功与否的关键措施。

(3) 导泻：适用于服毒超过 4 h，洗胃后病人。常用 25%硫酸钠 30～60 mL 或 50%硫酸镁 40～80 mL。中枢神经系统严重抑制的昏迷病人，禁用硫酸镁导泻。

(4) 灌肠：适用于口服中毒超过 6 h 以上、导泻无效者及抑制肠蠕动的毒物（如巴比妥类、颠茄类、阿片类）中毒。

3. 促进已吸收毒物的排出

(1) 补液利尿：① 补液：常选用 5%～10%葡萄糖注射液或 5%葡萄糖生理盐水注射液静脉滴注。② 利尿：在补液的基础上给予强利尿剂，如呋塞米 20～40 mg 静脉注射，也可用高渗透性利尿剂，如 20%甘露醇注射液 250 mL 快速静脉滴注。

(2) 吸氧：高压氧治疗是一氧化碳中毒的特效疗法。

(3) 血液净化：① 血液透析：适用于中毒量大、血中浓度高、常规治疗无效，且伴有肾功能不全及呼吸抑制者，应尽早采用，一般来说 12 h 内透析效果最好。② 血液灌流：适用于严重中毒并经其他治疗或透析治疗效果不佳者。③ 血浆置换：疗效最佳，但其操作复杂，代价较高。

4. 特效解毒剂的应用

(1) 金属中毒解毒剂：常用的有依地酸钙钠，是急、慢性铅中毒的首选特效解毒药。二巯基丁二酸钠（又称二巯琥珀酸钠）为广谱金属解毒药，主要用于汞、砷、铅、锑、钡、银、铜、镍等金属中毒。其中对锑的解毒作用最强。二巯丙醇用于砷、汞、金、锑的中毒。

(2) 高铁血红蛋白症解毒剂：小剂量亚甲蓝（美蓝）用于亚硝酸盐、苯胺、硝基苯等中毒引起的高铁血红蛋白血症。注意：大剂量亚甲蓝（10 mg/kg）的效果相反，可引起高铁血红蛋白。

(3) 氰化物中毒解毒剂：一般采用亚硝酸盐——硫代硫酸钠疗法。此外，依地酸二钴等有机钴盐类也是治疗氰化物中毒的有效解毒药，与硫代硫酸钠合用还可增加疗效。

(4) 有机磷农药中毒解毒剂：常用药有阿托品、氯解磷定，对内吸磷、对硫磷、甲胺磷、甲拌磷等中毒的疗效好。

(5) 中枢神经抑制剂解毒剂：① 纳洛酮：对麻醉镇痛药引起的呼吸抑制有特异的

拮抗作用。乙醇中毒也可应用。② 氟马西尼:为苯二氮䓬类中毒的拮抗药。③ 醒脑静:对一氧化碳中毒昏迷病人有良好的促醒作用。

5. 对症及支持治疗　及时清理呼吸道分泌物,保持呼吸道通畅;心搏、呼吸骤停者应立即予以心肺复苏;烦躁惊厥者给予止惊、镇静治疗;肺水肿、脑水肿、抽搐、呼吸、循环衰竭者积极给予相应处理;昏迷者常规留置导尿,加强基础护理,定期翻身拍背,以免发生坠积性肺炎及压疮等。

(二) 一般护理

1. 休息及饮食　急性中毒者应卧床休息、注意保暖。病情许可时,尽量鼓励病人进食,急性中毒病人的饮食应为高蛋白、高碳水化合物、高维生素的无渣饮食,腐蚀性毒物中毒者应早期给乳类等流质饮食。

2. 口腔护理　吞服腐蚀性毒物者应特别注意口腔护理,密切观察口腔黏膜的变化,做好口腔护理,防止口腔感染。

3. 对症护理　洗胃时应注意洗胃液的温度、抽出洗胃液量和颜色,同时注意肢体保暖;昏迷者必须注意保持呼吸道通畅,维持呼吸、循环功能,并要做好皮肤护理,定时翻身,防止压疮发生;惊厥时应保护病人避免受伤,应用抗惊厥药物;高热者可采用物理或药物降温;尿潴留者给予导尿,注意无菌技术操作;为了避免静脉血栓形成及肌肉僵直,要经常协助病人做主动或被动运动,如有皮肤溃疡及破损应及时处理,预防感染等。

(三) 病情观察

1. 密切观察病人生命体征、意识及瞳孔的变化,详细记录出入量。注意观察呕吐物及排泄物的性状,必要时留标本送检。

2. 保持呼吸道通畅,及时清除呼吸道分泌物,给予氧气吸入,必要时气管插管、气管切开或使用呼吸机等。

3. 做好心脏监护,一旦发现心脏损害,及早进行处理。

4. 维持水及电解质平衡。密切观察病人的尿量、每日进食量、口渴及皮肤弹性情况、呕吐、腹泻情况,并及时给予适量的补液,可有效地防止水、电解质紊乱。严重呕吐、腹泻者应详细记录呕吐物的颜色和量。注意尿量以及血压与尿量的关系,若尿量小于 1 000 mL/d,尿比重大于 1.020,提示血液浓缩,需适当补液;血压正常而尿量减少提示失水;血压下降且尿量减少提示缺水或缺乏胶体物质或两者均缺乏。

(四) 洗胃护理

经口中毒的只要胃内毒物尚未完全排空,即可用洗胃法。一般在毒物摄入 4~6 h内洗胃效果较好。饱腹、中毒量大或减慢胃排空毒物中毒超过 6 h 仍要洗胃。洗胃要用特制胃管(较粗),因小胃管易被胃内食物堵塞。一般成年人用 10 L 以上温水(清水),儿童最好用生理盐水以免引起水电解质紊乱。清醒的病人可采取坐位洗胃。洗胃液还可采用 1∶5 000 高锰酸钾,2%碳酸氢钠,但有些毒物与其反应,毒性可增强,故一般急诊时清水即可。吞服腐蚀性毒物、石油化工产品和产生泡沫的毒物禁止洗胃。神志不清或昏迷的中毒病人如必须洗胃可先作气管插管后再行洗胃。洋地黄中毒病人洗胃时要用阿托品以免洗胃刺激迷走神经引起心律失常。

护理专业教学资源库/课程中心/急救护理/教学内容/学习单元2-急诊科救护/教学图片/5-教学图片-3急性中毒病人的急诊救护/洗胃机

(五) 用药护理

遵医嘱正确使用解毒药及其他药物,并注意观察用药反应及病情变化,为医师的用药及各种治疗提供可靠依据。

(六) 心理护理

对服毒自杀者,要做好病人的心理护理,防范病人再次自杀。对于服毒自杀转危为安者,应了解自杀的原因、社会文化背景、家庭和社会关系、家庭经济状况以及对中毒的了解程度和心理需求,帮助病人解决心理症结,给予心理上的安慰、疏导。同时做好家属及其他人的工作,以消除病人的后顾之忧。

(七) 健康教育

1. 加强防毒宣传,普及防毒知识　在厂矿、农村、城市居民中结合实际情况,向群众介绍有关中毒的预防和急救知识。可因时、因地制宜进行防毒宣传。

2. 不吃有毒或变质的食品　食用特殊的食品前,要注意了解有无毒性,不要吃有毒或变质的动植物,如对于无法辨别有无毒性的蕈类,或怀疑为有机磷农药毒死的家禽,不可食用。新近腌制的咸菜、变质韭菜、菠菜、萝卜等蔬菜,苦井水、发芽马铃薯等均不可食用。

3. 加强毒物管理和个人防护　严格遵守有关毒物的防护和管理制度,加强毒物的保管。在化学物质的生产过程中,防止"跑、冒、滴、漏"。有毒物的生产车间和岗位应加强通风,以排出毒物,防止毒物聚积导致中毒。喷洒农药、抢救意外事故,或进入空气中含有高浓度毒物的场所时,要加强个人防护,穿防护衣服,戴防毒面具。

五、护理评价

1. 病人生命体征是否逐渐恢复正常。
2. 病人情绪是否稳定,能否正确对待工作和生活。
3. 病人有无发生并发症。
4. 病人和家属能否复述使用农药时自我防护知识。

【思考题】

1. 简述急性中毒的急救原则。
2. 对急性中毒病人应采取哪些急救护理措施?

第二节 有机磷农药中毒

学习内容(在本节,你要学习)

1. 有机磷农药中毒的发病机制。
2. 有机磷农药中毒的病情评估。
3. 有机磷农药中毒的救治措施和护理措施。

典型案例

李女士,60岁,2 h前与家人吵架,服有机磷农药约30 mL,被家人发现时面色苍白、轻度呼吸困难、四肢轻度抽搐、恶心、呕吐。家人给予简单清除口、鼻内的污物,未进行其他抢救,急送入院。入院查体:神志不清,体温37℃,脉搏70次/min,呼吸14次/min,血压100/75 mmHg,口腔内有蒜臭味,瞳孔缩小,两肺可闻及湿啰音,小便失禁,病理反射未引出。

问题导向

该病人的初步诊断是什么?对该病人应采取哪些急救护理措施?

有机磷农药中毒急救流程(图6-2)

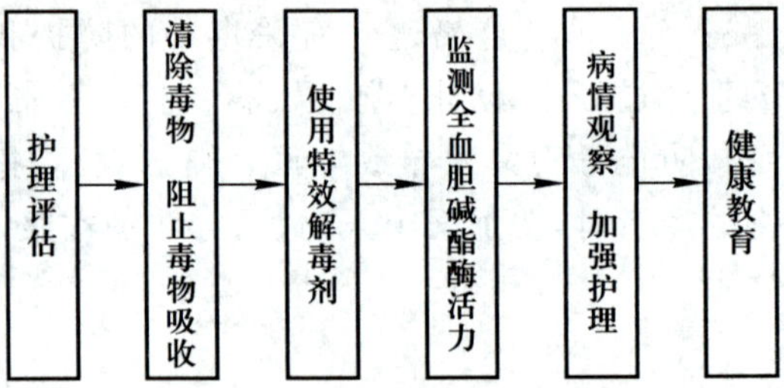

图6-2 有机磷农药中毒急救流程

有机磷农药是一类广谱杀虫剂,属有机磷酸酯或硫代磷酸类化合物,对人畜均有毒性。多呈油状或结晶状,有大蒜样臭味,其挥发性因品种不同而差异较大。一般难溶于水,易溶于有机溶剂中。

有机磷农药因生产使用过程不当或生活性因素可导致急性中毒。有机磷农药可经消化道、呼吸道、皮肤黏膜吸收。吸收后迅速分布全身,在体内与胆碱酯酶结合成磷酰化胆碱酯酶,抑制了酶的活性,致使乙酰胆碱不能被酶分解,在组织中过量蓄积,从而使中枢神经系统和胆碱能神经功能紊乱,先是过度兴奋,继而转为抑制,出现一系列中毒表现。

一、护理评估

(一) 健康史

详细了解病人近来生活、工作情况及情绪的变化。了解有机磷农药的来源、种类、剂量、中毒具体时间、中毒经过和中毒途径,是否有口服、喷洒有机磷农药等接触史。观察病人身体污染部位或呼出气、呕吐物,若闻及有机磷农药所特有的大蒜臭味更有助于诊断。

(二) 身体状况

急性中毒发病时间与毒物种类、剂量、侵入途径和机体感受性等密切相关。主要表现有以下几方面症状。

1. 症状和体征

(1) 毒蕈碱样症状:又称 M 样症状,出现最早,主要是副交感神经末梢兴奋所致,类似毒蕈碱作用,表现为平滑肌痉挛和腺体分泌增加。临床表现有多汗、流泪、流涕、流涎、恶心、呕吐、腹痛、腹泻、尿频、大小便失禁、心搏减慢、瞳孔缩小、支气管痉挛、咳嗽、气促,严重病人出现肺水肿。可用阿托品对抗治疗。

(2) 烟碱样症状:又称 N 样症状,乙酰胆碱在横纹肌神经肌肉接头处过度蓄积和刺激,使面、眼睑、舌、四肢和全身横纹肌发生肌纤维颤动,甚至全身肌肉发生强直性痉挛。病人表现为全身紧缩和压迫感,常有肌束颤动、牙关紧闭、抽搐、全身紧束压迫感,而后发生肌力减退和瘫痪,呼吸肌麻痹引起周围性呼吸衰竭。可用胆碱酯酶复能剂解除。

(3) 中枢神经系统症状:中枢神经系统受乙酰胆碱刺激后出现头晕、头痛、疲乏、共济失调、烦躁不安、意识模糊、谵妄、抽搐、昏迷和呼吸与循环中枢抑制等表现。

(4) 局部损害:有机磷农药污染眼部,引起结膜充血和瞳孔缩小;敌敌畏、敌百虫、对硫磷、内吸磷接触皮肤,可引起过敏性皮炎、水疱和剥脱性皮炎。

2. 中毒程度

(1) 轻度中毒:以毒蕈碱样症状为主,表现为头晕、头痛、流涎、恶心、呕吐、腹痛、多汗、视物模糊、瞳孔轻度缩小,血胆碱酯酶活力为50%～70%。

(2) 中度中毒:出现典型毒蕈碱样症状和烟碱样症状,除轻度中毒症状外,尚有肌束颤动、大汗淋漓、瞳孔明显缩小、呼吸困难、精神恍惚、步态蹒跚,血胆碱酯酶活力为30%～50%。

(3) 重度中毒:除毒蕈碱样症状和烟碱样症状外,出现中枢神经系统受累和呼吸衰竭表现,表现为瞳孔极度缩小、呼吸极端困难、发绀、昏迷、惊厥,少数病人有脑水肿,血胆碱酯酶活力<30%。

(三) 心理社会状况

误服中毒病人因突然发病,易产生紧张、恐惧心理,担心有后遗症。服毒自杀病人心理脆弱,缺乏自我控制能力,对待医护人员的抢救产生矛盾心理,既想解除身心痛苦,又存在后悔、羞愧等复杂情绪,不愿与人沟通交流,不愿亲友探视。个别病人持消极态度,不配合治疗护理工作。

(四)相关检查

1. 全血胆碱酯酶活力(CHE)测定　是诊断有机磷农药中毒的特异性实验指标,对中毒程度、疗效判断和预后估计均极为重要。以正常人血胆碱酯酶活力值作为100%,急性有机磷农药中毒时,CHE降至正常人均值70%以下即有意义。

2. 毒物检测　将呕吐物、首次洗胃液、血、尿、便等送检,有助于有机磷农药中毒的诊断。

3. 常规检查项目　血尿便常规、血糖、血生化、肝功能、肾功能、心电图、胸透等。

二、护理诊断

1. 呼吸型态紊乱　与有机磷农药中毒导致肺水肿、换气功能障碍等有关。
2. 有受伤的危险　与有机磷农药中毒导致病人精神恍惚、昏迷等有关。
3. 有窒息的危险　与中毒后流涎、呕吐、精神恍惚、昏迷,导致误吸等有关。
4. 情境性自我贬低　与学业、事业、家庭或婚姻等受到挫折,失去生活信心有关。
5. 知识缺乏　缺乏有机磷农药的使用、保管和中毒后的表现、救护、预后等知识。
6. 潜在并发症:脑水肿、肺水肿及呼吸衰竭。

三、预期目标

1. 病人不发生因呼吸道不畅导致的呼吸困难、窒息。
2. 病人情绪安定,能正确对待工作和生活。
3. 病人无意外受伤。
4. 病人了解有机磷农药的安全使用知识。
5. 病人发生并发症的危险性减少或消除。

四、护理措施

(一)现场救护

1. 迅速清除毒物

(1) 呼吸道吸入性毒物:迅速使病人脱离中毒环境,转移到空气新鲜地方,松开上衣领口和裤带,必要时吸氧。

(2) 皮肤黏膜侵入性毒物:终止接触毒物,脱去已被污染的衣服。用生理盐水或肥皂水彻底清洗污染的皮肤、毛发、外耳道、手部(先剪去指甲),然后用微温水冲洗干净,不能用热水洗,以免增加吸收。用清水冲洗皮肤、指甲、毛发。若毒物溅入眼内,除敌百虫污染必须用清水冲洗(忌用热水及乙醇擦洗)外,其他均可先用2%碳酸氢钠液冲洗,再用生理盐水彻底冲洗,至少持续10 min,洗后滴入1%阿托品1～2滴。

(3) 口服中毒:要迅速进行现场催吐。

2. 迅速转送　送往有较好治疗条件的医院。在转送医院的途中,一定要严密监测中毒者的神志、面色、呼吸、心率、血压等病情变化。

(二)院内救护

1. 立即清除毒物

(1)皮肤黏膜侵入性毒物:如果病人未进行现场救护彻底清洗,则按照前边现场救护介绍的清除皮肤黏膜侵入性毒物的方法彻底清洗。

(2)口服中毒者未催吐的首先进行催吐:尽快准备好洗胃机及洗胃用品后,可用清水、2%碳酸氢钠溶液(敌百虫禁用)或1∶5 000高锰酸钾溶液(对硫磷、内吸磷、甲拌磷、乐果、马拉硫磷忌用)反复洗胃,直至洗胃液清亮、无味为止,但仍应保留胃管24 h以上,以备症状反复再次洗胃用。经洗胃管注入活性炭吸附肠道内的毒物,同时注入硫酸镁或硫酸钠进行导泄,必要时进行灌肠,尽快排出肠道内尚未吸收的毒物。

2. 应用特效解毒剂 在迅速清除毒物的同时,应争取时间及早应用特效解毒剂治疗,可根据病情严重程度选取胆碱酯酶复能剂、阿托品等解毒药物,最理想的是胆碱酯酶复能剂与阿托品合用,以挽救生命和缓解中毒症状。其应用原则为早期、足量、联合、反复用药。

(1)胆碱酯酶复能剂:常用药物有碘解磷定、氯解磷定等。能解除烟碱样症状,但对毒蕈碱样症状作用较差,也不能对抗呼吸中枢的抑制,需与阿托品合用。胆碱酯酶复能剂必须在中毒后72 h之内应用才有效。

(2)抗胆碱药:对缓解毒蕈碱样症状和对抗中枢神经症状,改善呼吸中枢抑制等有效。其对烟碱样症状和恢复胆碱酯酶活力无作用。要求尽快达到阿托品化,并要防止阿托品中毒。抢救治疗中阿托品应早期、足量、反复给药,根据病情每10~30 min或1~2 h给药一次,直到毒蕈碱样症状明显好转,病人出现"阿托品化"表现,再逐渐减量或延长间隔时间。

阿托品化的表现包括瞳孔扩大;颜面潮红;皮肤干燥、腺体分泌物减少、无汗、口干、肺部啰音减少;心率增快100~120次/min。

阿托品化和阿托品中毒的主要区别见表6-1。

表6-1 阿托品化和阿托品中毒的主要区别

作用部位	阿托品剂量不足	阿托品化	阿托品中毒
体温	无高热	无高热或体温低于38.5℃	高热或体温达39.0℃以上
心率	心率慢	快而有力、<120次/min	心动过速,甚至发生室颤
皮肤	苍白、潮湿	颜面潮红、口及皮肤干燥	颜面绯红、干燥
瞳孔	缩小直至濒死时方扩大	由小扩大后不再缩小	极度扩大
神经系统	表情淡漠、昏迷或有抽搐	意识清醒或模糊	幻觉、谵妄、双手抓空、抽搐、昏迷
尿潴留	无	无	有

3. 对症处理 有机磷农药中毒主要的死因是肺水肿、脑水肿、呼吸功能衰竭。休克、急性脑水肿、心肌损害及心搏骤停等也是重要死因,因此应加强对重要脏器的监护,发现病情变化及时处理。如肺水肿时用阿托品;休克时用升压药;脑水肿时应用脱

水剂和肾上腺糖皮质激素;心律失常时及时应用抗心律失常药物。

(三) 病情观察与用药护理

有机磷农药中毒发病急骤、症状严重、病情变化迅速,应加强病情监护,密切观察病情变化。

1. 常规监测　多数病人中毒后即出现意识障碍,有些病人入院时神志清楚,但随着毒物的吸收出现意识障碍。瞳孔缩小为有机磷农药中毒病人的特征之一。在抢救过程中应严密观察病人的神志、瞳孔、呼吸、血压、脉搏、体温、尿量的变化,即使在"阿托品化"后亦不应忽视。

2. 并发症的观察与防治

(1) 防止反跳与猝死的发生:① 应彻底清除残存在胃肠道、皮肤、毛发、指甲处的有机磷农药,以防止重新被吸收入血;② 严格遵循阿托品使用原则,以及停药或减量的指征,切不可过早停药或过快减量;③ 一旦发生"反跳"或"反跳"的先兆症状,如胸闷、流涎、出汗、言语不清、吞咽困难、神志模糊等,应迅速抢救,以"分秒必争"为原则,迅速而准确地抢救病人。应用解毒药治疗过程中应注意尽早、及时、足量应用,并密切观察解毒药的效果和不良反应,做好病情及 24 h 出入量记录,监测心、肝、肾等主要脏器功能,防止脏器衰竭,严密观察病情变化。连续心功能监测,给予能量合剂、肌苷及肾上腺皮质激素等可以预防猝死,若猝死出现应立即进行心肺复苏。

(2) 防止中间型综合征:若病人神志清醒后又出现心慌、胸闷、乏力、气短、食欲减退、唾液明显增多时,应警惕为中间型综合征的先兆。

(3) 防止肺部感染:对神志清醒病人应鼓励咳嗽、协助翻身拍背,雾化吸入等措施,促使痰液排出,防止肺部感染。根据病人痰液性质、肺部情况以及出现体温高、咳嗽、肺部干湿性啰音等应考虑肺部感染的可能,合理使用抗生素治疗。

3. 应用阿托品的观察与护理

(1) 早期、足量、快速、反复给药,密切观察病情直到阿托品化。

(2) 病人阿托品化后逐渐减量或延长给药间隔时间,最后改为维持量,直至毒蕈碱样症状、体征和中枢神经系统症状、体征消失 24 h,可考虑停用阿托品。注意减量不宜过快,停药不宜过早。

(3) 在用药过程中密切阿托品化指标,并随时调整剂量,防止阿托品中毒。一旦出现阿托品中毒表现,应及时停用阿托品,进行观察。必要时大量补液,或用毛果芸香碱进行拮抗。

4. 应用胆碱酯酶复能剂的观察与护理

(1) 早期用药:洗胃和应用阿托品的同时,使用胆碱酯酶复能剂,且可重复应用。

(2) 首次足量:在用药过程中应密切观察病人的症状,首次应足量给药,足量的指标是烟碱样症状消失。

(3) 复能剂在碱性溶液中不稳定,易水解成有剧毒的氰化物,所以禁与碱性药物配伍使用。

(4) 防止药液外漏:碘解磷定药液刺激性强,漏于皮下可引起剧痛及麻木感,输液时应先确定针头是否在血管内，可先输一定量的其他液体，确定无外渗后才可输注，并且药物应稀释后缓慢给药。一般不宜肌内注射用药。

(5) 注意不良反应：应用氯解磷定可出现短暂眩晕、视物模糊和复视、血压升高等不良反应；用碘解磷定可出现咽痛、口苦、恶心和血压升高等，注射速度过快可导致暂时性呼吸抑制。所以，在应用上述药物过程中应密切观察病人出现的症状，及时发现及时处理。

(四) 维持呼吸系统功能

中毒早期，呼吸道有大量分泌物且常伴有肺水肿，因呼吸肌麻痹或呼吸中枢抑制致呼吸衰竭，故保持呼吸道通畅、维持呼吸功能至关重要。如及时有效地清除呼吸道分泌物、气管插管和气管切开的正确维护、机械通气的正确应用等都能达到维持病人有效通气的目的。

(五) 一般护理

1. 饮食护理　吸入性或皮肤黏膜侵入性中毒，应鼓励病人早期进食，宜选择清淡、少渣的流质或半流质食物，逐渐恢复饮食；口服中毒者，不宜过早进食，待病情稳定，神志清醒后可试验性饮食，予以米糊、米汤、面糊、藕粉、蛋清等温流质为主。昏迷者可鼻饲。饮食中应注意营养素、水、电解质、维生素的补充，保证病人营养需求。

2. 口腔护理　口服中毒者因有机磷农药对口腔黏膜的刺激性，造成黏膜损害；插胃管或气管插管时对口腔或咽喉部黏膜的损害；再因用阿托品治疗，病人唾腺分泌减少，口腔自净能力减退，故容易导致口腔感染。因此，做好口腔护理非常必要。昏迷病人 2 次/d 口腔护理，以达到清洁口腔、预防感染的目的；神志清醒病人给予盐水或清水漱口。

(六) 心理护理

了解病人中毒的原因，根据不同的心理特点予以心理疏导，以诚恳的态度为病人提供情感上的支持，并认真做好家属的思想工作。

(七) 健康教育

1. 心理疏导　应以诚恳的态度与病人多交流，开导病人倾诉心理问题，建立良好护患关系，增加病人的信任感和安全感，给予说服、安慰、疏导，消除思想顾虑，打消自杀念头，防止再次自杀。同时应与病人家属、亲戚及同事沟通，做好他们的思想工作，争取社会各方面的同情和理解，帮助病人正确地对待人生，提高心理应激能力，出院后能尽快适应环境，投入社会。

2. 出院指导　出院时应向家属交代，病人需要在家休息 2～3 周，按时服药不可单独外出，以防发生迟发性神经病。急性中毒除个别出现迟发性神经病外，一般无后遗症。

五、护理评价

1. 病人治疗护理是否达到预期目标。
2. 病人中毒症状是否逐渐减轻消除，生命体征是否恢复正常。

3. 病人情绪是否安定，能否正确对待工作和生活。

4. 病人有无并发症发生。

5. 病人和家属能否了解有机磷农药的安全使用知识。

【知识拓展】

有机磷农药中毒的特殊临床表现

1. 中毒后“反跳”现象　有机磷农药中毒经急救后临床症状好转，可在数日至1周后突然急剧恶化，重新出现有机磷农药急性中毒的症状，如面色苍白、大汗、肌颤、瞳孔缩小、胸闷、血压升高、心率减慢、肺部出现湿啰音、昏迷等，甚至发生肺水肿或突然死亡，此为中毒后“反跳”现象。

2. 迟发性多发性神经病　个别急性中毒病人在重度中毒症状消失后2～3周可发生迟发性神经损害，出现感觉、运动型多发性神经病变表现，主要累及肢体末端，两侧对称，下肢较重，可向上发展。表现为肢端麻木、疼痛、腿软、无力，甚至可发生下肢瘫痪、四肢肌肉萎缩等，称为迟发性多发性神经病。

3. 中间型综合征　少数病例在急性症状缓解后和迟发性神经病变发生前，在急性中毒后1～4 d突然发生以呼吸肌麻痹为主的症状群，如肢体近端肌肉、颅神经支配的肌肉以及呼吸肌麻痹，若不及时救治可迅速导致死亡，称“中间型综合征”。

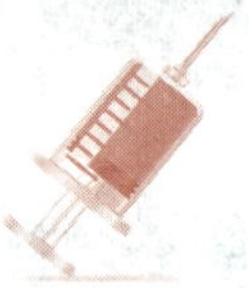

【思考题】

1. 有机磷农药中毒的机制是什么？
2. 有机磷农药中毒有哪些临床表现？
3. 阿托品化与阿托品中毒的区别有哪些？

第三节　急性一氧化碳中毒

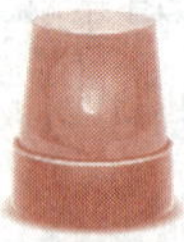

学习内容（在本节，你要学习）

1. 急性一氧化碳中毒的发病机制。
2. 急性一氧化碳中毒的病情评估。
3. 急性一氧化碳中毒的救治措施和护理措施。

典型案例

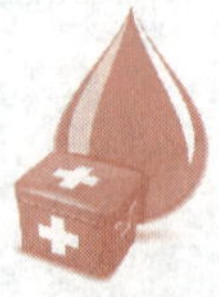

男性，65岁，昏迷半小时。半小时前其儿子晨起后发现病人平卧于床，叫之不醒，

床边未见呕吐物,房内有一煤炉用于取暖。病人一人单住,入睡前仅常规服用降压药物,未服用其他药物,未见异常药瓶。既往有高血压病史5年,无肝、肾和糖尿病史,无药物过敏史。查体:体温36.8℃,脉搏98次/min,呼吸24次/min,血压160/90 mmHg,昏迷,呼之不应,皮肤黏膜无出血点,浅表淋巴未触及,巩膜无黄染,瞳孔等大,直径3 mm,对光反射灵敏,口唇樱桃红色,颈软,无抵抗,甲状腺(—),心界不大,心率98次/min,律齐,无杂音,双肺清,无啰音,腹平软,肝脾未触及,凯尔尼格征(—),布鲁津斯基征(—),双巴宾斯基征(+),四肢肌力对称。

问题导向

你是值班的急诊科护士,你如何配合医生抢救?

急性一氧化碳中毒急救流程(图6-3)

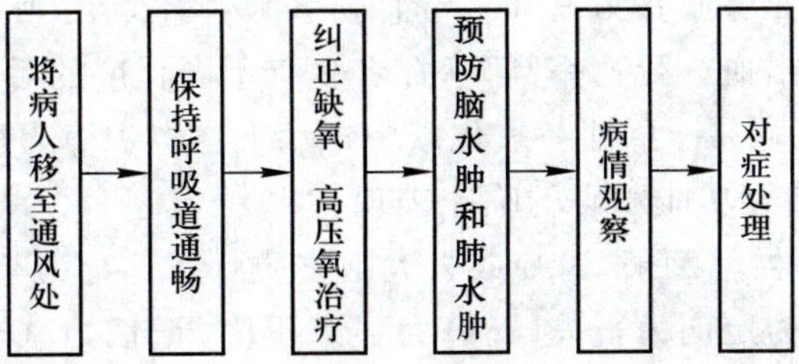

图6-3 急性一氧化碳中毒急救流程

一氧化碳中毒(carbon monoxide poisoning),又称煤气中毒。一氧化碳(CO)是含碳物质燃烧不完全时的产物,经呼吸道吸入引起中毒。在短时间内吸入过量一氧化碳后,可引起急性一氧化碳中毒。

急性一氧化碳中毒较为常见的是生活性中毒和职业性中毒。CO经呼吸道进入人体血液后,与血红蛋白(Hb)结合,形成稳定的COHb。CO与Hb的亲和力比氧与Hb的亲和力大240倍,且不易解离,是氧合血红蛋白(HbO_2)解离度的1/3600。COHb不能携带氧,还能阻碍氧合血红蛋白的解离,造成血氧不易释放,给组织造成细胞缺氧加重。高浓度的CO还能与细胞色素氧化酶中的二价铁离子相结合,直接抑制细胞内呼吸,阻碍其对氧的利用。

中枢神经系统对缺氧最为敏感,缺氧可导致脑内小血管麻痹扩张、脑水肿等发生,继发脑血管病变及皮质或基底节的局灶性缺血性坏死以及广泛的脱髓鞘病变,可引起迟发性脑病。

一、护理评估

(一)健康史

一般均有CO吸入史。应了解中毒时所处的环境、停留时间以及同室他人有无同样症状,有无突发昏迷等情况。

(二)身体状况

1. 中毒程度　急性一氧化碳中毒的症状与空气中CO、血中COHb浓度有密切关系。按中毒程度可分为 3 级。

(1) 轻度中毒：血液 COHb 浓度为 10%～30%。病人表现为头痛、头晕、乏力、心悸、四肢无力、恶心、呕吐，甚至短暂性晕厥等。病人若能及时脱离中毒环境，吸入新鲜空气或氧疗，症状很快消失。

(2) 中度中毒：血液 COHb 浓度为 30%～50%。病人除上述症状外，可出现皮肤黏膜呈樱桃红色，呼吸困难、烦躁、谵妄、昏迷，对疼痛刺激可有反应，瞳孔对光反射和角膜反射迟钝，腱反射减弱，脉速，多汗等。病人经积极治疗可以恢复正常，且无明显并发症。

(3) 重度中毒：血液 COHb 浓度大于 50%。处于深昏迷状态，各种反射消失。病人可呈去大脑皮质状态；病人可以睁眼，但无意识，不语，不动，不主动进食或大小便，呼之不应，推之不动，并有肌张力增强。常有脑水肿伴有惊厥、呼吸抑制、休克、心肌损害、肺水肿、上消化道出血。死亡率高，幸存者多有不同程度的后遗症。

2. 中毒后迟发性脑病　急性一氧化碳中毒病人在意识障碍恢复后，经过 2～60 d 的"假愈期"，可出现神经功能障碍的临床表现。

(1) 精神意识障碍：呈痴呆、谵妄或去大脑皮质状态。行为紊乱为首发表现，还可能有精神错乱。表现为定向力丧失、计算力显著下降、记忆力减退、反应迟钝、生活不能自理，部分病人可发展为痴呆综合征。

(2) 锥体外系神经障碍：出现帕金森病。病人四肢呈铅管状或齿轮样，肌张力增高、动作缓慢、步行时双上肢失去伴随运动或出现书写过小症与静止性震颤，少数病人可出现舞蹈症。

(3) 锥体系神经损害：病人表现轻度偏瘫、病理反射阳性或大小便失禁。

(4) 大脑皮质局灶性功能障碍：如失语、失明、失算等，或出现继发性癫痫。

(三) 心理社会状况

病人因起病急、病情重而焦虑不安。由于安全措施不当而发生中毒时，感到后悔。重度中毒病人，清醒后担心有后遗症，易产生悲观、失望心理。

(四) 相关检查

1. 血液 COHb 测定　血 COHb 测定是诊断一氧化碳中毒的特异性指标，明确诊断且有助于分型和估计预后。血液 COHb 浓度 10%～30% 为轻度中毒；血液 COHb 浓度 30%～50% 为中度中毒；血液 COHb 浓度大于 50% 为重度中毒。

2. 脑电图检查　可见弥漫性不规则性慢波、双额低幅慢波及平坦波。与缺氧性脑病进展相平行。

3. 头部 CT 检查　检查可发现脑部有病理性密度减低区。

二、护理诊断

1. 气体交换受损　与血红蛋白失去携氧能力有关。

2. 急性意识障碍　与一氧化碳中毒导致脑缺氧有关。

3. 知识缺乏　缺乏对一氧化碳中毒的认识。

4. 潜在并发症：脑水肿、肺水肿及心律失常。

三、预期目标

1. 缺氧纠正，呼吸困难缓解。
2. 意识清楚，情绪稳定。
3. 理解一氧化碳中毒的知识。
4. 无并发症出现。

四、护理措施

（一）现场救护

1. 立即脱离中毒环境　进入中毒现场后迅速打开门窗通风、换气，断绝煤气来源。并迅速将病人移至空气清新的地方，注意保暖。

2. 摆放合适的体位　无意识、无呼吸、无心跳者，摆放复苏体位即平卧位；神志不清但有呼吸和循环者，摆放恢复体位即侧卧位，或平卧位将头部偏向一侧；意识、呼吸与心搏都存在者，要根据受伤、病变部位不同摆好正确体位。

3. 保持呼吸道通畅　对于神志不清者要预防误吸和舌后坠，除采取合适体位外，解开衣扣，松开腰带，保持呼吸道通畅。

4. 迅速纠正缺氧　氧疗是一氧化碳中毒有效的治疗方法。轻症病人予以呼吸新鲜空气，对症处理，病人可迅速恢复。对于中、重症病人应立即吸氧，并迅速转往医院。如发生呼吸、心脏骤停，应立即进行心肺脑复苏。

5. 减轻脑水肿　对有昏迷或抽搐者，可在头部置冰袋，以减轻脑水肿。

6. 迅速转送　最好送往有高压氧治疗条件的医院。

（二）院内救护

1. 氧疗　采取高流量 8～10 L/min 氧气吸入，一般在中毒后 24 h 内进行。有条件者应积极采用高压氧舱治疗。

2. 防治脑水肿，促进脑细胞代谢　目前最常用的是脱水疗法，用 20% 甘露醇 250 mL，静脉快速滴注。可适量补充能量合剂、胞磷胆碱、脑活素等促进脑细胞代谢药物。

3. 对症治疗　高热抽搐者，可采用头部降温、亚低温疗法及止痉药物。呼吸障碍者应用呼吸兴奋剂。防治迟发性脑病。

（三）观察病情

1. 观察生命体征　观察血压、脉搏、呼吸是否平稳，持续监测血氧饱和度，观察缺氧情况。协助医师做好血气分析，帮助了解病情。高热和抽搐者应密切观察，防止坠床和自伤。

2. 观察意识、瞳孔　观察有无意识障碍及意识障碍程度、瞳孔大小。

（四）氧气吸入的护理

病人脱离现场后应立即给高浓度氧，采用面罩或鼻导管给氧（流量应保持8～

10 L/min)。给氧时间一般不应超过 24 h,以防发生氧中毒和二氧化碳潴留。条件许可时,可吸入含 3%~5%二氧化碳的氧气。重症病人及早采用高压氧治疗。高压氧舱治疗是急性一氧化碳中毒最有效的治疗方法。高压氧治疗应早期应用,在急性一氧化碳中毒发生脑细胞坏死之前使用有效,最好在中毒后 4 h 进行。

护理专业教学资源库/课程中心/急救护理/教学内容/学习单元 2-急诊科救护/教学图片/5-教学图片-3 急性中毒病人的急诊救护/高压氧舱 1

(五) 一般护理

1. 重度中毒昏迷并高热和抽搐者,应给予以头部降温为主的冬眠疗法。高热者能影响脑功能,可采用物理降温的方法,如头部用冰帽,体表用冰袋,使体温保持在 32℃左右。如降温过程中出现寒战或体温下降困难时,可用冬眠药物;对烦躁、抽搐者应加强监护,可静脉推注地西泮 10~20 mg 镇静,以免耗氧过多加重病情。降温和解痉的同时应注意保暖,防止自伤和坠伤。昏迷病人经抢救苏醒后应绝对卧床休息,观察 2 周,避免精神刺激。

2. 注意观察病人神经系统的表现及皮肤、肢体受压部位损害情况,如有无急性痴呆性木僵、癫痫、失语、惊厥、肢体瘫痪等。

3. 准确记录出入量,注意液体的选择与滴速,防治脑水肿、肺水肿及水、电解质代谢紊乱等并发症的发生。如应用脱水剂后注意膀胱的情况,昏迷不能自行排尿者,给予留置导尿管观察尿量,便于及时判断病情。

(六) 防治并发症

1. 保持呼吸道通畅,预防肺部感染。及时清除口腔及咽部分泌物及呕吐物,防止吸入窒息,尤其在昏迷期间的护理工作非常重要,必要时行气管切开。如已发生肺部感染,为有效控制肺部感染,应选择广谱抗生素,临床尽可能地严密观察 2 周。

2. 定时翻身,预防发生压疮。

3. 加强口腔护理,预防口腔感染。

4. 注意营养,满足机体代谢需要,必要时鼻饲。

5. 严防神经系统和心脏并发症的发生:急性一氧化碳中毒病人从昏迷中苏醒后,应做咽拭子,血、尿培养。如有并发症,给予相应的治疗。

(七) 健康教育

1. 居室内火炉要安装烟囱。烟囱室内结构要严密,室内要通风良好。厂矿使用煤气或产生煤气的车间、厂房要加强通风。

2. 出院时留有后遗症者应鼓励病人继续治疗的信心,如痴呆或智力障碍者应嘱其家属悉心照顾,并教会家属对病人进行语言和肢体锻炼的方法。

五、护理评价

1. 病人缺氧是否得到纠正，呼吸功能恢复是否恢复正常。
2. 病人意识是否清楚，情绪是否稳定。
3. 病人和家属能否说出一氧化碳中毒的防治知识。
4. 病人有无并发症出现。

【知识拓展】

高压氧治疗的注意事项

一般来说，凡是缺氧、缺血性疾病，或由于缺氧、缺血引起的一系列疾病，高压氧治疗均可取得良好的疗效；某些感染性疾病和自身免疫性疾病，高压氧治疗也能取得较好的疗效。但是高压氧治疗必须注意以下问题。

1. 高压氧不是一个固定的模式　由于压力的不同，吸氧浓度的不同，治疗效果不同；不同的疾病可能选择不同的治疗压力和吸氧方式。

2. 高压氧单独治疗疾病的情况是少见的　目前就供氧角度来说，高压氧是最经济、最确实、最安全的供氧方式，是任何其他方法无法替代的。尽管这样，高压氧也要根据不同的疾病，结合不同的药物，才能取得较好的疗效。

3. 每种疾病都有其最佳治疗时机　每种疾病何时开始治疗是十分关键的，在最佳治疗时机期间，疗效较好，远离了最佳治疗时机，疗效就要打折扣。如高压氧结合其他药物对急诊/或早期突发性耳聋和面瘫的治疗极其有效，但如果病人在数月或数年之后才来治疗，其疗效可想而知。

4. 根据不同的疾病选择不同的治疗时程　每种疾病治疗多长时间，是根据该种疾病的性质和病人的个体差异而定的。对于普通的肢体外伤，缺氧、缺血组织的成活多在两周左右就可见分晓了；对于冠心病这样的心血管疾病，一个月左右病人会发现心前区不适减少了，减轻了，用药少了；但对于神经系统的疾病，如脑损伤，轻的病人数星期，重的病人可能要数月；对于植物状态的治疗有时可达半年以上。

5. 每次吸氧的时间不宜过长　一般控制在60～90 min，要采取间接吸氧，避免氧中毒。另外，病人不得将火柴、打火机、易燃、易爆物品带入舱内，不能穿化纤衣物进舱，以免发生火灾。病人进舱前不吃产气多的食物，如豆制品、薯类等。进舱前还应排空大小便。病人要服从医务人员的安排，掌握吸氧的方法。治疗中发现异常，应通过舱内电话与医护人员联系。

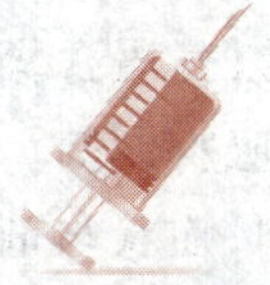

【思考题】

1. 简述急性一氧化碳中毒的分度。
2. 如何进行急性一氧化碳中毒的现场救护？

第四节 镇静催眠药中毒

学习内容(在本节,你要学习)

1. 镇静催眠药中毒的机制。
2. 镇静催眠药中毒的临床表现。
3. 镇静催眠药中毒的急救和护理措施。

典型案例

病人,男性,40岁,离异,有一个正处于叛逆期的女儿,自营一大型企业,平时工作负荷大,应酬多,经常焦虑、失眠,每晚必须睡前服一片安定片才能入睡。近日生意失败,负债累累,于今晨被发现昏迷不醒,枕边撒有大量安定片,急送医院救治。

问题导向

如果你是急诊科护士,对该病人应采取哪些急救护理措施?

镇静催眠药中毒急救流程(图6-4)

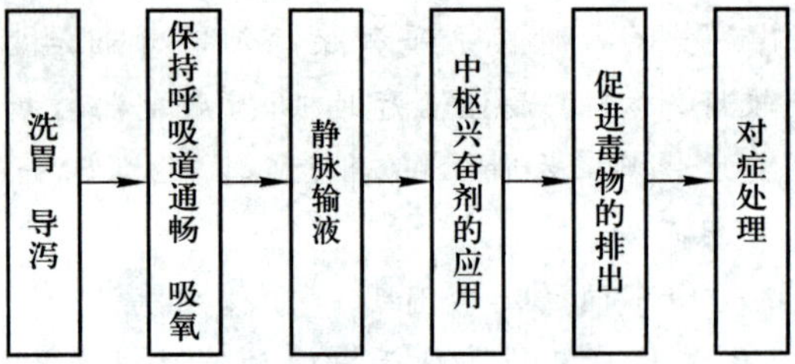

图6-4 镇静催眠药中毒急救流程

健康人或精神病病人一次服用过大剂量镇静催眠类药物可引起急性中毒,出现昏迷、呼吸抑制、休克等,甚至危及生命,称为急性镇静催眠药中毒。

一、护理评估

(一) 健康史

有可靠的应用镇静催眠药史,应问明药名、剂量及服用的时间;是否经常服用此药;服药前后是否有饮酒史;病前有无情绪激动。

(二) 身体状况

1. 苯二氮䓬类中毒 中枢神经系统抑制较轻,主要症状是嗜睡、头晕、言语含糊不清、意识模糊、共济失调。很少出现严重的症状,如长时间深度昏迷和呼吸抑制等。

2. 巴比妥类中毒 一次服用大剂量巴比妥类,引起中枢神经系统抑制,症状与剂量有关。

(1) 轻度中毒：嗜睡、情绪不稳定、注意力不集中、记忆力减退、共济失调、发音含糊不清、步态不稳、眼球震颤。各种反射存在，生命体征平稳。

(2) 中度中毒：昏睡，强刺激可唤醒，不能应答，很快又陷入昏睡状态，呼吸浅而慢，血压仍正常，腱反射消失，角膜反射、咽反射仍存在。

(3) 重度中毒：深昏迷，全身肌力减退，各种反射消失，瞳孔缩小或正常，呼吸浅、慢、不规则或呈潮式呼吸，脉搏细速，血压下降，胃肠蠕动减慢。皮肤可起大疱。可因呼吸衰竭、循环衰竭而死亡。

3. 既非巴比妥又非苯二氮䓬类中毒　症状与巴比妥类中毒相似。

(三) 心理社会状况

少数病人因失眠需要长期服用各类催眠药物，易产生精神依赖。病人在治疗时常有不良反应发生，如轻度头晕、困倦、情绪低落。服药自杀者会产生消极情绪。

(四) 辅助检查

1. 血、尿、胃液中药物浓度测定　对诊断有参考意义。

2. 血液生化检查　葡萄糖、尿素氮、肌酐、电解质、肝功能等。

3. 动脉血气分析　了解病人氧合及酸碱平衡情况。

4. 心电图　了解病人是否出现心律失常，以协助治疗。

二、护理诊断

1. 清理呼吸道无效　与咳嗽反射减弱或消失、药物对呼吸中枢抑制有关。

2. 低效性呼吸型态　与药物抑制呼吸中枢导致呼吸功能障碍有关。

3. 急性意识障碍　与药物过量应用，抑制中枢神经系统功能有关。

4. 有皮肤完整性受损的危险　与昏迷有关。

5. 潜在并发症：呼吸衰竭、循环衰竭。

三、预期目标

1. 病人意识转清。

2. 病人呼吸困难、气促等症状缓解或消失。

3. 病人并发症的发生率降至最低。

4. 病人住院期间皮肤完整。

四、护理措施

(一) 现场救护

保持呼吸道通畅，防止误吸和窒息。迅速吸氧，纠正缺氧。呼吸、心脏骤停者立即进行心肺复苏。迅速转送，途中注意监护生命体征，不终止救护。

(二) 院内救护

救护重点：早期是采用催吐、洗胃、活性炭吸附、导泻等清除胃肠内的毒物，注意呼吸支持、抗休克和加速毒物排泄;后期是防治因长时间昏迷所致的各类并发症。

1. 维持昏迷病人的重要脏器功能　保持气道通畅、给氧,及时吸痰,必要时机械通气。补充血容量,维持血压。心电图监护,随时处理心律失常。应用醒脑药,促进意识恢复。

2. 清除毒物　口服药物12 h内均应洗胃,清醒者可先催吐,以清除胃内毒物;活性炭或硫酸钠60 mL导泻,清除肠道内尚未吸收的毒物。长效巴比妥类时,可利尿、碱化尿液,还可行血液透析、血液灌流。

3. 使用特效解毒剂　巴比妥、格鲁米特、安定等药物的中毒用贝美格解救。苯二氮䓬类用氟马西尼拮抗。中枢神经系统兴奋药:首选药物是纳洛酮,但不宜常规使用。

4. 对症治疗　肌肉痉挛及张力障碍时,可用苯海拉明。帕金森病时可用盐酸苯海索、东莨菪碱。

5. 其他　积极治疗肺炎、急性肾衰竭等并发症。

(三) 密切观察病情

严密观察生命体征,尤其是呼吸的频率与节律,观察意识状态、瞳孔大小、有无缺氧、呼吸困难、窒息等症状。用药时注意观察药物作用及病人的反应。

(四) 保持呼吸道通畅、给氧

仰卧位时头偏向一侧,可防止呕吐物或口咽分泌物误吸进入气道引起窒息。应及时吸出呼吸道痰液,痰液黏稠注意湿化。给予持续氧气吸入,防止脑组织缺氧引起脑水肿,加重意识障碍。

(五) 饮食护理

昏迷时间超过3～5 d,可通过鼻饲为病人补充营养。给予高热量、高蛋白、易消化的流质饮食,以后逐渐过渡到半流质饮食及普食。

(六) 防治并发症

教会病人预防肺部感染的方法,如有效咳嗽、经常更换体位、拍背促进有效排痰;半卧位饮食与饮水,防误吸;病室内定期通风,保持室内空气清新,防止受凉感冒,减少探视;注意体温变化,监测血常规,及早发现肺炎征象。

(七) 心理护理

针对病人服毒的原因做好心理辅导工作,耐心安慰病人,激发生存的勇气和尽快康复的信心,防止再次发生意外。同时做好家属的工作,以便配合抢救期及恢复期的医护工作,力争获得满意的疗效。

(八) 健康教育

1. 对失眠或睡眠紊乱病人　以心理及物理治疗为主,可遵医嘱使用镇静催眠药,但不能长期使用。要防止药物的依赖性,长期服用大量催眠药的人,包括长期服用苯巴比妥的癫痫病人,不能突然停药,应逐渐减量后停药。

2. 加强药品管理　镇静催眠药的处方、使用、保管应严加管理,特别是对情绪不稳定和精神不正常的人,避免服过量药自杀。

五、护理评价

1. 病人意识是否清楚。
2. 病人呼吸困难、气促等症状是否消失，呼吸是否平稳。
3. 病人有无并发症发生。

【知识拓展】

戒断综合征

长期服用大剂量镇静催眠药的病人，突然停药或迅速减少药量时，可发生戒断综合征，主要表现为自主神经兴奋性增高和神经精神症状。

1. 轻症　最后一次服药后1 d内或数日内出现焦虑、易激动、失眠、头痛、厌食、无力、震颤。2～3 d后达到高峰，出现恶心、呕吐、肌肉痉挛。

2. 重症　突然停药后1～2 d，有的药物停用7～8 d后出现癫痫样发作，有时出现以幻觉、妄想、定向力丧失，高热为特征的谵妄，数日至3周内恢复。

病人用药多在治疗量5倍以上，时间超过1个月，用药量大，时间长而骤然停药者症状严重，滥用巴比妥类者停药后发病较多、较早，且症状较重，出现癫痫发作及轻躁狂状态者较多，滥用苯二氮䓬类者停药后发病较晚，原因可能与中间代谢产物排出较慢有关。症状较轻，以焦虑、失眠为主。

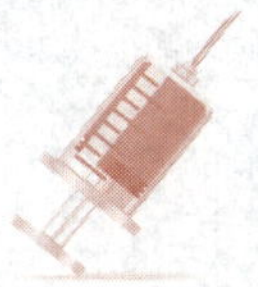

【思考题】

1. 镇静催眠药中毒的现场急救措施有哪些？
2. 对服用镇静催眠药的病人如何进行健康教育？

第五节　急性酒精中毒

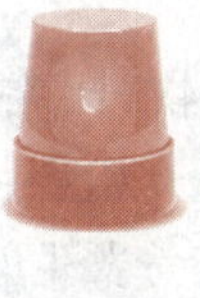

学习内容（在本节，你要学习）

1. 急性酒精中毒的中毒机制。
2. 急性酒精中毒的临床表现。
3. 急性酒精中毒的急救措施。

典型案例

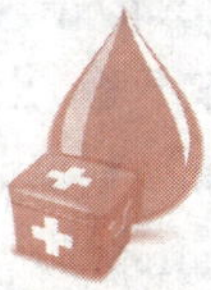

病人，男性，55岁，与同事聚餐，因饮酒过量昏迷不醒，大小便失禁。紧急送往

医院。

问题导向

该病人如何抢救？作为护理人员，应该对病人进行哪些健康教育？

急性酒精中毒急救护理流程（图 6－5）

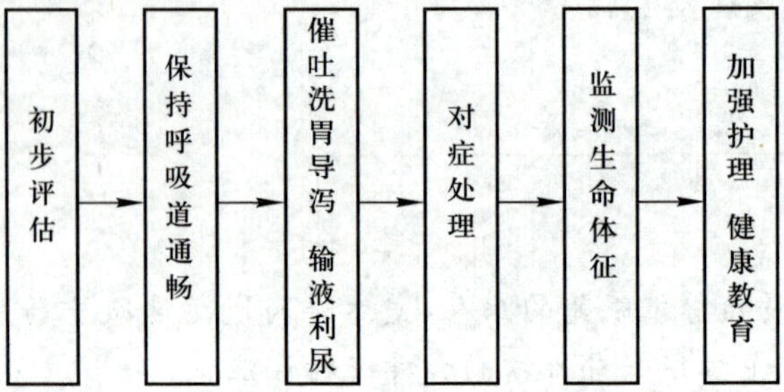

图 6－5　急性酒精中毒急救护理流程

乙醇（ethanol）又称酒精（alcohol），在常温、常压下是一种易燃、易挥发的无色透明液体，它的水溶液具有特殊的令人愉快的香味，并略带刺激性。乙醇的用途很广，它可作为某些工业的原料，如 70%～75% 的酒精作为医用、灭菌消毒剂；另外在各种酒类饮料中也有不同浓度的乙醇成分，如食用谷类或水果发酵制成的酒中含乙醇浓度较低，以容量（L/L）计，啤酒为 3%～5%，黄酒 12%～15%，葡萄酒 10%～25%；蒸馏形成的烈性酒，如白酒、白兰地、威士忌等含乙醇 40%～60%。

急性乙醇中毒俗称醉酒，是指一次性饮入过量的酒精或含有酒精的饮料而造成的中枢神经系统由兴奋转为抑制的状态。

一、护理评估

（一）健康史

有大量饮酒或摄入含酒精的饮料史。

（二）身体状况

一次大量饮酒中毒可引起中枢神经系统抑制，症状与饮酒量和血中乙醇浓度及个人耐受性有关，临床上分为 3 期。

1. 兴奋期　血中乙醇浓度达到 11 mmol/L（50 mg/dL）即感头痛、欣快、兴奋。血中乙醇浓度超过 16 mmol/L（75 mg/dL），出现健谈、情绪不稳定、自负、可有粗鲁行为或攻击行动，也可沉默、孤僻。浓度达到 22 mmol/L（100 mg/dL）时，驾车易发生车祸。

2. 共济失调期　血中乙醇浓度达到 33 mmol/L（150 mg/dL），出现肌肉运动不协调、行动笨拙、言语含糊、眼球震颤、视物模糊、复视、步态不稳，出现明显共济失调。浓度达到 43 mmol/L（200 mg/dL），出现恶心、呕吐、困倦。

3. 昏迷期　血中乙醇浓度升至 54 mmol/L（250 mg/dL）病人进入昏迷期，表现昏睡、瞳孔散大、体温降低。血中乙醇超过 87 mmol/L（400 mg/dL）病人陷入深昏迷，出现心率快、血压下降,呼吸慢而有鼾音,可出现呼吸、循环麻痹而危及生命。

酒醉醒后可有头痛、头晕、无力、恶心、震颤等症状。如已有耐受性,症状可较轻。此外,重症病人可发生并发症,如轻度酸碱平衡失常、电解质紊乱、低血糖症、肺炎等。个别病人在酒醒后发现肌肉突然肿胀、疼痛,可伴有肌球蛋白尿,甚至出现急性肾衰竭。

(三) 心理社会状况

病人常因过量饮酒入院有损面子、入院导致经济损失而后悔,同时又怕家人埋怨。借酒消愁的病人常表现为情绪低落。

(四) 相关检查

1. 乙醇检测　呼气、呕吐物、血、尿中均可测出乙醇。
2. 动脉血气分析　急性乙醇中毒时可有轻度代谢性酸中毒。
3. 血清电解质检测　可见低血钾、低血镁和低血钙。
4. 血清葡萄糖检测　可有低血糖症。
5. 心电图检查　可见心律失常和心肌损害。

二、护理诊断

1. 意识障碍　与酒精作用与中枢神经系统有关。
2. 窒息的危险　与呕吐物堵塞呼吸道有关。
3. 有受伤的危险　与酒精中毒后兴奋、躁动有关。
4. 知识缺乏　缺乏酒精对人体毒性的认识。
5. 潜在并发症:休克。

三、预期目标

1. 病人意识清醒。
2. 病人无窒息发生。
3. 病人无意外受伤。
4. 病人了解过量饮酒的危害性。
5. 病人无并发症发生。

四、护理措施

(一) 现场救护

1. 立即终止饮酒。

2. 催吐　直接刺激病人咽部催吐,使胃内容物呕出,减少乙醇的吸收。对于已出现昏睡的中毒者不宜用此方法。酒精中毒一般不采取洗胃措施,因醉酒、应激本身对胃黏膜有一定程度的损伤,可引起急性胃黏膜病变,严重的可引起穿孔。

3. 保持呼吸道通畅　病人饮酒后有不同程度的恶心、呕吐、意识障碍。应取平卧位头偏向一侧,及时清除呕吐物及呼吸道分泌物,防止窒息。并观察呕吐物的量和性质。

4. 安全防护　兴奋躁动者给予适当保护性约束，运送途中注意做好自身的防护。

5. 低体温者注意保暖。

6. 昏迷者迅速转送医院　途中注意监护生命体征。

（二）院内救护

1. 轻症病人无需治疗，兴奋躁动的病人必要时加以约束。

2. 共济失调病人应休息，避免活动以免发生外伤。

3. 昏迷病人注意是否同时服用其他药物。重点是维持重要脏器功能。

（1）维持气道通畅，吸氧。必要时气管插管，采用呼吸机机械通气。

（2）维持循环功能，注意血压、脉搏，静脉输入5%葡萄糖盐水溶液。

（3）心电监护，若出现心律失常和心肌损害，及早处理。

（4）注意保暖，维持正常体温。

（5）维持水、电解质、酸碱平衡，血镁低时补镁。

（6）保护大脑功能，应用纳洛酮0.4～0.6 mg缓慢静脉注射，有助于缩短昏迷时间，必要时可重复用药。也可用0.8～2.0 mg纳洛酮持续静脉滴注直到病人清醒。也可用维生素B、维生素C，以加速乙醇在体内的氧化，促使病人清醒。

严重急性中毒时可用血液或腹膜透析促使体内乙醇排出。对烦躁不安或过度兴奋者，可用小剂量地西泮，避免用吗啡、氯丙嗪、苯巴比妥类镇静药。

（三）妥善安置病人

由于酒精中毒病人大多自制力下降，不配合急救措施和治疗，对于兴奋、躁动、共济失调者，给予适当的约束，如加用床挡、约束带固定手、脚等，防止坠床。病人清醒后仍会有头晕、无力、步态不稳等症状，应防止摔伤。对于生命体征不稳定、呕吐鲜血，腹痛剧烈或既往有严重心脏病、高血压病史者，安排进入抢救室，在监护下治疗处理。对于留观病人要加强巡视，防止各种意外发生，同时嘱陪护人员或家属不要离开病房，要守护床旁。

（四）严密观察病情

严密观察并记录病人的神志、瞳孔、呼吸、脉搏和血压等变化。对重度酒精中毒病人每30 min测生命体征1次，并做好记录。严密观察呕吐物及大便的颜色、量，分辨有无胃黏膜损伤情况。特别是饮红酒的要注意鉴别，必要时留呕吐物标本送检。对有高血压病史或老年人应观察血压变化，预防脑出血或其他并发症发生。

（五）遵医嘱尽快使用纳洛酮

纳洛酮为作用较强的阿片受体拮抗剂，可使病人快速清醒，是一种安全性高、不良反应小的药物。应注意病人应用纳洛酮后清醒的时间，若超过经验清醒时间或用后昏迷程度加深，要追问病史，判断是否存在其他情况（如外伤后颅内血肿等），并及时对症处理。

（六）加强一般护理，防止并发症

1. 指导病人多饮牛奶，以免诱发或加重原有的消化性溃疡，在保护胃肠道黏膜的同时通过增加排尿，促使体内乙醇的排泄。

2. 急性酒精中毒病人全身血管扩张，散发大量热量，有些甚至寒战。此时应适当提高室温，加盖棉被等保暖措施，并补充能量，防止受凉诱发其他疾病。

3. 对危重、昏迷、呕吐、大小便失禁的病人，应加强皮肤的护理，保持床铺干净舒适，按时翻身、拍背、更换衣服，预防压疮和吸入性肺炎的发生。

4. 病人酒后饱腹，深睡后胃内容物易涌至咽喉部引起窒息，如不能及时发现救治则造成猝死，应采取侧卧位，头偏向一侧。对于昏迷昏睡者去枕平卧头偏向一侧，防止呕吐物进入气管引起窒息。

(七) 心理护理

大多数病人清醒后常因饮酒入院有损面子或入院引致经济损失表现为后悔，同时又怕家人埋怨。护理人员应掌握病人的情绪反应和心理状态，分析原因，因势利导，对借酒消愁的病人鼓励其说出心里的烦恼，勇敢面对生活中的困难，开阔心胸。

(八) 健康教育

1. 宣传大量饮酒的害处，帮助病人认识过量饮酒时对身体的危害，酒精及代谢产物乙醛可直接损伤肝细胞。一次过量饮酒其危害不亚于一次轻型急性肝炎，经常过量则会导致酒精性肝硬化。故饮用酒时应掌握好量，切勿酗酒。

2. 不要空腹饮酒。空腹饮酒，乙醇吸收快，易引起中毒。

3. 饮酒过量时，用探咽催吐的办法尽快排出胃内乙醇，减少乙醇的吸收，减轻中毒。

五、护理评价

1. 病人意识是否清醒。
2. 病人有无窒息、外伤等并发症发生。
3. 病人和家属是否了解过量饮酒的危害性。

【知识拓展】

酒后驾车的危害

1. 视觉障碍　一般人在平常状态下的外围视界可达180°，如果酒精含量超过0.8%，驾驶员的视野就会缩小。在这种情况下，人已经不具备驾驶能力。至于醉酒的驾驶员，甚至只能感觉到周围环境的很小一部分。

2. 运动反射神经迟钝　醉酒后运动反射比正常时慢1～2 s。如车速为60 km/h，1 s车子就已经跑了16.67 m，必然会产生严重后果。

3. 触觉能力降低　饮酒后驾车，因酒精麻醉作用，人的手、脚触觉较平时降低，往往无法正常控制油门、刹车及方向盘。

4. 判断能力和操作能力降低　饮酒后，人对光、声刺激的反应时间延长，从而无法正确判断距离和速度。

5. 心理变态　酒精刺激下，人有时会过高估计自己，对周围人劝告常不予理睬，往往做出力不从心的事。

6. 疲劳　饮酒后易困倦，表现为驾车行驶不规律、空间视觉差等疲劳驾驶行为。

【思考题】

1. 急性酒精中毒有哪些临床表现？
2. 如何对饮酒者实施健康教育？

（王扣英）

第七章 中暑、淹溺与触电救护

第一节 中 暑

学习内容(在本节,你要学习)

1. 中暑的临床表现、救护原则。
2. 中暑与其他高温综合征疾病的鉴别。
3. 重症中暑的院内救护。

典型案例

病人,男,61 岁,2010 年 8 月 7 日,在一通风不良的锅炉房内连续工作 5 h 后突发神志不清,昏倒在地,急诊入院。查体:体温 42℃,呼吸 42 次/min,血压 90/60 mmHg,意识不清,双侧瞳孔缩小,直径均为 2 mm,对光反射消失;双肺底可闻及少量湿啰音;心率 130～150 次/min,律齐,无杂音;双下肢阵发性抽搐,大、小便失禁。

辅助检查:血气分析示代谢性酸中毒;血常规示白细胞增高;电解质检查示低钠、低氯、低钾;头颅 CT 未见异常;X 线胸片提示肺部感染。

问题导向

病人被送到急诊科,你作为一名急诊护士应如何对此病人进行急救?

中暑院内急救程序(图 7－1)

中暑(heat stroke)是指人体在高温或烈日暴晒的环境下,引起的体温调节中枢功能障碍,水、电解质平衡失调及中枢神经系统和心血管系统功能障碍为主要表现的急性临床综合征。

一、护理评估

(一) 健康史

1. 对高温环境的适应能力不足是致病的主要原因　在炎热烈日的暴晒下或高温高湿环境中(温度＞32℃、湿度＞60％)从事一定时间的劳动,且无足够的防暑措施,常易发生中暑。诱发中暑的因素有:① 肥胖;② 缺乏体育锻炼;③ 过度劳累;④ 睡眠不

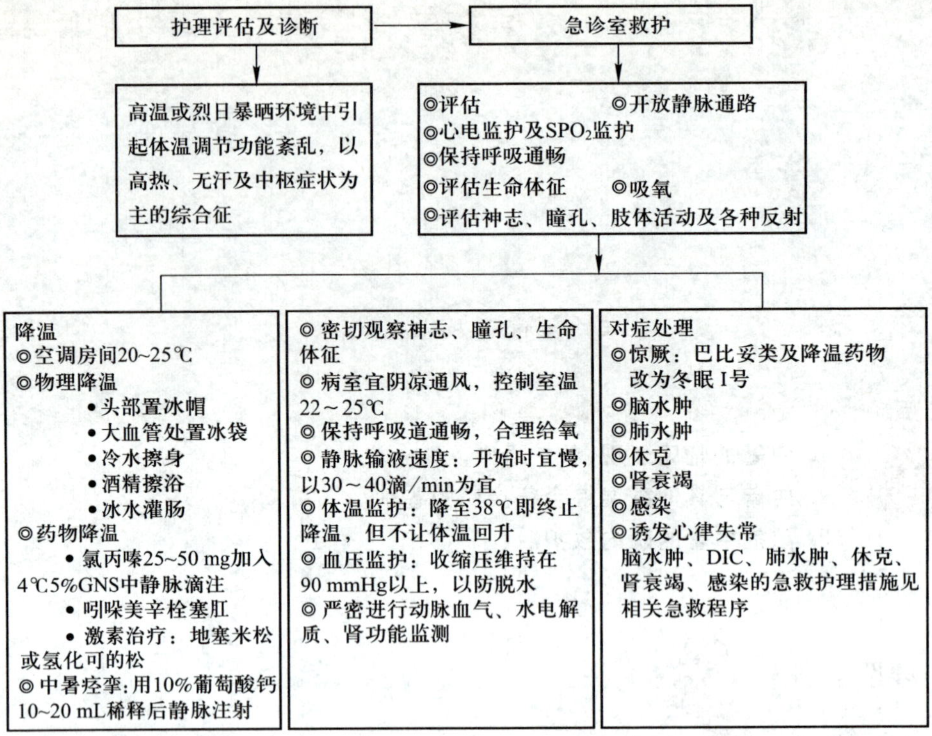

图 7－1　中暑院内急救流程

足；⑤ 伴发潜在性疾病，如糖尿病、心血管病、下丘脑病变；⑥ 某些药物的应用，如阿托品、巴比妥等；⑦ 饱食后立即在高温环境下作业；⑧ 酷暑季节、老年人、久病卧床者、产妇终日逗留在通风不良、空气潮湿、湿度较高的室内，均易发生中暑。询问是否有在高热环境下突然发生高热、皮肤干燥无汗伴有中枢神经症状的表现。

2. 中暑的后果　① 如果机体产热大于散热或散热受阻，则体内就有过量的热蓄积，一定时间后体内热蓄积过多，体温急剧升高达 40℃ 以上时，导致中暑高热发生。② 高温环境、繁重体力劳动可使汗液分泌过量，导致失水、失钠，血液浓缩及血液黏稠度增加，血管扩张，血容量不足从而导致周围循环衰竭，病情急剧进展导致中暑痉挛或中暑衰竭。③ 波长 600～1 000 μm 可见光和红外线的烈日暴晒或强烈热辐射长时间作用于头部，可引起脑组织充血水肿，发生日射病。

（二）身体状况

中暑根据临床表现的轻重程度可分为：先兆中暑、轻症中暑、重症中暑。

1. 先兆中暑　高温环境下工作或生活一定时间后，出现过量出汗、口渴、乏力、头晕、眼花、耳鸣、头痛、恶心、胸闷、心悸、注意力不集中。体温正常或略高，及时脱离高温环境，短时间休息后，症状即可消除。

2. 轻症中暑　除具有先兆中暑症状外，出现早期循环功能紊乱，表现面色潮红或苍白、烦躁不安或表情淡漠、恶心呕吐、大汗淋漓、四肢皮肤湿冷、脉搏细速、血压降低、心率加快、体温轻度升高，一般在 38℃ 以上，如进行及时有效的急救处理，3～4 h 可恢复正常。

3. 重症中暑　轻症中暑症状加重，出现高热、痉挛、休克、昏迷等症状。重症中暑按表现不同可分为 3 种类型，也可出现混合型。

(1) 热痉挛：多见于健康青壮年人。常发生在高温环境下强体力劳动或运动后，大量出汗后大量补水而未补充钠盐，体液被稀释，血液中钠和氯化物浓度降低，造成低氯、低钠血症，导致骨骼肌痉挛伴疼痛。

临床表现为活动较多的四肢肌肉、腹部、背部肌肉的痉挛和收缩疼痛，尤以腓肠肌明显，常呈对称性和阵发性。也可因腹直肌、肠道平滑肌痉挛引起急腹痛。阵发性痛性痉挛不超过数分钟，多能自行缓解。病人意识清楚，体温多正常。

(2) 热衰竭：此型最常见，常发生于老年人、儿童和患有慢性疾病不能适应高温者，主要因出汗过多，失水、失钠，补水未补钠，从而形成低渗性脱水，继而皮肤血管扩张，血管舒缩功能失调，导致周围循环衰竭。病人出现头晕、头痛、恶心、呕吐，继而胸闷、面色苍白、皮肤湿冷、脉搏细速、心律失常、晕厥、血压下降、抽搐和昏迷。

(3) 热射病：又称中暑高热，是中暑最严重的一种类型。在高温、高湿或烈日照射环境中劳动或运动数小时(劳力性)，或年老、体弱、有慢性疾病病人在高温和通风不良环境中持续数日(非劳力性)，热应激机制失代偿，使中心体温骤升，导致中枢神经系统和循环功能障碍。

病人在全身乏力、出汗、头晕、头痛、恶心等早期症状的基础上，出现高热、无汗、神志障碍，体温高达 40～42℃，甚至更高。可有皮肤干燥、灼热、谵妄、昏迷、抽搐、呼吸急促、心动过速、瞳孔缩小、脑膜刺激征等表现，严重者出现休克、心力衰竭、脑水肿、肺水肿、ARDS、急性肾衰竭、急性重型肝炎、DIC、多脏器功能衰竭(MOF)。

部分病人在烈日下劳动时间过长，又没有防护措施，由于暴晒，脑组织温度可达 40～42℃，但体温不一定升高。病人出现剧烈头痛、头晕、眼花、耳鸣、呕吐、烦躁不安，严重者可发生惊厥和昏迷。头部温度较体温为高，称日射病，可与热射病同时存在。

(三) 心理及社会状况

热痉挛的肌肉痉挛和疼痛，热射病的高热、剧烈头痛、呕吐，常使病人出现精神紧张、烦躁不安。周围循环衰竭、脑水肿发生后，病人出现意识模糊、嗜睡，对周围环境冷漠、反应迟钝。

(四) 相关检查

根据不同病情程度可有白细胞总数增高和中性粒细胞增高、尿常规异常、转氨酶升高、血肌酐和尿素氮升高、血乳酸脱氢酶(LDH)和肌酸激酶(CK)增高、血液浓缩、电解质紊乱、呼吸性和代谢性酸中毒、心电图改变、血小板减少、凝血功能异常等。

二、护理诊断

1. 体温过高　与体温调节中枢功能障碍有关。
2. 体液不足　与脱水及中暑衰竭引起血容量不足有关。
3. 急性意识障碍　与中暑引起头部温度过高有关。

4. 焦虑　与担心预后有关。

三、预期目标

1. 病人体温恢复正常。

2. 病人水电解质、酸碱失衡恢复。

3. 病人无并发症(如心力衰竭、肺水肿、肾衰竭、DIC)发生。

四、护理措施

救护原则:抓紧时间、迅速降温、纠正水电解质紊乱和酸碱失衡,积极防治休克和并发症。

(一) 先兆中暑和轻症中暑的现场救护

1. 改变环境　迅速将病人撤离高热环境,安置到通风良好的阴凉或 20～25℃房间内,解开或脱去外衣,病人取平卧位。

2. 降温　轻症病人可反复用冷水擦拭全身,直至体温低于 38℃,饮用含盐冰水或饮料。体温持续在 38.5℃者可口服水杨酸类解热药物,如阿司匹林、吲哚美辛等。

一般先兆中暑和轻症中暑的病人经现场救护后可恢复正常,但对疑为重症中暑者,应立即转送医院。

(二) 重症中暑院内救护

1. 热痉挛　治疗主要为补充氯化钠,静脉滴注 5%葡萄糖盐水或生理盐水 1 000～2 000 mL。

2. 热衰竭　及时补足血容量,防止血压下降。可用 5%葡萄糖盐水或生理盐水静脉滴注,可适当补充血液。必要时监测中心静脉压指导补液。

3. 热射病

(1) 将病人转移到通风良好的低温环境,可使用电风扇、空调。按摩病人四肢及躯干,促进循环散热。监测体温、心率、血压、凝血功能。

(2) 给予吸氧。

(3) 降温:降温速度与预后密切相关。体温越高,持续时间越长,组织损害越严重,预后也越差。一般应在 1 h 内使直肠温度降至 37.8～38.9℃。

1) 体外降温:头部降温可采用冰帽、电子冰帽,或用装满冰块的塑料袋紧贴两侧颈动脉处及双侧腹股沟区。全身降温可使用冰毯,或用冰水擦拭皮肤。

2) 体内降温:① 用 4～10℃的 5%葡萄糖盐水 1 000 mL 经股动脉注入病人体内;② 用 4～10℃的 10%葡萄糖盐水 1 000 mL 注入病人胃内或给病人灌肠。

3) 药物降温:必须与物理降温同时使用。药物降温可防止肌肉震颤,减少机体分解代谢,从而减少机体产热,扩张周围血管,以利散热。重症病人可用:① 氯丙嗪 25～50 mL 稀释在 4℃的葡萄糖盐水 500 mL 内,快速静脉滴注,2 h 内滴完。低血压病人禁用。② 山莨菪碱(654－2)10～20 mg 稀释在 5%的葡萄糖盐水 500 mL 内,静脉滴注可改善微循环,防止 DIC 的发生。③ 地塞米松 10～20 mg 静脉注射,在降温的同时，可预防脑水肿的发生。④ 人工冬眠：氯丙嗪 8 mg＋哌替啶 25 mg＋异丙嗪 8 mg，加入液体中静脉滴入，密切监测血压、呼吸变化。

(4) 对症处理：纠正水电解质紊乱；保持呼吸道通畅，昏迷或呼吸衰竭病人行气管插管或气管切开，用人工呼吸机辅助通气；肺水肿时可给予毛花苷 C、呋塞米、糖皮质激素和镇静药；应及时发现和治疗肾功能不全和心功能不全；控制心律失常；预防上消化道出血；适当使用抗生素预防感染等。

(三) 护理要点

1. 保持有效降温

(1) 室温：为使病人的体温尽快恢复正常，有条件者可调节室温在 20～25℃。

(2) 准确执行各种降温措施：① 冰水乙醇敷擦时注意冰袋放置位置准确，尽量避免同一部位长时间直接接触，以防冻伤。② 酒精全身擦浴的手法为拍打式，擦拭背、臂及四肢，而不用摩擦式手法，因摩擦式易产热。擦浴前头部放冰袋，以减轻头部充血引起不适，足底放热水袋以增加散热。禁擦胸部、腹部、足底及阴囊等处。③ 冰(冷)水擦拭和冷水浴者，在降温过程中，必须用力按摩病人四肢及躯干，避免皮肤血流淤滞。④ 冰水浸浴时，浸泡过程中应不断用力按摩病人颈、躯干及四肢肌肉，使皮肤潮红，加速散热，同时监测病人的脉搏、呼吸、血压。新生儿及昏迷、休克、心力衰竭、体弱伴心血管基础疾病者，不能耐受 4℃冰浴，应禁用。

2. 密切观察病情变化

(1) 降温效果观察：① 在物理降温或药物降温过程中，应密切监测肛温，每 15～30 min 测量一次，根据肛温变化调整降温措施，尤其是年老、体弱病人应注意避免出现虚脱或休克。② 观察末梢循环情况，冰(冷)水敷浴过程中，注意观察病人反应，经治疗后体温下降和四肢末梢转暖、发绀减轻或消失，提示治疗有效。有寒战、毛囊棘起表现，提示药物降温量不足，需补加用药。③ 如有呼吸抑制、深昏迷、血压下降[收缩压低于 80 mmHg(10.7 kPa)]则停用药物降温。

(2) 保持呼吸道通畅：休克病人采取平卧位，头偏向一侧，可防止舌根后坠阻塞气道，也便于分泌物从口角流出，避免吸入呼吸道。并及时吸除鼻咽分泌物，保持呼吸道通畅。

(3) 并发症的监护：① 监护水电解质平衡：密切观察血生化变化，及时处理异常情况。② 监护急性肾衰竭：行导尿管留置术，正确记录尿量，测尿比重，以观察肾功能状况，必要时做血液透析。③ 监护脑水肿：密切观察神志、瞳孔、脉搏、呼吸的变化，应用激素和脱水剂。④ 监护感染和 DIC：密切观察体温变化；监测皮肤、黏膜、穿刺部位有无出血倾向，有无某些脏器出血，如咯血、呕血、便血、血尿、颅内出血等。监测动脉血气和凝血功能，以防 DIC 发生。

(4) 加强基础护理：① 口腔护理：高热病人唾液分泌减少，口腔黏膜干燥，容易发生舌炎、牙龈炎等，应注意清洁口腔，以防感染与溃疡。② 皮肤护理：高热病人应及时更换衣裤和被褥，定时翻身防止压疮。使用冰水敷擦和冰袋者应随时按摩躯干皮肤，避免皮肤血流淤滞。③ 高热惊厥的护理：应置高热惊厥病人于保护床内，防止坠床和碰伤。为防止舌咬破，床边应备开口器和舌钳。④ 饮食：高热病人饮食以清淡为宜，给细软、易消化、高热量、高纤维素、高蛋白、低脂肪饮食。鼓励病人多饮水，多吃新鲜水果和蔬菜。

（四）健康教育

1. 高温环境下加强自我保护意识，注意防暑降温。盛夏减少高温时的户外活动，老年人、孕妇、有慢性疾病的人，特别是有心血管疾病的人，在高温季节更要尽可能地减少外出活动。避免长时间暴露在烈日下。夏天要穿宽松、透气性能良好的衣服，同时携带必要的遮阳工具。

2. 高温作业者，应注意耐热锻炼，合理调节生活，保证充足的休息与睡眠，避免过度劳累，戒除烟酒，衣着宽松，防止热源的直接辐射，多吃富含蛋白质和维生素 B、维生素 C 等易消化的食物。在不影响口味的情况下，饮料中应添加氯化钠和少量的钾。

3. 了解中暑的基本知识，一旦出现先兆症状，及时撤离高温环境，移至阴凉通风处或有空调房间平卧休息，口服含盐清凉饮料或人丹、藿香正气水。也可用清凉油、风油精擦拭太阳穴、合谷穴等穴位，如经上述处理症状未减轻者，要尽早送医院检查治疗，避免病情进一步恶化。

五、护理评价

1. 病人体温是否恢复正常。
2. 病人水电解质紊乱和酸碱失衡症状是否消除。
3. 病人有无并发症发生。
4. 病人和家属是否了解了中暑的防治知识。

【知识拓展】

高热型中暑应与以下疾病进行鉴别

1. 中毒性痢疾　起病急骤，突然高热。有无腹泻，反复惊厥，精神萎靡、嗜睡、迅速发生呼吸衰竭及休克或昏迷。用肛门拭子采取粪便标本可见黏液，显微镜下可见白细胞，粪便细菌培养志贺菌呈阳性。

2. 脑型疟疾　起病有剧烈头痛、寒战、高热、呕吐、嗜睡、精神错乱、谵妄、惊厥、昏迷、颈项强直，后期可出现脑水肿、呼吸衰竭。血中查见疟原虫。

3. 流行性乙型脑炎　起病急骤、高热、头痛、呕吐，可有不同程度意识障碍。脑脊液内白细胞增加，CT 检查有改变。

4. 脑血管意外　常发生在中午后，病前多有高血压、动脉硬化病史。起病急，以偏瘫、昏迷为常见症状，一般先出现昏迷后发生高热，肢体定位体征明显，CT 检查有改变。

【思考题】

1. 简述重症中暑的急救处理措施。
2. 重症中暑的降温方法有哪些？

第二节 淹　　溺

学习内容(在本节，你要学习)

1. 淹溺的临床表现、救护原则。
2. 淹溺的现场急救措施。
3. 淹溺的院内救护。

典型案例

病人，女，26 岁，溺水后意识模糊，急诊入院。病人入院前半小时被人发现跳入河中，被“110”巡警救出后，将病人抱腹按压背部呕吐出大量河水，并拨打“120”急救。送院途中给予清理病人口鼻中污物，开放气道，持续给氧并严密监测生命体征变化等措施。入院时病人持续性呛咳，咳粉红色泡沫样痰。

查体：体温 36.5℃，脉搏 160 次/min，呼吸 26 次/min，血压 92/56 mmHg，浅昏迷状，双侧瞳孔等大，直径 4 mm，对光反射存在，口唇发绀；呼吸急促，双肺满布湿啰音；心率 160 次/min，律齐；腹软，肝脾未触及，肠鸣音存在；手足发凉，四肢活动尚可；病理反射未引出。

辅助检查：血常规示急性血管内溶血；血气分析提示Ⅰ型呼吸衰竭、代谢性酸中毒；X 线胸片提示肺水肿；头颅 CT 提示脑水肿。

问题导向

病人被送到急诊科，你作为一名急诊护士应如何对此病人急救？

淹溺急救程序(图 7－2)

淹溺(drowning)，又称为溺水，是指人淹没于水中，呼吸道被水、泥沙、杂草等堵塞，或因反射性喉、气管、支气管痉挛，而导致换气功能障碍、急性缺氧和窒息的危机状态。如抢救不及时可导致呼吸、心搏停止而死亡。

根据发病机制，淹溺可分为两类：干性淹溺和湿性淹溺。干性淹溺是指人入水后，因受强烈刺激(惊慌、恐惧、骤然寒冷等)，引起喉痉挛导致窒息。呼吸道和肺泡很少或无水吸入，约占淹溺者的 10%。湿性淹溺是指人入水后，本能地引起屏气，避免水进入呼吸道。由于缺氧，不能坚持屏气而被迫深呼吸，从而使大量水进入呼吸道和肺泡

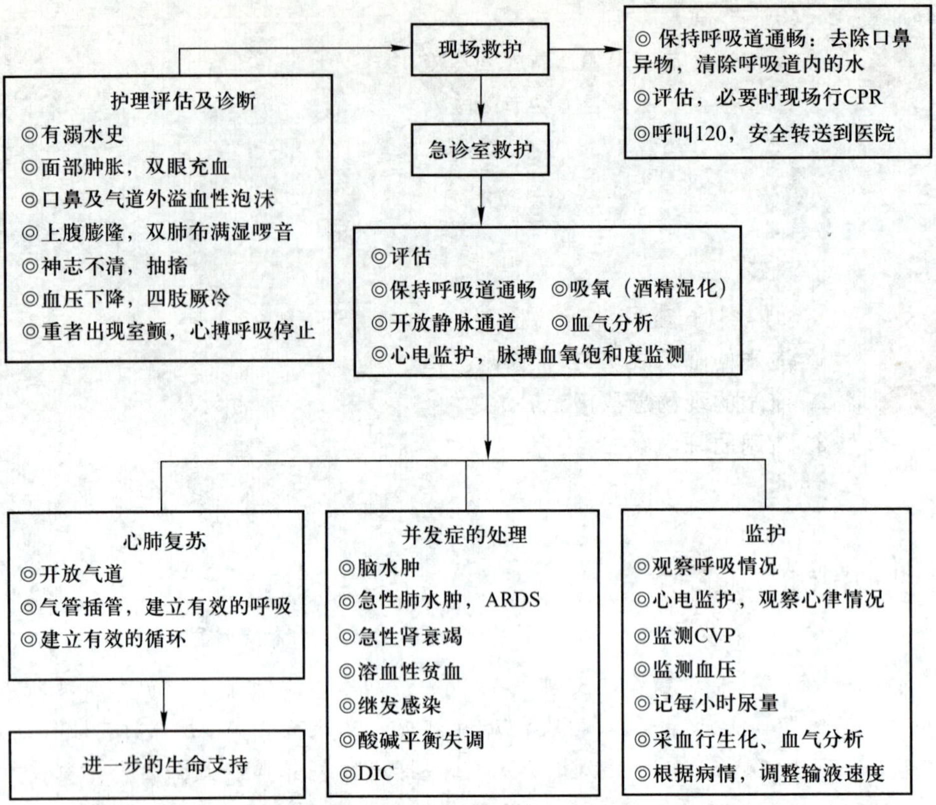

图 7-2 淹溺急救流程

发生窒息，病人数秒钟后神志丧失，继而发生呼吸停止和心室颤动，约占淹溺者的 90%。

一、护理评估

（一）病史

1. 发生淹溺的常见原因

（1）缺乏游泳能力意外落水。

（2）在游泳过程中，时间过长体力耗竭，受冷水刺激发生肢体抽搐或肢体被植物缠绕等造成浮力下降而淹没于水中。

（3）在浅水区跳水头撞硬物，发生颅脑外伤而致淹溺。

（4）潜水意外造成淹溺。

（5）入水前饮酒过量、使用过量的镇静药物。

（6）患有心脏、脑血管、癫痫、其他不能胜任游泳的疾病或游泳时疾病急性发作而导致淹溺。

（7）载有乘客船只及车辆意外落水、洪水灾害或投水自杀。

对淹溺者必须向陪同人员询问时间、地点、水源性质，以利急救。同时注意查寻头部有无硬物碰撞痕迹，以便及时诊治颅脑外伤。

2. 分类　根据发生水域不同，淹溺又可分为海水淹溺和淡水淹溺。

（1）海水淹溺：海水内含有3.5%氯化钠和大量钙盐、镁盐，为高渗性液体，吸入肺泡后，在肺泡内停留时间长，不能吸收到血液循环，反之，能使血液中的水进入肺泡内，产生肺水肿，最后导致心力衰竭而死亡。同时由于体液从血管内进入肺泡，可出现血液浓缩、血容量降低、低蛋白血症、高钠血症。海水中的钙盐和镁盐可引起高钙血症和高镁血症。高钙血症可使心跳缓慢、心律失常、传导阻滞，甚至心搏停止。高镁血症可抑制中枢和周围神经，扩充血管和降低血压。

（2）淡水淹溺：淡水是指江、河、湖泊之水，为低渗透性液体，当人体大量吸入淡水后，低渗性液体进入血液循环，血容量剧增可引起肺水肿和心力衰竭，低渗性液体使红细胞肿胀、破裂，发生溶血，造成高钾血症和高血红蛋白血症。过量的血红蛋白堵塞肾小管引起急性肾衰竭。高钾血症可使心脏骤停。淡水进入血液循环，稀释血液还可出现低钠血症、低氯血症和低蛋白血症。

（二）身体状况

淹溺的临床表现因淹溺时间长短、溺水量的多少而出现缺氧轻重程度不等。一般表现为面部青紫肿胀、眼结膜充血、四肢厥冷、寒战等。其他各系统可有如下表现。

1. 神经系统　烦躁不安或昏迷，可伴有抽搐、肌张力增加、牙关紧闭，可出现异常反射。恢复期可有多梦、失眠及记忆力减退等。

2. 呼吸系统　呼吸浅快或不规则，剧烈咳嗽、胸痛、淡水淹溺者多见咳粉红色泡沫痰、呼吸困难、发绀，两肺湿啰音、肺部叩诊浊音。

3. 循环系统　脉细速或不能触及，心律失常、心音低钝，血压不稳定，心力衰竭，危重者出现室颤甚至心室停搏。

4. 消化系统　上腹饱胀，胃内充满水呈胃扩张状态。海水淹溺者口渴明显。

5. 泌尿系统　尿液混浊呈橘红色，可出现少尿或无尿，严重者出现肾功能不全。

6. 运动系统　少数病人合并骨折或其他外伤。

（三）心理社会状况

病人常因发病突然，且呼吸困难而出现紧张、恐惧心理，并为是否留有后遗症而担心。对于自杀淹溺的病人可能会有抵触情绪，不配合治疗。

（四）实验室及相关检查

可有白细胞总数和中性粒细胞增高，尿蛋白阳性。吸入淡水较多时，可出现低钠、低氯、低蛋白血症及溶血。吸入海水较多时，可出现短暂性血液浓缩，高钠血症或高氯血症。X线检查可见肺野有绒毛结节状密度增高阴影，以内侧带和肺底为多，肺水肿及肺不张可同时存在。心电监测可表现为窦性心动过速，ST段和T波改变、室性心律失常、心脏传导阻滞。血气分析有不同程度的低氧血症、高碳酸血症、呼吸性酸中毒合并代谢性酸中毒。可出现急性肾衰竭和DIC等。

（五）诊断要点

有确切的淹溺史，和（或）伴有下列症状，如面部肿胀、青紫、四肢厥冷、呼吸和心跳微弱或停止；口、鼻充满泡沫或污泥，腹部膨胀，胃内充满水而呈胃扩张，即可诊断为淹溺。

二、护理诊断

1. 气体交换受损　与肺通气和换气功能障碍有关。
2. 体温过低　与淹溺的时间与水温有关。
3. 焦虑　与担心预后有关。

三、预期目标

1. 病人意识障碍减轻或消失。
2. 病人情绪反应正常，无恐惧。
3. 病人呼吸困难、发绀逐渐减轻。
4. 病人生命体征正常平稳。

四、护理措施

救护原则：迅速将病人救离出水；立即恢复有效通气；施与心肺复苏术；根据病情对症处理。

（一）现场救护

1. 迅速将淹溺者救出水面　缺氧时间和程度是决定淹溺预后的最重要因素。紧急治疗是尽快对淹溺者进行通气和供氧。要尽可能迅速地将淹溺者安全地从水中救出。

2. 保持呼吸道通畅　一旦把淹溺者从水中救出，立即清除其口、鼻中的污泥、杂草，有义齿者取下义齿，将舌根拉出，避免后坠堵塞呼吸道。松解衣领和紧裹的内衣、胸罩、腰带，确保呼吸道通畅。

3. 倒水处理　可选用下列方法迅速倒出淹溺者呼吸道、胃内积水。

(1) 膝顶法：急救者取半蹲位，一腿跪地，另一腿屈膝将淹溺者腹部横置于救护者屈膝的大腿上，使头部下垂，并用手按压其背部，使呼吸道及消化道内的水倒出（图7-3）。

(2) 肩顶法：急救者抱住淹溺者的双腿，将其腹部放在急救者的肩部，使淹溺者头胸下垂，急救者快步奔跑，使积水倒出（图7-4）。

(3) 抱腹法：急救者从淹水者背后双手抱住其腰腹部，使淹溺者背部在上，头胸部下垂，摇晃淹溺者，以利倒水（图7-5）。

注意事项：① 应尽量避免因倒水时间过长而延误心肺复苏等措施的进行；② 倒水时注意使淹溺者头胸部保持下垂位置，以利积水流出。

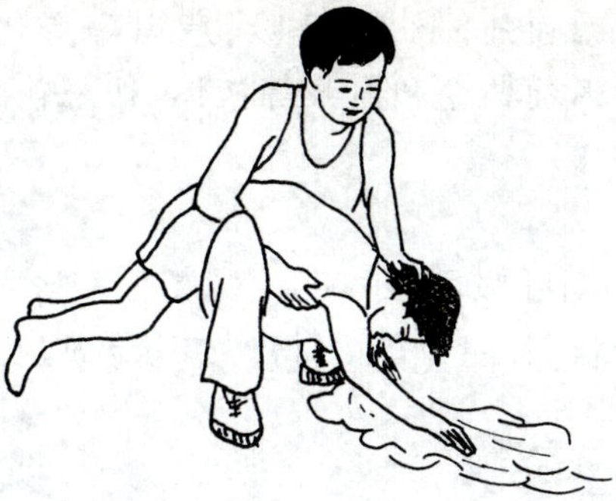
图 7-3 膝顶法

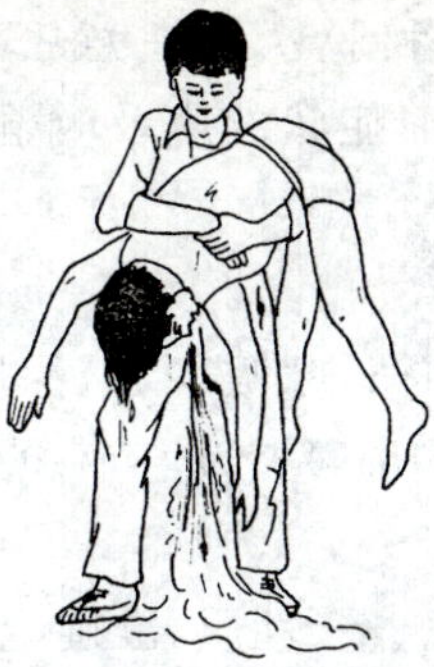
图 7-4 肩顶法

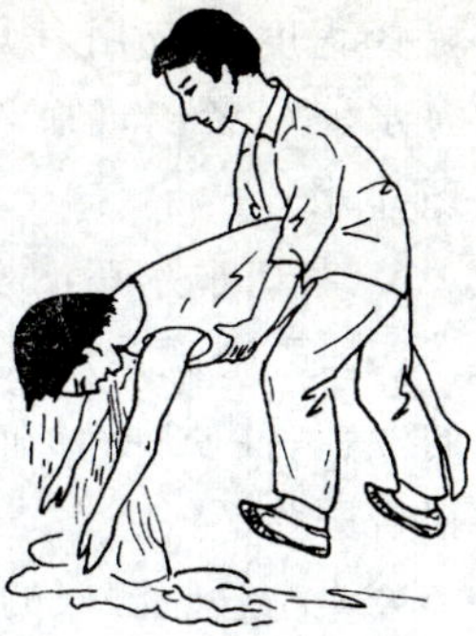
图 7-5 抱腹法

4. 心肺复苏　是淹溺抢救工作中最重要的措施，具体方法详见第四章。

(二) 医院内救护

1. 迅速将病人安置于抢救室内　换下湿衣裤，擦干身体，盖被子保暖，并可自四肢、躯干向心脏方向按摩，以促进血液循环。

2. 维持呼吸功能　保持呼吸道通畅是维持呼吸功能的前提。心搏恢复后，仍需继续进行有效的人工通气，及时进行监测血气分析。对使用口对口人工呼吸无效者，应行气管内插管进行正压给氧。必要时给予气管切开，机械辅助呼吸。同时静脉注射呼吸兴奋剂，如山梗菜碱(洛贝林)、尼可刹米(可拉明)。污染水淹溺者除进行常规抢救外，应尽早实施经支气管镜下灌洗。

3. 维持循环功能　心搏恢复后，常伴有血压不稳定或低血压，可将中心静脉压(CVP)、动脉压和尿量 3 者结合起来分析以指导输液治疗。若胸外心脏按压无效，应观察有无室颤，如有可采用电除颤或药物除颤。必要时应作胸内按压术。

4. 对症治疗

(1) 纠正血容量：海水淹溺者，静脉滴注 5%葡萄糖溶液或输入血浆，不宜注射盐水。淡水淹溺者，静脉滴注 2%～3%氯化钠 500 mL 或输入全血或红细胞，减轻肺水肿与心力衰竭。

(2) 肺水肿处理：在采取加压吸氧同时，用 40%～50%的乙醇湿化吸氧，选用强心、利尿剂等。积极防治突发性肺水肿(医院救治中常见的死亡原因)。

(3) 防治脑水肿：使用大剂量皮质激素和脱水剂。如有抽搐可用地西泮、苯巴比妥或水合氯醛等镇静剂。

(4) 防治肺部感染：如淹溺时泥沙、杂草、呕吐等吸入气管，易发生肺部感染，应给予抗生素治疗。

(5) 及时应用保护肝肾功能、促进脑功能恢复的药物。

(6) 注意其他并发症，如骨折等的及时处理。

(三) 护理要点

1. 输液护理　严格准确执行医嘱，正确控制输液滴速。对淡水淹溺者应严格调节静脉输液滴速，从小剂量、低速度开始，避免短时间内大量液体输入而加重血液稀释程度。应用利尿剂和脱水剂注意密切观察血压、脉搏、呼吸、意识等变化。对海水淹溺者出现血液浓缩症状的应及时输入5%葡萄糖和血浆等液体，切忌输入生理盐水。

2. 密切观察病情变化

（1）严密观察病人的神志、呼吸频率、深度，判断呼吸困难程度。观察有无咳痰，痰的颜色、性质，听诊肺部干湿啰音及心率、心律情况，测量血压、脉搏。如有异常应及时报告医生。

（2）注意监测尿的颜色、量、性质，准确记录尿量。

3. 保持呼吸道通畅　必要时尽快进行气管插管或气管切开，机械辅助呼吸，注意气道湿化等护理，给予正压吸氧。接受正压通气的病人不能进行有效咳痰时，必须通过机械吸引来清除呼吸道内分泌物，维持气道通畅。凡分泌物黏稠者，吸痰前应先向气道内注入3～5 mL生理盐水后再抽吸，以保证痰液清除，又不损伤气道黏膜。撤去气管插管后，应定时拍背，协助排痰，预防肺部感染。

4. 心理护理　消除病人的焦虑、紧张心理，解释治疗措施及目的，使其能积极配合治疗；对自杀淹溺病人，应尊重其隐私权，注意引导他们正确对待人生、事业、他人等，提高心理承受能力。同时做好家属思想工作，协同护理人员帮助病人消除自杀念头。

（四）健康教育

1. 向游泳者宣传安全防护知识，如下水前的准备工作及自救、互救技术。

2. 对水上、水下作业或船上工作人员要做好救生物质准备及救护知识、技术培训。

3. 对自杀淹溺者通过健康教育，帮助其正确认识压力源，采取恰当的应对方式，从而提升社会适应能力。

五、护理评价

1. 病人意识是否清楚，情绪是否稳定。
2. 病人呼吸功能恢复是否正常。
3. 病人生命体征是否正常平稳。
4. 病人和家属是否了解淹溺的预防和救护知识。

【知识拓展】

溺水发生时的自救和他救

1. 自救　不会游泳者，落水后不要心慌意乱，应保持头脑清醒。自救方法是采取仰面位，头顶向后，口向上，口鼻露出水面就能呼吸。呼吸宜浅，吸气宜深，则能使身体浮于水面，以待他人抢救。不可将手上举或挣扎，举手挣扎反而易使人下沉。

会游泳者，若因小腿腓肠肌痉挛而致淹溺，应息心静气，及时呼救。同时将身体抱成一团，浮上水面；深吸一口气，把脸浸入水中，将痉挛（抽筋）下肢的拇指用力向前上方拉，使拇指跷起，持续用力，直到剧痛消失，痉挛停止。若手腕肌肉痉挛，自己将手指上下屈伸，并仰面位，以两足游泳。

2. 他救　急救者会水时，应保持急而不乱，尽量脱去外衣裤及鞋袜，应游到溺水者后方，用左手从其左臂和上半身中间握对方的右手，或拖住溺水者的头，用仰泳方式将其拖到岸边。也可从其背部抓住腋窝推出。注意急救者不要被溺水者紧抱缠身而双双发生危险，万一被抱住，急救者应放手自沉，先与溺水者脱离，然后再救。或向后推溺水者的脸，紧捏其鼻，使其松手，接着再救。

急救者不会水时，应立即用绳索、竹竿、木板或救生圈，使溺水者握住后拖上岸来。现场无任何救生材料时，应即时高声呼叫他人。

【思考题】

1. 简述淹溺病人的现场救护措施。
2. 简述海水淹溺与淡水淹溺的异同点及救护措施。

第三节　触　　电

学习内容（在本节，你要学习）

1. 触电的临床表现、救护原则。
2. 触电的类型、急救措施。
3. 触电的院内救护。

典型案例

病人，女，49岁，在某酒店厨房内搞卫生时被冰柜漏电击倒后不省人事，呼之不应，牙关紧闭。同事断电后马上给予胸外按压，人工呼吸；同时拨打120急救，酒店对面即市人民医院，约6 min后，病人被救护车送入急诊科。来诊时，病人昏迷，心搏停止，呼吸微弱，口唇发绀，血压测不到，颈动脉搏动消失。

问题导向

病人被送到急诊科，你作为一名急诊护士应如何对此病人急救？

触电急救程序（图7-6）

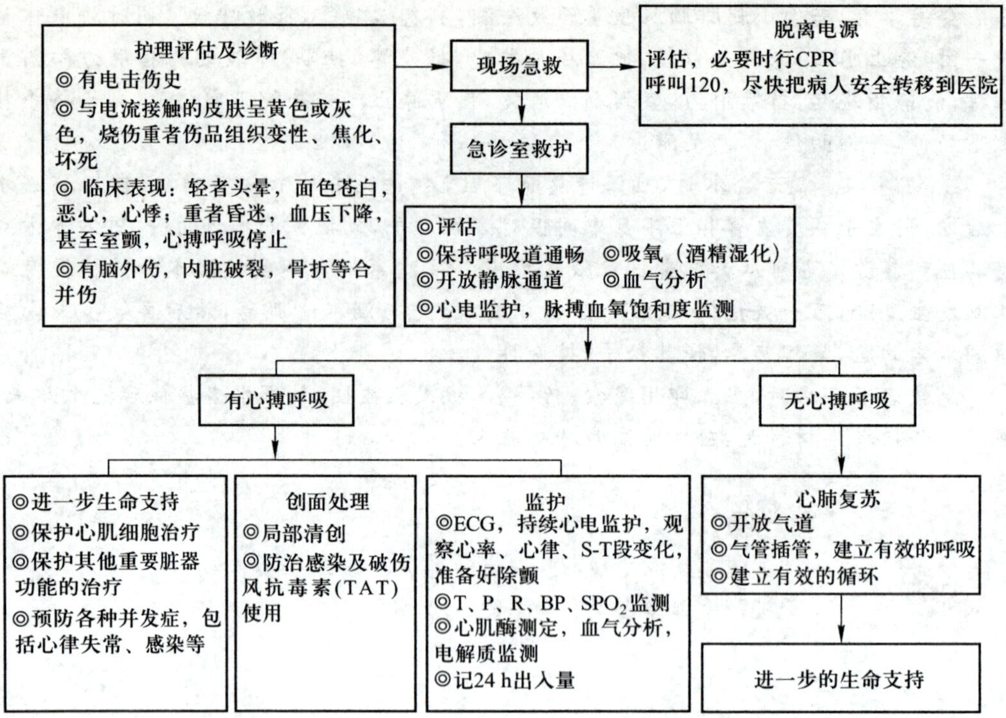

图 7-6 触电急救流程

触电(electric injury)是指一定强度的电流通过人体时，造成的机体损伤及功能障碍。电流通过人体可引起全身性损伤和局限性损伤，严重者可致呼吸和心搏停止。

一、护理评估

(一) 病史

1. 影响触电损伤程度的因素

(1) 电流种类：电流可分为交流电和直流电两种。同样电压，交流电比直流电的危险性大 3 倍。不同频率的交流电对人体的影响不同，每秒 50～60 Hz 低压交流电(日常交流电频率为每秒 50 Hz)对人体危害最大，可造成致命的心室颤动，每秒 2 000 Hz的高频交流电的危害反而减少，可作为物理治疗使用。

(2) 电流强度：一般通过人体的电流强度越强，对人体组织的损害就越大，电流损伤的热效应与电流强度成正比。0.5～7mA(毫安培)，可使接触部位麻木、刺痛、肌肉痉挛；20～25mA 时手不能摆脱电源出现呼吸困难；50～80mA 可使触电者呼吸麻痹、心室颤动或心脏停搏。

(3) 电压高低：电压越高，触电后流经人体的电流量就越大，对人体的损害也越重。直流电压在 380V 以下极少引起伤亡事故；而交流电压在 65V 以上即会造成触电危险。

(4) 人体电阻：在相同电压下电阻越大则通过人体的电流越小，组织受损轻；反之，电阻越小，则通过电流越大，组织损害越严重。身体各部位组织单独对电流的阻力由小到大排列顺序为：血管、神经、肌肉、皮肤、脂肪、肌腱、骨组织。因此血管和神经的电阻最小，受电流损伤最为严重。

(5) 通电途径：触电时，电流通过人体的途径不同，对组织器官的损伤危险程度也不同。电流从上肢或头顶进入人体，通过心脏由下肢流出，可引起心室颤动。如电流从一脚进入，通过腹部由另一脚流出，则危害性较小。凡电流流经心脏、脑干、脊髓，即可导致严重后果。

(6) 电流接触时间：电流对人体的损害程度与接触电流的时间成正比。电流通过人体内时间越长，机体受损伤程度也越重。

对触电者必须向陪护人员询问触电时间、地点、电源情况，以利急救。同时注意检查触电受伤情况。

2. 触电后导致严重后果　人体作为导电体在接触电流时，即成为电路中的一部分。电流流经人体时，对人体的伤害包括电流本身以及电流转换为电能后的热和光效应两个方面的作用。电流击伤对人的致命作用一是引起心室颤动，导致心脏停搏，此常为低压触电死亡原因。二是对延髓呼吸中枢的损害，引起呼吸中枢抑制、麻痹，导致呼吸停止，此常为高压触电死亡原因。电流转换为热和光效应则多见于高压电流对人的损害，造成人体的电烧伤，轻者仅烧伤局部皮肤和浅层肌肉，重者则可烧伤肌肉深层，甚至骨髓。

(二) 身体状况

触电病人轻者仅有瞬间感觉异常，重者可立即死亡。高压电击伤常波及多个器官系统。触电引起的损伤除了局部电烧伤外，也可出现其他临床表现。

1. 全身症状　全身症状的轻重与影响触电损伤程度的因素密切相关。

(1) 轻型：出现痛性肌肉收缩、惊恐、脸色苍白、表情呆滞、头痛、头晕、呼吸心跳加快。敏感的病人可发生晕厥、短暂意识丧失。

(2) 重型：多见于高压触电者，特别是雷击时，常发生神志丧失、心脏呼吸骤停，如不及时复苏则会死亡。抢救成功者，可有定向力丧失和癫痫发作。部分病例有心肌和传导系统损害，心电图出现心室颤动、心肌梗死和非特异性 ST 段降低。组织损伤区或体表烧伤处丢失大量液体时，可出现低血容量性休克；发生急性肾衰竭者，主要是肾脏直接损伤和坏死组织产生肌球蛋白尿，溶血后血红蛋白尿损伤肾小管所致，脱水和血容量不足也加速急性肾衰竭发生。

2. 局部症状　主要表现为电流通过的皮肤出现电烧伤。低电压引起的烧伤，创面小，直径一般为 0.5～2 cm，呈圆形或椭圆形，与健康皮肤分界清楚，边缘规则整齐，焦黄或灰白色，无痛的干燥创面，偶可见水疱。此类烧伤多见于电流的进出口处。

高压电引起的电烧伤，其特点为面积大、伤口深，可达肌肉、血管、神经和骨髓，甚至使组织呈碳化状态。伤口多呈干性创面，由于电离子的强大穿透力，有时呈现体表无明显伤口，而机体深层组织烧伤极为严重。

(三) 心理社会状况

病人常因发病突然而精神紧张、恐惧。恢复后由于出现兴奋症状而烦躁不安，并可因是否留有后遗症而产生焦虑、悲观失望的心理反应。

(四) 实验室及相关检查

早期可有肌酸磷酸激酶(CPK)、同工酶(CK-MB)、LDH、谷氨酸草酰乙酸转氨酶(GOT)的活性增高。尿中见血红蛋白或肌红蛋白。

(五) 诊断要点

根据病人触电病史和现场情况，即可作出诊断。同时应了解有无从高处坠落或被电击抛开的情节。注意颈髓损伤、骨折和内脏损伤的可能性。测定LDH、CK及淀粉酶、检测尿肌红蛋白、血红蛋白，可辅助判断组织损伤程度。

二、护理诊断

1. 意识障碍　与电流通过头部有关。
2. 有外伤的危险　与触电时肌肉强烈收缩有关。
3. 体液不足　与电烧伤造成皮肤及组织损伤有关。
4. 身体活动功能障碍　与疼痛、关节活动障碍、结痂形成有关。
5. 有感染的危险　与电烧伤皮肤组织有关。
6. 焦虑　与担心预后有关。

三、预期目标

1. 病人意识障碍程度减轻或消失。
2. 病人皮肤损伤减轻，痛苦减轻。
3. 病人并发症的发生减少。

四、护理措施

救护原则：迅速将病人脱离电源，分秒必争，实施有效的心肺复苏及心电监护。

(一) 现场救护

1. 迅速脱离电源　根据触电现场的情况，采用最安全、最迅速的办法，使触电者脱离电源。

(1) 关闭电闸：若电闸在触电现场附近，应立即关闭电闸，并尽可能将保险盒打开、总电闸关闭，这是最简单、安全而有效的措施。同时，派人守护总电闸，防不知情者重新合上电闸，造成进一步伤害。

(2) 挑开电线：如为高处垂落电源线触电，电闸距离触电现场较远时，可用干燥竹竿或木棒等绝缘物，将触及触电者的电线挑开，并将挑开的电线处置妥当，以免再触及他人。

(3) 切断电源：如在野外或远离电闸以及存在电磁场效应的触电现场，抢救者不能接近触电者，不便将电线挑开时，可用绝缘钳子或干燥带木柄的刀、斧或锄头斩断电线，使电流中断，并妥善处理电线断端。

(4) 拉开触电者：如触电者俯卧在电线或漏电的电器上，上述方法不易使用时，可用干木棒将触电者拨离触电处，或用干燥绝缘的绳索套在触电者身上，将其拉离电源。

在使触电者脱离电源的抢救过程中，还应注意：① 避免给触电者造成其他伤害。如人在高处触电时，应采取适当的安全措施，防止脱离电源后，从高处坠下骨折或死亡。② 抢救者必须注意自身安全，严格保持自己与触电者的绝缘，未断离电源前绝不能用手牵拉触电者；脚下垫放干燥的木块、厚塑料块等绝缘物品，使自己与大地绝缘。

2. 轻型触电　轻型触电者神志清楚，仅感心慌、乏力、四肢发麻，应给予就地观察及休息 1～2 h，以减轻心脏负荷，促进恢复。

3. 重型触电　对重型触电者在脱离电源后应根据病情立即进行心肺复苏等抢救。在进行以上抢救措施的同时，尽快转运医院作进一步处理。

(二) 医院内救护

1. 保持呼吸道通畅，维持有效呼吸　尽早作气管插管，给予人工呼吸机正压吸氧。及时清除气道内的分泌物。同时建立心电监护，进行有效的心肺复苏。

2. 维持有效循环　通过心脏复苏药物的应用，恢复心脏自主节律，增强心肌收缩力，纠正心律失常，维持有效循环。触电后心脏骤停心肺复苏时，首选药物是盐酸肾上腺素，一般采用 1～5 mg 静脉注射或气管内滴入，继续行心肺复苏，如仍无效可每 5 min注射一次。触电后发生心室颤动，如使用胸外电除颤无效，可继续做心肺复苏，并同时静脉给予利多卡因，加大电能量除颤，常有较好疗效。利多卡因首次用量 1 mg/kg，稀释后静脉缓慢注射，必要时 10 min 后再注射 0.5 mg/kg，总量不超过 3 mg/kg。

3. 脑水肿的防治　在心肺复苏的同时，降低脑代谢，减轻脑水肿。可应用冰帽，在颈、腋下和腹股沟处放置冰袋，使肛温维持在 32℃，并静脉滴注 20%甘露醇溶液、高渗葡萄糖注射液及能量合剂，以改善脑细胞代谢。

4. 维持水电解质平衡　纠正酸中毒，维持水电解质平衡，可给予 5%碳酸氢钠静脉滴注。

5. 创面处理　在现场应保护好电烧伤创面，防止感染。在医院应用消毒无菌液冲洗后，用无菌敷料包扎。局部坏死组织如与周围健康组织分界清楚，应在伤后 3～6 d及时切除焦痂。如皮肤缺损较大，可给予植皮治疗。必要时应用抗生素并预防破伤风的发生。

6. 筋膜松解术和截肢　肢体受高压电热烧伤，大块软组织烧伤引起的局部水肿和小血管内血栓形成，可使电热烧伤远端肢体发生缺血性坏死。因而需要进行筋膜松解术，减轻烧伤部位周围压力，改善肢体远端血液循环。必要时做截肢手术。

(三) 护理要点

1. 严密观察生命体征　定时测量呼吸、脉搏、血压及体温。复苏后病人尤其应仔细检查心率和心律，判断有无心律失常，注意呼吸频率，判断有无呼吸抑制及因喉部肌肉痉挛引起的窒息发生，如出现上述情况应迅速报告医生，并做好心肺复苏的抢救配合。

2. 注意病人的神志变化　对清醒病人应给予心理安慰。注意病人出现电击后精神兴奋症状，应强迫病人休息，避免发生意外。对神志不清者，应防止坠床。

3. 保持呼吸道通畅　注意给予高浓度氧气或含二氧化碳的混合气体吸入。

4. 注意病人有无其他合并伤存在　因病人触电后弹离电源或自高空跌下。常伴有颅脑伤，气胸、血胸，内脏破裂，四肢骨折，骨盆骨折等，应配合医生做好抢救。如电流伤害到病人脊髓应注意保持脊椎固定，防止脊髓再次受损。

5. 准确记录尿量　对严重肾功能损害或脑水肿损害使用利尿剂和脱水剂者。应准确记录尿量。

6. 加强基础护理防止并发症　病情严重者注意口腔护理、皮肤护理，预防口腔炎和压疮。保持病人局部伤口敷料的清洁、干燥、防止脱落。

7. 对放置冰袋的病人　应注意包裹好冰袋和及时更换，并随时按摩肢体皮肤，促进局部血液循环，避免局部皮肤冻伤。

（四）健康教育

1. 安全用电教育。如电器按规定安装地线，应有绝缘外壳，遵守操作流程，按时间检修、维修，尽量不带电维修，工作需接触电器时，最好戴橡皮手套，穿干燥衣物，穿橡胶鞋，教育儿童不触摸电器。

2. 医院用电器，应安装隔离变压器，确保病人安全。

3. 雷雨天时不在高压线下作业，不在树下、高层建筑下躲雨。

4. 进行有关触电的急救知识和技术的培训。

五、护理评价

1. 病人意识是否清楚，情绪是否稳定。

2. 病人生命体征是否正常平稳。

3. 病人皮肤损伤是否恢复正常。

4. 病人和家属是否了解了安全用电知识。

【知识拓展】

人体主要触电方式

1. 单相触电　人体接触一根电线，电流通过人体，经皮肤与地面接触后由大地返回，形成电流环形通路。此种触电是日常生活、生命中最常见的电击方式。

2. 两相触电　人体不同的两处部位同时接触同一电路的 2 根电线，电流从电位高的一根，经人体传导流向电位低的一根电线，形成环形通路而触电。

3. 跨步电压触电　当一根电线断落在地上，由于电磁场效应，以此电线落地点为中心，在 20 m 之内的地面上有许多同心圆周，这些不同直径的圆周上的电压各不相同，离电线落地点中心越近的圆周电压越高，离中心越远电压越低，这种电位差称为跨步电压。当人一走进此电场感应区，特别是在离电线落地点 10 m 以内区域内，前脚跨出着地，后脚尚未离地，此时两脚接触在相距约 0.8 m 的两个不同电位差的带电点上，即存在电位差，电流就会自前脚流入，经躯干再自后脚流回大地，形成环形通路，造成触电。这种触电，离电线落地点越近，电压越高，危险越大；跨步距离越大，电位差越大，危险也越大。

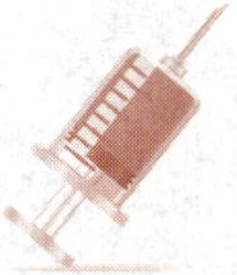

【思考题】

1. 简述触电的现场急救措施。
2. 触电的护理措施有哪些？

（荆　波）

第八章　急症救护

第一节　休　　克

学习内容(在本节,你要学习)

1. 休克常见类型和病因。
2. 休克的症状和体征。
3. 休克的急救护理。

典型案例

病人,男,51岁,自高处坠落,全身多处摔伤,伤后即意识不清,速送往医院抢救。体检:体温36.7℃,脉搏105次/min,呼吸30次/min,血压80/50 mmHg,烦躁不安,呼吸急促。

问题导向

病人被送到急诊科,你作为一名急诊护士应如何对病人进行急救护理?

休克病人救护程序(图8-1)

休克(shock)是指由于各种严重致病因素作用于机体,引起全身有效循环血量不足,全身组织和脏器血流灌注不良,导致组织缺血、缺氧、微循环淤滞、代谢紊乱和脏器功能障碍的全身性病理过程。由此可见,休克本身不是一种独立的疾病,这种病理过程发展渐进而迅速。因此,在急救现场立即开始实施抗休克治疗十分必要。

一、概述

(一)休克病因及分类

休克最常用的分类方法是按病因分类。按病因,休克可分为以下几种。

1. 低血容量性休克　急性大出血(内出血或外出血),大量丢失血浆(如大面积烧伤、腹膜炎等)、体液(剧烈呕吐或腹泻、肠梗阻等),引起血容量突然急剧减少。急性失血如超过全身血量的20%(成年人约800 mL)即发生休克,超过40%(约1600 mL)则

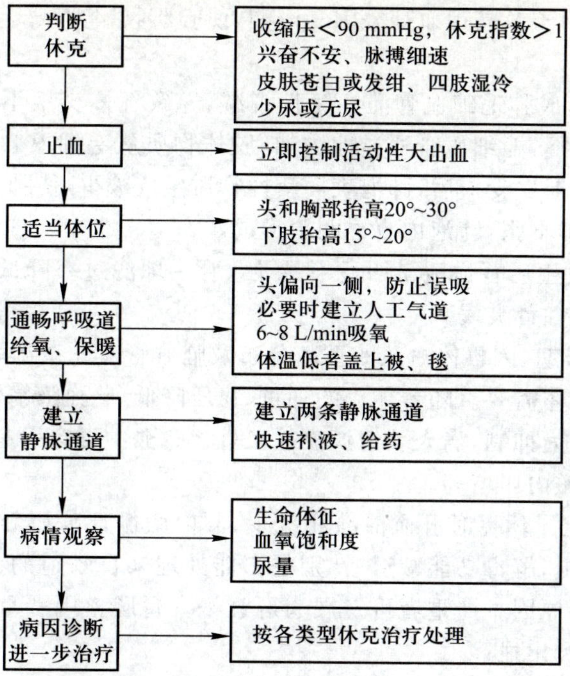

图 8－1　休克病人救护程序

濒于死亡。

2. 心源性休克　继发于急性心肌梗死、心肌炎、心肌病、严重心律失常、心瓣膜口堵塞、心脏压塞等，导致心脏功能衰竭不能维持组织血液灌注而发生休克。最常见于急性心肌梗死，死亡率高达 80％。

3. 感染性休克　见于严重的细菌感染和脓毒血症，如中毒性肺炎、急性腹膜炎、胆道感染、盆腔感染及败血症等。由于病原菌释放的外毒素或内毒素造成心肌损害、血管扩张、毛细血管通透性增加、血浆外渗以及毒素对组织细胞的直接损害等综合作用引起的休克。

4. 过敏性休克　发生于具有过敏体质的病人。致敏原刺激组织释放大量血管活性物质，使血管扩张、血压下降而导致休克。常见于青霉素过敏反应、输血反应、使用某些生物制品等，严重者数分钟内不治而亡。

5. 神经源性休克　剧痛、脑脊髓损伤、麻醉意外等引起反射性周围血管扩张，血压下降，使有效血容量相对减少引发休克。

(二) 重要器官继发损害

微循环是指血管口径小于 200 μm 的网络毛细血管，其功能状态直接影响组织细胞的营养、代谢与功能。休克时全身有效循环血量不足，微循环血液灌流减少，组织细胞由于缺氧，引起三羧酸循环障碍，溶酶体破裂，细胞结构破坏，结果导致重要器官功能发生不同程度的损害。

1. 心　休克时冠状动脉灌注量减少，心肌因缺血缺氧而受损。再加之低氧血症、酸中毒、心肌抑制因子及高钾血症等因素影响，使心肌收缩力减弱，最终可导致心功能不全。

2. 肺　休克造成肺毛细血管灌注急性锐减，导致气体交换不足，出现低氧血症；在严重缺氧的情况下，毛细血管通透性增加，胶体物质从毛细血管漏出到肺间质内而引起肺水肿。肺泡上皮受损后，肺泡表面活性物质生成减少，使肺泡表面张力升高，促使肺泡萎缩，造成肺不张，肺泡内有透明膜形成。

3. 肾　休克发生后肾血流量明显不足导致肾小球滤过率降低和肾小管上皮细胞变形、坏死，造成急性肾衰竭。

4. 脑　休克早期，因机体血液的重新分布及脑血管对儿茶酚胺作用的不敏感，脑的血供基本满足机体需要。随着休克的加重，血压降低，脑血液灌注不足，大脑皮质因缺氧加重由兴奋转为抑制，病人表情淡漠甚至昏迷。酸中毒会引起毛细血管通透性增加，发生脑水肿和颅内压增高。

5. 肝及胃肠道　休克时肝血液灌注减少，肝内微循环障碍和形成弥散性血管内凝血，使肝功能受损，解毒功能减退，特别是不能处理来自肠道的毒性物质，往往是休克病情恶化的重要原因。严重者可发展为肝衰竭。胃肠道因严重缺血、缺氧，使胃肠道黏膜糜烂、溃疡和出血。

二、护理评估

（一）健康史

在询问休克病人健康史时，应重点收集与休克有关的危险因素和病因。如有无因严重烧伤、损伤或感染等引起的大量失血和失液；病人受伤或发病后的救治情况；询问病人是否服用与休克发生有关的一些药物，同时注意有无药物过敏史等。

（二）身体状况

1. 休克代偿期　由于机体的代偿作用，病人的中枢神经系统兴奋性提高，交感-肾上腺轴兴奋，临床表现为：① 神志清楚，兴奋或烦躁不安；② 口渴，面色苍白，四肢发凉，口唇轻度发绀；③ 脉搏增快，血压正常，脉压减小；④ 呼吸深而快，尿量正常或减少。

休克代偿期若处理得当，病情较易纠正，否则，病情继续发展进入休克失代偿期。

2. 休克失代偿期　临床表现为：① 神志淡漠、反应迟钝，甚至意识模糊或昏迷；② 全身皮肤、黏膜发绀，四肢湿冷；③ 脉搏细速或摸不清，血压进行性下降或测不到；④ 尿量减少甚至无尿；⑤ 呼吸微弱不规则，体温不升。若皮肤、黏膜出现广泛出血点或呕血、便血等，提示病情已发展到弥散性血管内凝血。

休克临床表现和程度见表8-1。

（三）心理社会情况

休克病人症状危重，病情进展快，用于监测的仪器设备以及抢救措施繁多，现场气氛异常紧张，易使病人和家属感到病情严重，面临死亡威胁而产生焦虑、恐惧心理。

表 8-1　休克临床表现和程度

分期	程度	神志	口渴	皮肤黏膜 色泽	皮肤黏膜 温度	脉搏	血压	周围循环	尿量	估计失血量
休克代偿期	轻度	神志清楚，表情痛苦，精神紧张	口渴	开始苍白	正常或发凉	100 次/min 以下，尚有力	收缩压正常或稍高，舒张压升高，脉压缩小	正常	正常	20%以下（800 mL 以下）
休克失代偿期	中度	神志尚清楚，表情淡漠	很口渴	苍白	发冷	100～120 次/min	收缩压 70～90 mmHg，脉压缩小	表浅静脉塌陷，毛细血管充盈迟缓	少尿	20%～40%（800～1 600 mL）
	重度	意识模糊甚至昏迷	非常口渴，可能无法述说	显著苍白，肢端青紫	冰冷	细速或摸不清	收缩压 70 mmHg 以下或测不到	毛细血管充盈非常迟缓，表浅静脉塌陷	少尿或无尿	40%以上（1 600 mL 以上）

（四）相关检查

1. 实验室检查

（1）周围血检查：红细胞计数、血红蛋白和血细胞比容测定可提示失血情况以及血液浓缩程度。白细胞计数和中性粒细胞比例增加常提示感染存在。

（2）血清电解质测定：测定血钾、钠、氯等以明确电解质紊乱情况。

（3）尿常规及血尿素氮、肌酐检查：有助于判断肾功能状况。

（4）动脉血气分析：可及时了解有无肺功能不全和酸碱失衡。

（5）凝血机制监测：对疑有弥散性血管内凝血的病人，可进行血小板计数、凝血酶原时间、纤维蛋白原等项检查。若血小板低于 80×10^9/L、纤维蛋白原少于 1.5 g/L，凝血时间较正常延长 3 s 以上时应考虑有 DIC。

2. 其他检查

（1）中心静脉压（central venous pressure，CVP）：代表右心房及上、下腔静脉胸腔段内的压力，其变化可反映病人血容量和心功能（第五章图 5-3）。正常值为 5～12 cmH_2O（0.49～1.18 kPa）。如休克病人 CVP＜5 cmH_2O（0.49 kPa）表示血容量不足，应迅速补充血容量；若 CVP＞15 cmH_2O（1.47 kPa）表示有心功能不全，且有发生肺水肿的危险，应暂停输液或严格控制输液速度，并给予速效洋地黄制剂和利尿药或血管扩张剂。

（2）肺毛细血管楔压（pulmonary capillary wedge pressure，PCWP）：是应用 Swan-ganz 导管测得的肺毛细血管内的压力（图 8-2），可反映肺静脉、左心房及右心室压力，正常值为 6～15 mmHg。PCWP 降低表示血容量不足，增高提示肺循环阻力增加。

(3) 心输出量(cardiac output，CO)：反映心脏功能的一项综合指标。可通过 Swan－ganz 导管应用热稀释法测量。降低往往是循环血量不足或心功能抑制的可靠指标，但感染性休克时，心排血量往往增高。

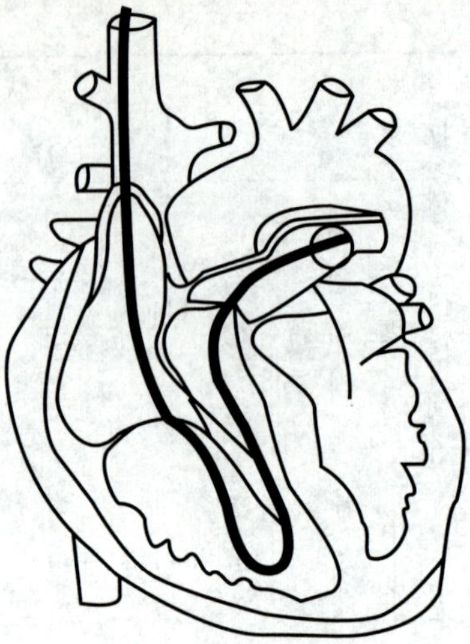
图 8－2　Swan－ganz 导管

三、护理诊断

1. 体液不足　与失血、失液、感染、过敏等有关。
2. 组织灌注量改变　与有效循环血量锐减、微循环障碍有关。
3. 生活自理缺陷　与机体重要器官功能减退有关。
4. 皮肤完整性受损　与躯体活动受限、末梢循环差有关。
5. 焦虑　与突然发病、症状危重，担心预后有关。
6. 潜在并发症：心功能不全，急性呼吸窘迫综合征，急性肾衰竭，脑水肿与脑疝，水、电解质及酸碱平衡失调，弥散性血管内凝血，消化道出血。

四、预期目标

1. 病人体液不足得到纠正。
2. 病人微循环灌注得到改善。
3. 病人逐渐恢复生活自理能力。
4. 病人卧床期间无压疮的发生。
5. 病人情绪稳定，能积极配合医护人员的救治与监护。
6. 病人无并发症出现。

五、护理措施

(一) 急救护理

1. 要立即控制活动性大出血。

2. 尽可能少搬动病人，以免加重休克。松解病人衣领和袖口，采取休克位(头和胸部抬高 20°～30°，下肢抬高 15°～20°)。头胸高位有利于膈肌活动，减轻呼吸的负担；下肢抬高可以促进静脉回流，增加回心血量。

3. 保持呼吸道通畅，尤其是休克伴昏迷者，头要偏向一侧，及时清除呼吸道分泌物，防止误吸。必要时可做气管插管或气管切开。

4. 及时吸氧，增加动脉血氧含量，减轻组织缺氧，对心源性休克病人尤为重要。氧流量 6～8 L/min，可选择鼻导管或面罩式给氧。

5. 建立静脉通路，快速补液。如果周围静脉萎陷而穿刺有困难时，可考虑锁骨下静脉及其他周围大静脉穿刺置管，亦可做周围静脉切开置管。

6. 体温过低的休克病人注意保暖，盖上被、毯，但不要在体表局部加温，以免皮肤血管扩张而减少了重要器官的血液供应和增加氧的消耗，不利于抗休克治疗。对伴高热的感染性休克病人可进行降温处理。

7. 密切观察血压、心率、呼吸、神志、周围血管灌注情况，并做详细记录。

8. 积极协助医生进行必要的初步治疗。如出血应立即止血，必要时可使用抗休克裤；创伤骨折所致的休克给予镇痛、骨折固定；烦躁不安者可给予适当的镇静药等。

（二）一般护理

1. 将病人安置在抢救室或单间病房，避免过多搬动病人。保持空气新鲜和适宜的温、湿度，定时消毒，减少探视，防止院内交叉感染。

2. 给予全身营养支持，对于不能经口摄食者，可行胃肠道外静脉高营养。

3. 休克病人卧床时间长，末梢循环差，应注意保持床单清洁、平整、干燥，定时翻身拍背，定时按摩受压部位皮肤，预防压疮。

4. 定时为病人做口腔护理，保持口腔清洁、舒适，避免发生口腔溃疡或感染。

5. 留置导尿管，准确记录 24 h 出入液量，作为调整补液计划的重要依据。

6. 遵医嘱准确留取各种标本并及时送检。

7. 建立重症监护记录，详细观察并记录病情变化及用药情况。

（三）病情观察

休克病人始终处在病情严重而多变的动态过程中，要取得最好的救治效果，必须加强床旁巡视和动态观察，及时做出准确而科学的判断。

1. 神志与表情　反映脑部血液灌注情况和缺氧程度。如病人神志清楚，对外界的刺激能正常反应，说明循环血量基本足够；相反，若病人表情淡漠、不安、谵妄或嗜睡甚至昏迷表示脑缺氧加重，病情恶化。

2. 血压　血压是休克病人监测的重要指标，在抢救过程中，应该每隔 15～30 min 测量一次。休克初期由于代偿性血管收缩，血压可能正常或接近正常，但脉压缩小；当机体失代偿时，血压和脉压均下降。通常认为上肢收缩压低于 80 mmHg(10.7 kPa)、脉压差小于 20 mmHg(2.7 kPa)，且伴有毛细血管灌流量减少症状如肢端厥冷、皮肤苍白是休克存在的证据。应注意脉压变化，脉压越小，说明血管痉挛程度越严重；脉压差增大，则表明血管痉挛开始解除，微循环趋向好转。

3. 脉搏　休克时脉率增快常出现于血压下降之前，是医护人员早期发现休克的简便方法，应每隔 15～30 min 测量一次。病情恶化时脉率加速、脉搏细弱甚至摸不到；当血压较低，但脉率已恢复且肢体温暖者提示病情好转。临床常用休克指数来观察休克进程，休克指数是脉率与收缩压之比。休克指数为 0.5，多提示无休克；＞1.0，表示存在休克；＞2.0 表示休克严重。

4. 呼吸　包括观察呼吸的频率、节律、深度及氧疗效果。呼吸浅快不规则、咳嗽及咳白色或血性泡沫样痰须警惕心力衰竭、肺水肿的发生。病人进行性呼吸困难、发绀，经加压给氧后仍不能提高血氧分压时，是因肺微循环障碍发生了急性呼吸衰竭（休克肺）。

5. 体温 休克病人常有体温降低，但感染性休克可有高热。若体温突然升高至40℃以上或骤降到常温以下，均为病情危重征兆。

6. 皮肤温度、色泽 能反映末梢微循环血液灌流状况。正常人轻压甲床或口唇时，局部因暂时缺血而呈现苍白色，松压后迅速转为红润，毛细血管再充盈时间小于1 s；若大于1 s说明微循环灌注不足或有淤滞现象。休克病人皮肤黏膜由苍白转为发绀，表示休克加重。发绀并出现皮下瘀点、瘀斑，则提示可能发生弥散性血管内凝血。若发绀程度减轻逐渐转为红润、肢体皮肤干燥温暖、毛细血管再充盈时间小于1 s，说明末梢微循环改善。

7. 尿量 是判断重要器官血液灌注是否足够的最敏感指标，休克病人宜置入导尿管以测定每小时尿量。尿量<25 mL/h，比重增加者表明仍存在肾血管收缩和供血量不足；血压正常但尿量仍少且比重偏低者，提示有急性肾衰竭可能。如果尿量稳定在30 mL/h以上，提示休克好转。

(四) 治疗护理

1. 静脉扩容护理 是抗休克最基本措施。

(1) 建立静脉通路：休克病人易发生浅表血管萎陷，应尽早静脉穿刺，必要时行深静脉插管或静脉切开。常需同时建立2条静脉通路，其中一路快速滴注扩容液体及其他抢救药物；另一路输入血管活性药以调节血压。

(2) 溶液选择：晶体液主要补充细胞外液，胶体液主要补充血管内容量，晶体与胶体比例为3∶1。首先快速输入平衡盐溶液，尽快恢复循环血量。但输入平衡盐溶液所带来的血压回升和脉率减慢仅是暂时的，应接着输入全血、血浆及右旋糖酐等，以改善贫血和组织缺氧，加速组织细胞的灌注。

(3) 补液的量：补液量应当大于失液量，常为失液量的2～4倍，不能失多少补多少，补液速度应先快后慢。严密观察病人的颈静脉充盈程度、尿量、血压、脉搏等临床指标，作为监护输液的尺度。有条件时，应当动态地监测中心静脉压，中心静脉压低于正常，说明血容量不足，应当继续输液；如果超过正常，说明补液过多，应当立即停止补液。中心静脉压与补液的关系见表8－2。

表8－2 中心静脉压与补液的关系

CVP	BP	临床意义	处理方法
低	低	血容量严重不足	充分补液
低	正常	心脏收缩功能良好，血容量轻度不足	适当补液
高	低	心功能不全或血容量相对过多	给强心药，纠正酸中毒，舒张血管
高	正常	容量血管过度收缩，循环阻力增加	舒张血管
正常	低	心功能不全或血容量不足	补液实验*

注：* 指用等渗盐水250 mL于5～10 min内经静脉滴入，若血压升高而中心静脉压不变，提示血容量不足；若血压不变而中心静脉压升高(3～5 cmH_2O)，则提示心功能不全。

(4) 疗效观察：如达到循环恢复灌注良好的指标，肢体逐渐变暖，说明补液量已经接近丢失液体量；如血压稳定说明补液已足。

2. 血管活性药物应用的护理　血管活性药物可缓解周围血管舒缩功能紊乱，改善重要器官和组织的血液灌注，包括血管扩张剂和血管收缩剂。

(1) 使用血管活性药物宜用输液泵，从小剂量、低浓度、慢速度开始，并根据血压变化调节滴速，使血压维持在稳定状态。每 5～10 min 监测 1 次血压，待血压稳定后改为每 15～30 min 监测 1 次。

(2) 血管扩张剂必须在补足血容量的前提下方可使用，否则可使有效循环血量减少，血压进一步下降。

(3) 静脉滴注缩血管药物尤其是去甲肾上腺素时，切忌漏到血管外，防止造成局部组织坏死。一旦发现药液外漏应立即拔针，迅速用 0.25% 普鲁卡因局部封闭。长期输液的病人，应每 24 h 更换 1 次输液管，并注意保护血管。

3. 抗休克裤(anti－shock trousers，AST)的护理

(1) 作用机制：抗休克裤是聚乙烯材料制成的一种双层充气服，病人穿着后通过充气包绕性加压，可压迫腹部、骨盆和双下肢，减少被压迫组织的血流量，血液在短时间内转移至心、脑、肺，首先保证重要生命器官的血液供给。这对休克病人的复苏十分重要，血液转移量相当于人体总血量 30% 以上。对下肢创伤性出血可起到直接加压止血和固定下肢与骨盆骨折的作用。腹部周围加压，可以使内出血减少或停止。应用 AST 是一种无损伤性措施，已逐渐推广用作入院前急救。

(2) 使用方法：将抗休克裤展开(必要时抗休克裤平铺在担架上)，可从伤病员的侧方垫入伤病员的身后，将腹部片及双下肢片分别包裹腹部和双下肢。上缘必须达到剑突水平，以便充气发挥作用，下缘可连踝部。可用脚踏气泵或高压气源充气。囊内压力一般达到 20～40 mmHg 即可显示明显效果，囊内压力超过 100 mmHg 时，减压阀自动开放(图 8－3)。

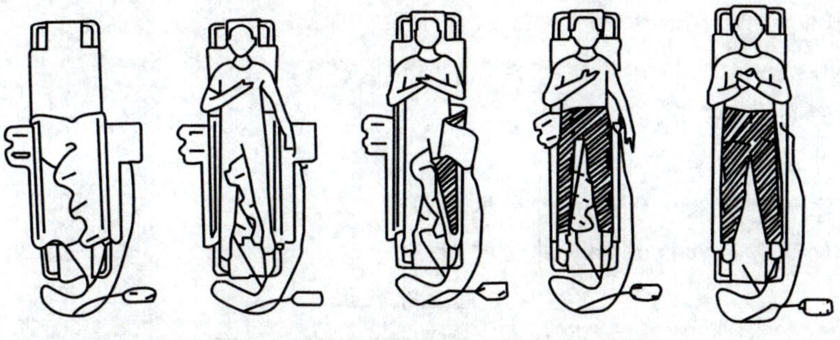

图 8－3　抗休克裤的使用方法示意图

(3) 适应证：① 动脉收缩压＜80 mmHg 的低血容量性休克、神经源性休克和过敏性休克；② 活动性腹腔出血，急需直接加压止血者；③ 腹部以下软组织血管损伤需直接加压止血者；④ 骨盆骨折或双下肢骨折急需固定者。

(4) 禁忌证：① 心源性休克；② 脑水肿、肺水肿；③ 横膈以上部位的活动性出血未能制止者；④ 腹部损伤伴内脏外露者。

(5) 注意事项:① 穿着休克裤并不能代替扩容治疗,应迅速输液、输血,以补充血容量;② 充气后,可影响伤病员的自主呼吸,对肺功能不全者更明显,应及时纠正缺氧;③ 过度充气或使用时间过长,可使加压部位血液供应不足,注意皮肤的护理;④ 较长时间使用时,应适当降低充气压,并不断防止和纠正酸中毒;⑤ 解除抗休克裤时,应缓慢放气,一般 30 min 为宜。

(五) 心理护理

病人虽然处于休克状态,神志模糊,但是也有一定意识。因此医护人员要镇定自若,忙而不乱,快而有序地完成各项抢救工作,给病人和家属以安全感,帮助病人稳定情绪,促使其身心处于接受治疗和护理的最佳状态。

六、护理评价

1. 病人体液不足是否得到纠正。
2. 病人微循环灌流是否得到改善。
3. 病人是否恢复生活自理能力。
4. 病人有无压疮的发生。
5. 病人情绪是否稳定,能否配合救治与监护。
6. 病人有无并发症出现。

【知识拓展】

如何估计失血量

1. 休克指数(脉搏/收缩压)　正常值为 0.45。休克指数为 1,失血量约 1 000 mL;指数为 2,失血约 2 000 mL。

2. 收缩压 80 mmHg 以下,失血相当于 1 500 mL 以上

3. 凡有以下一种情况,失血量在 1 500 mL 以上

(1) 面色苍白、口渴。

(2) 颈外静脉塌陷。

(3) 快速输平衡液 1 000 mL,血压不回升。

(4) 一侧股骨开放性骨折或骨盆骨折。

休克治疗歌诀

休克病理分三期,心源性者最紧急。
病人平卧头略低,扩容吸氧是第一。
除聚防栓低分子,胶晶液体宜交替。
血管舒缩活性剂,用之得当显神奇。
纠酸化淤药效显,且能解除心脏抑。
激素保护细胞膜,抗毒升压可应激。
各型休克辨仔细,重在病因要除去。

【思考题】

1. 哪些征象表明休克病人有效循环血量已基本恢复?
2. 休克病人病情观察的护理要点是什么?

第二节　昏　　迷

学习内容(在本节,你要学习)

1. 昏迷的病因和发病机制。
2. 昏迷程度的判断。
3. 昏迷的急救护理。

典型案例

病人,女,70 岁,因家属发现呼之不应 1 h 来院就诊。

问题导向

作为一名急诊护士,你将如何对该病人进行急救护理?

昏迷病人急救护理流程(图 8-4)

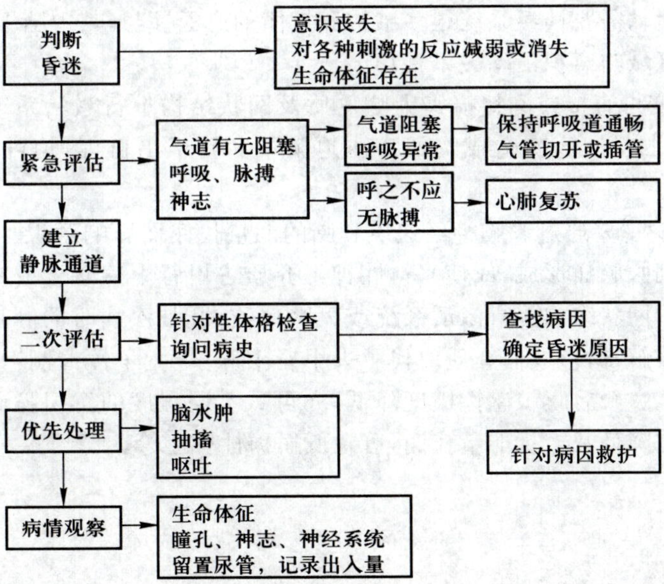

图 8-4　昏迷病人急救护理流程

昏迷(coma)是一种严重的意识障碍,主要是大脑皮质与中脑的网状结构发生高度抑制的一种病理状态。昏迷是最危重的急症之一,一旦接诊,应果断地采取急救措施,才能挽救病人生命,提高抢救成功率。

一、概述

(一) 昏迷病因及分类

1. 颅内疾病

(1) 感染性疾病:如细菌性脑膜炎、乙型脑炎、流脑、脑型疟疾等。

(2) 脑血管疾病:脑出血、蛛网膜下腔出血、脑梗死等。

(3) 颅内占位性疾病:脑肿瘤、脑寄生虫、脑内肉芽肿等。

(4) 颅脑外伤:脑挫伤、颅内血肿、硬膜外血肿等。

(5) 其他:如高血压脑病、癫痫等。

2. 全身性疾病

(1) 急性重症感染:如败血症、中毒性菌痢、肺炎、伤寒等。

(2) 内分泌及代谢障碍性疾病:如糖尿病酮症酸中毒、自发性低血糖、慢性肾衰竭、肝性脑病、肺性脑病、甲状腺危象等。

(3) 水、电解质平衡紊乱:如低氯血性碱中毒、高氯血性碱中毒、稀释性低钠血症等。

(4) 中毒:安眠药、酒精、有机磷、氰化物、一氧化碳、吗啡等。

(5) 物理性与缺氧性损害:急性中暑、溺水、触电等。

(二) 昏迷发病机制

人的意识活动需要神经系统很多结构和核团的广泛参与,其中脑干网状结构和大脑皮质的广泛区域与意识活动关系密切。

1. 颅内病变可直接或间接损害大脑皮质及网状结构上行激活系统,如大脑广泛急性炎症、幕上占位性病变造成沟回疝压迫脑干和脑干出血等,均可引起严重意识障碍。

2. 颅外疾病主要通过影响神经递质和脑的能量代谢而影响意识。如全身性缺血缺氧,可致脑水肿、脑疝形成,或使兴奋性神经介质去甲肾上腺素合成减少或停止,均可间接影响脑干网状结构上行激活系统或大脑皮质;肝脏疾病时的肝功能不全,代谢废物不能完全被解毒,形成假介质取代了去甲肾上腺素(竞争性抑制),从而发生肝性脑病;酸中毒时,突触后膜敏感性极度降低,亦可致不同程度的意识障碍;低血糖时由于脑部能量供应降低及干扰能量代谢,可致低血糖性昏迷等。

二、护理评估

(一) 健康史

1. 发病的缓急　急骤发生的昏迷,多为意外原因所致,如中毒、低血糖等;但也可见于慢性疾患所引起的急性并发症,如高血压动脉硬化引起的急性脑血管病、阿-斯综合征、颅内肿瘤引起的脑疝等。渐进加重的昏迷，多见于中毒性或代谢性脑病、中枢神经系统感染等。病人在昏迷前多有原发病的症状，如慢性肺病、慢性肝病、糖尿病等，且原发病随着意识障碍的加重而加重。

2. 发病过程　症状时轻时重，病情波动性大，以中毒性或代谢性脑病居多。头部外伤后陷入昏迷清醒后，再陷入昏迷者，要考虑硬膜外血肿的可能性。

3. 伴随症状　要注意有无发热、头痛、呕吐、呕血、咯血、黄疸、水肿、血压变化、尿便异常、抽搐等，以及这些症状与意识障碍的先后次序。

4. 既往健康状况　有无心、肝、肾、肺等脏器的慢性疾患；有无糖尿病、高血压以及类似的昏迷史等。

5. 服药史　平时应用安眠镇静药或精神药物的习惯和剂量；糖尿病病人注射胰岛素的剂量和时间等。

6. 环境和现场的特点　冬季要考虑一氧化碳中毒；夏季要想到中暑；公共场所发现的昏迷病人，多数为急骤发病者，如癫痫、脑出血、阿-斯综合征等；注意收集检验病人周围的药瓶、未服完的药片等。

（二）身体状况

1. 症状与体征

（1）体温：增高提示有感染性或炎症性疾患。过高则可能为中暑、脑干损害。过低提示为休克、甲状腺功能低下、低血糖、冻伤或镇静药过量。

（2）脉搏：不齐可能为心脏病。微弱无力提示休克或内出血等。过速可能为休克、心力衰竭、高热或甲亢危象。过缓提示颅内压增高或阿-斯综合征。

（3）呼吸：深而快的规律性呼吸常见于糖尿病酸中毒；浅而快的规律性呼吸见于休克、心肺疾患或安眠药中毒引起的呼吸衰竭；大脑半球广泛损害常引起潮式呼吸；脑桥上部损害引起长吸式呼吸等。

（4）血压：过高提示颅内压增高、高血压脑病或脑出血。过低可能为烧伤、脱水、休克、晕厥、安眠药中毒或深昏迷状态等。

2. 判断昏迷程度

（1）临床分级法：按程度可分为3阶段（表8-3）：① 轻度昏迷：意识大部丧失，无自主运动，对声、光刺激无反应，对疼痛刺激尚可出现痛苦的表情或肢体退缩等防御反应。角膜反射、瞳孔对光反射、眼球运动、吞咽反射等可存在。② 中度昏迷：对周围事物及各种刺激均无反应，对剧烈刺激或可出现防御反射。角膜反射减弱，瞳孔对光反射迟钝，眼球无转动。③ 深度昏迷：全身肌肉松弛，对各种刺激全无反应。深、浅反射均消失。

表8-3　昏迷的临床分级

昏迷分级	疼痛刺激反应	瞳孔对光反射	角膜反射	膝腱反射	生命体征
轻度昏迷	有	有	有	有	正常
中度昏迷	弱	迟钝	弱或消失	迟钝	轻度异常
深度昏迷	消失	消失	消失	消失	明显异常

(2) 昏迷量表评估法：目前用 Glasgow 昏迷计分法（见第五章表 5－3），依据对睁眼反应、运动反应和语言反应的情况对昏迷程度进行评估的方法。量表最高分是 15 分，最低分是 3 分，分数越高，意识状态越好。通常 8 分以下为昏迷，3～5 分并伴有脑干反射消失的病人有潜在死亡的危险。量表评估简单易行，但 3 岁以下的孩子不能合作；老年人反应迟钝常得低分；言语不通、聋哑人、精神病人等使用也受限制，特别是昏迷前的意识障碍无法用量表来判断。

(三) 心理社会情况

由于浅、中度昏迷的病人仍会存在部分的意识，严重的疾病打击会使病人及其家属忧虑、恐惧等，这些心理反应与昏迷之间会形成负反馈的恶性循环。

(四) 相关检查

1. 实验室检查　可做血、尿、便常规及血糖、电解质、血氨、血清酶、肝肾功能、血气分析等检查，根据检查结果，进一步选择特殊检查以辅助昏迷的诊断。

2. 其他检查　根据病情选择心电图、X 线和 B 超检查。怀疑有颅内病变者可根据需要选择脑电图、CT、磁共振、脑血管造影等检查。

三、护理诊断

1. 意识障碍　与各种原因导致大脑皮质高度抑制有关。

2. 有误吸的危险　与意识障碍、呼吸道分泌物、咳嗽反射减弱有关。

3. 有皮肤完整性受损的危险　与意识障碍、病人长期卧床、皮肤受压、营养不良有关。

4. 有感染的危险　与意识障碍、机体抵抗力低下、呼吸道分泌物排出不畅、留置导尿有关。

四、预期目标

1. 病人意识状态逐渐恢复好转。
2. 病人住院期间未发生误吸。
3. 病人卧床期间无压疮的发生。
4. 病人住院期间未发生感染。

五、护理措施

(一) 急救护理

无论何种疾病引起的昏迷，初步的急救护理主要是维持基本生命体征，避免脏器功能进一步损害，然后再采集病史和完成所需的各种检查，尽早找出昏迷的原因，进行病因治疗。

1. 迅速清理呼吸道，保持气道通畅　昏迷病人多被人或抬或背送到医院，不正确的头部位置会造成或加重窒息。加之昏迷病人咳嗽和吞咽反射出现障碍，呼吸道分泌物、口咽呕吐物及其他异物极易堵塞呼吸道。

(1) 迅速松解病人领口，将病人置平卧位，同时使头偏向一侧，用压舌板或吸引器清理口腔内阻塞物，必要时可用喉镜去除咽喉部异物。

(2) 遇有舌后坠严重的病人可去除枕头，肩下垫高并使颈部伸展，使病人头部充分后仰，下颌前移，使气道保持通畅。

(3) 口咽导管可有效地防止牙齿和舌阻塞呼吸道。对呼吸道阻塞严重而以上方法不能奏效的可实施气管插管，必要时可行气管切开，以利痰液的清除和呼吸机的使用。

(4) 清理呼吸道的同时要积极给氧，纠正脑缺氧。

2. 建立静脉通道，维护循环功能　尽快开放静脉通道，保持病人的血容量、血压和心排血量在正常水平，以保证脑部的血液供应和各项抢救治疗药物的给予。对有休克、心律失常等其他循环障碍情况的要及时予以纠正，对呼吸心搏骤停者要立即复苏。

3. 处理脑水肿，保护脑功能　能否阻止或减轻脑水肿的发生是昏迷抢救成功的关键环节。使用脱水药的原则是病人有正常的循环功能和肾功能，同时要注意水、电解质平衡。常用脱水药有20%甘露醇250 mL快速静脉滴注，合并心脏病和(或)肾功能不全的病人可选用呋塞米，脑外伤或炎症引起的脑水肿可给予地塞米松等激素静脉滴注。

4. 控制抽搐和高热，预防感染　持续抽搐会造成病人呼吸暂停，加重脑缺氧，所以要立即给予处理，目前首选药物是安定，10～20 mg静脉注射，抽搐停止后再静脉滴注苯妥英钠0.5～1 g，剂量可在4～6 h内重复应用。对高热病人采用酒精擦浴，冰袋、冰帽等物理降温手段，将体温控制在37℃左右。加强基础护理，在进行各项护理操作时，要严格遵守无菌技术操作规程，避免不必要的感染。

5. 积极寻找和治疗原发病。

(二) 一般护理

1. 密切观察病人生命体征，昏迷程度，瞳孔有无变化，肢体有无瘫痪，有无脑膜刺激征及抽搐等。详细记录，随时分析，及时通知医生并及时处理。

2. 保持呼吸道通畅，病人取平卧位，头偏向一侧防止呕吐物被误吸。准备好吸引器，痰多时应随时吸痰，以免发生窒息。并应做好气管切开和使用呼吸机的准备。

3. 对尿失禁病人勤换尿布，会阴部及时擦洗干净，防止泌尿系感染及压疮的发生。大便失禁时随时做好肛门及会阴部清洁，涂保护性润滑油，并保持床铺干净平整。

4. 预防呼吸道感染，去除义齿，每日清洁口腔2次，口腔溃疡可涂溃疡膏。张口呼吸的病人应将沾有温水的纱布盖在口鼻上，吸痰时严格执行无菌操作。

5. 应注意防止病人营养不良，做好鼻饲护理。

(三) 心理护理

对于存在部分意识的病人，护士要选择适当的语言来安慰病人，耐心解释有关病情变化，以稳定病人情绪，减轻病人痛苦。对于深昏迷病人，鼓励家属可以适当与病人进行交流，使病人始终保持在其熟悉的语言环境中，以配合治疗，早日清醒。

六、护理评价

1. 病人意识状态是否逐渐恢复清醒。
2. 病人咳嗽吞咽反射是否逐渐恢复，住院期间有无发生误吸。
3. 病人卧床期间皮肤有无破损、有无压疮的发生。
4. 病人住院期间有无发生感染。

【知识拓展】

意识障碍和昏迷

意识是中枢神经系统对内外环境刺激所做出的有意义的反应，缺乏这种反应能力即为意识障碍。常见的意识障碍包括嗜睡、意识模糊、昏睡、谵妄等，而昏迷是最为严重的表现。

有意识的人应具备2个条件：① 对外界环境的认识，反映在高级神经活动中，最基本的就是对时间、地点和人物的定向力，其他还包括分析、综合、判断、推理、思考等；② 对自身的认识，也就是自知力，包括对自己的姓名、年龄、性别、身份等的确认。

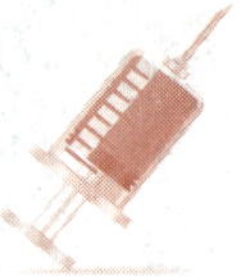

【思考题】

1. 如果病人是缓慢出现昏迷现象，常见于哪些疾病？
2. 如何判断病人昏迷程度？

（储媛媛）

第三节　超高热危象

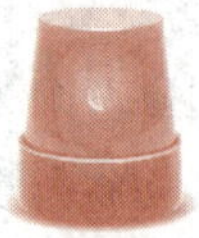

学习内容(在本节，你要学习)

1. 超高热危象的病因、临床表现。
2. 超高热危象病人的急救护理措施。

典型案例

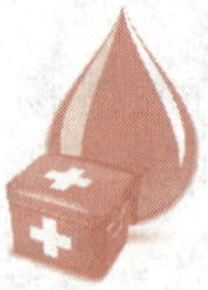

病人，男，50岁，"急性出血坏死性胰腺炎"术后20 d，已经深静脉导管行全肠外静脉营养治疗20 d。今日突发寒战、高热、头痛、头晕、面色潮红。病人极度烦躁，体温40.8℃，脉搏130次/min，呼吸32次/min。血常规检查：白细胞计数25×10^{9}/L，核左移。

问题导向

针对该病人，你作为值班护士应如何进行处理？

超高热危象救护流程（图 8－5）

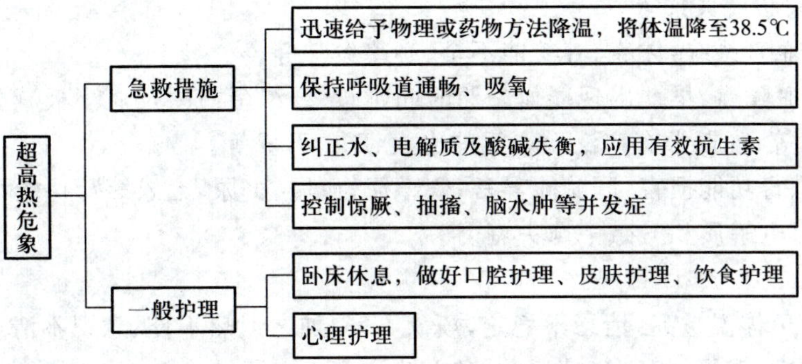

图 8－5　超高热危象救护流程

人的体温是由大脑皮质及下丘脑体温调节中枢控制的，通过调节体内的产热和散热，使体温保持在正常范围内，一般腋下体温在 36～37℃，若腋下体温升高到 39℃以上，称为高热，超过 41℃为超高热。超高热危象（extreme pyrexic crisis，EPC）是指高热未及时处理，使心、脑、肾等重要器官受到严重损害，出现抽搐、昏迷、出血、休克、重要脏器功能衰竭等危及生命的状态，是临床常见的危急重症之一，若抢救不及时，病人常于数小时内死亡。

一、护理评估

（一）健康史

应向病人及其家属或相关的人员详细询问病人既往健康状况，有无原发疾病。发病前的环境情况，是否去过流行病区，居住环境有无传染病的存在，有无注射疫苗等。

超高热危象的病因十分复杂，大致可分为感染性高热和非感染性高热两类。

1. 感染性高热　由细菌、病毒、真菌、立克次体、螺旋体、寄生虫、支原体等各种病原体引起的全身各系统器官的感染。其中以细菌和病毒感染较为常见。

2. 非感染性高热　指由病原体以外的各种原因引起的发热，常见的病因如下。

（1）中枢性高热：体温调节中枢受到损害，使体温调定点上移，造成发热。常见于：① 物理性因素，如中暑；② 化学性因素，如安眠药、农药等药物中毒；③ 机械因素，如颅脑外伤、脑出血。

（2）变态反应性高热：变态反应时形成抗原-抗体复合物，激活白细胞释放内源性致热源而引起高热，如血清病、输液反应、药物热及某些恶性肿瘤等。

（3）内分泌与代谢疾病：如甲状腺功能亢进症、嗜铬细胞瘤高血压发作等。

（二）身体状况

1. 体温　体温升高，体温>40.6℃。

2. 多器官功能受损的表现

（1）中枢神经系统：嗜睡、谵妄、昏迷、抽搐、脑膜刺激征、病理征阳性、瘫痪、脑疝、视盘水肿、大小便失禁等。

（2）心血管系统：休克、心功能不全、心律失常等。

（3）凝血障碍：早期出现凝血酶原时间延长、纤维蛋白原及血小板减少、出血和凝血时间延长等；晚期常有广泛而严重的出血、DIC形成等。

（4）肝、肾功能损害：肝功能异常；管型尿、血尿、少尿、无尿等肾功能不全。

（5）水、电解质和酸碱平衡失调。

（三）心理社会状况

病人由于体温过高，情绪不稳定，烦躁不安，加之退热不佳、意识不清，可引起病人及家属的焦虑、恐惧，担心病情恶化、危及生命等。

（四）相关检查

由于发热原因甚多，应结合相关病史及体检有针对性地进行。

1. 血液检查　白细胞总数及中性粒细胞升高，提示为细菌感染；白细胞总数减少见于病毒感染及疟原虫感染，若同时伴有嗜酸性粒细胞减少或消失，见于伤寒或副伤寒；白细胞分类中有不成熟细胞出现，见于急性白血病、骨髓增生综合征；若全血细胞减少伴有发热，见于急性再生障碍性贫血、急性白血病等。

2. 尿液检查　尿中白细胞增多，尤其是出现白细胞管型，提示急性肾盂肾炎；蛋白尿伴或不伴有管型尿提示为系统性红斑狼疮。

3. 放射性检查　包括X线、CT检查等。

二、护理诊断

1. 体温过高　与感染、组织细胞新陈代谢旺盛、环境改变、体温调节中枢功能障碍等因素有关。

2. 焦虑　与体温过高有关。

3. 潜在并发症：抽搐、惊厥甚至休克。

三、预期目标

1. 病人的体温下降或恢复正常。

2. 病人情绪稳定。

3. 病人无并发症出现。

四、护理措施

（一）急救护理

1. 降温　迅速而有效地将体温降至38.5℃是抢救超高热危象病人的关键措施。

(1) 物理降温：为首选的降温措施，适用于高热而循环良好的病人。

1) 方法：① 冰敷，可在头部、腋下、腹股沟等大动脉处放置冰袋或冰帽；② 温水或酒精擦浴，对有寒战、四肢厥冷的病人，为防止寒冷刺激而加重血管收缩，可用32～35℃温水擦浴，也可用30%～50%、27～37℃的酒精擦浴；③ 冰水擦浴或盆浴，对中暑和某些麻醉药所致的恶性高热病人，可用冰水擦浴以降温，或将病人放在冰水浴盆中，同时按摩四肢以促进血液循环，帮助散热；④ 用4℃5%葡萄糖盐水1 000～1 500 mL快速静脉滴注或用冰盐水灌肠、洗胃等。

2) 注意事项：① 不宜在短时间内将体温降得过低，以防虚脱；② 酒精擦浴以拍拭的方式进行，不用摩擦方式，因摩擦方式易产热，在腋窝、腘窝、腹股沟等血管丰富处应适当延长时间，以利于散热；禁拭后项、心前区、腹部和足底；③ 伴皮肤感染或有出血倾向者不宜皮肤擦浴；④ 注意通风，夏季降低室温；⑤ 遵循热者冷降，冷者温降的原则。

(2) 药物降温：应谨慎使用，只有物理降温后体温再次上升或物理降温效果不理想时，才考虑在物理降温的同时使用药物降温。

1) 吲哚美辛(消炎痛)：口服、鼻饲或采用栓剂肛内留置，对某些不易控制的长期发热和癌症发热有效。

2) 肾上腺皮质激素：有扩张血管、稳定体温调节中枢、控制炎症反应、抑制致热源、降颅压、防治脑水肿的作用，常用的药物有地塞米松、氢化可的松。

(3) 冬眠降温：有适应证时尽早使用，尤其对烦躁、惊厥的病人，可在物理降温的基础上静脉滴注冬眠药物。常用的冬眠药物有异丙嗪、氯丙嗪、哌替啶。在使用时要密切注意生命体征的变化，每隔30 min评估一次病人的神志、瞳孔大小、对光反射、肢体运动和各种反射，以了解冬眠的深度。

2. 严密观察病情

(1) 保持呼吸道通畅，吸氧，2～4 L/min。

(2) 注意病人的神志、体温、脉搏、呼吸、血压、末梢循环的变化，尤其是体温的变化。

(3) 注意病人的伴随症状的变化，如面色、神志、寒战、大汗等，及时提供给医生，以协助诊断和治疗。

(4) 准确记录出入量，特别是大汗的病人。

3. 镇静解痉　防止继续大量产热，减轻脏器功能受损。解痉药物首选地西泮静脉注射。

4. 纠正水、电解质与酸碱平衡失调　鼓励病人多饮水或静脉补充水分和电解质，以保证组织充足的血液灌注，加快散热，同时应注意纠正酸中毒、低血钾、低血钙等。

5. 病因治疗

(1) 感染病病原菌已明确者，应早期足量应用敏感的抗生素；颅内疾病所致者加强抗脑水肿的治疗；甲亢危象导致者迅速使用抗甲状腺药物。

(2) 对高度怀疑的疾病可做诊断性治疗，注意诊断性治疗用药要有目的、有步骤、按计划进行，做到“用药有指征，停药有依据”，切忌盲目滥用。

(3) 对原因不明的发热，应进一步观察和检查，若体温稳定而不超过38.5℃，可不必再做退热处理，以便细致观察热型并进一步做其他检查，以明确病因。

(二) 一般护理

1. 饮食护理 给予充足易消化的营养食物，给予高热量、高蛋白、高维生素的流质或半流质饮食。不能进食者，可予鼻饲或静脉补充营养物质。

2. 皮肤护理 及时更换衣服、被褥，保持皮肤的清洁、舒适。卧床的病人，要定时翻身，防止压疮。

3. 口腔护理 防止口唇干裂和口腔黏膜溃烂，正确补充液体和营养。

4. 基础护理 病人卧床休息，保持病室环境安静、通风、温湿度适宜，定时开窗通风。

5. 心理护理 给予恰当的心理护理以减轻其焦虑、恐惧情绪。

(三) 健康教育

了解病人高热发生的原因，向病人及家属介绍预防的措施，指导病人及家属正确判断体温的升、降及降温的有效方法。告诫他们不随意用退热药，以防掩盖病人疾病的真相或由于出汗过多，造成虚脱。

五、护理评价

1. 病人体温是否逐渐降至正常。
2. 病人及家属是否消除焦虑、恐惧心理。
3. 病人的治疗护理是否达到预期的目标。

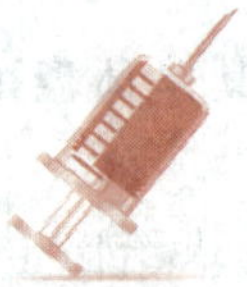

【思考题】

1. 名词解释：超高热危象。
2. 针对超高热危象病人，应迅速采取哪些降温措施?

第四节　高血压危象

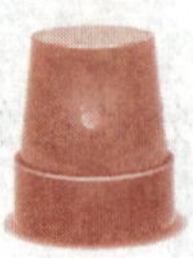

学习内容(在本节，你要学习)

1. 高血压危象的病因、诱发因素、临床表现。
2. 高血压危象病人的急救护理措施。

典型案例

病人,男,76岁。因与家人吵架后出现头痛、心悸由轮椅推行入院。既往有高血压病史20年,间断头昏、头胀,血压最高达190/100 mmHg。查体,体温36.5℃,脉搏106次/min,呼吸20次/min,血压240/125 mmHg。辅助检查:心电图示偶发房性期前收缩。

问题导向

护士应如何接诊及处置此类急诊病人?

高血压危象救护流程图(图8-6)

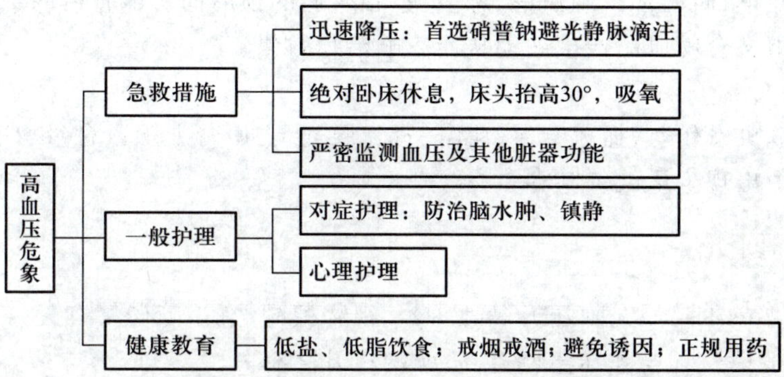

图8-6 高血压危象救护流程

高血压危象(hypertensive crisis,HC)是指在原发性高血压或继发性高血压病程中,由于某些诱因使血压急骤升高,小动脉舒缩障碍而影响重要脏器血液供应所产生的危急状态。此时舒张压常超过120 mmHg。如不立即降压,将产生严重并发症或危及病人生命。

一、护理评估

(一)健康史

应询问病人既往有无高血压病史,有无寒冷、过冷、精神刺激及内分泌功能紊乱,是否服用抗高血压药物或其他药物,详细了解服药情况。此外,还应了解病人有无原发性高血压的家族史。

高血压危象可发生于缓进型或急进型高血压、各种肾性高血压、内分泌性高血压、妊娠高血压综合征、急性主动脉夹层动脉瘤和脑出血、头颅外伤等,在应用单胺氧化酶抑制剂治疗高血压,并同时进食干酪、扁豆、啤酒等一些富含酪氨酸的食物或应用拟交感药物后,均可导致血压急剧上升。精神创伤、寒冷刺激、情绪激动、过度疲劳、气候因素、月经期和更年期内分泌改变等为常见诱因。高血压病人在诱发因素的作用下，周围小动脉突然发生强烈痉挛，周围阻力骤增，血压急剧升高而导致本病的发生。

（二）身体状况

1. 一般表现　起病急，病人出现剧烈头痛、恶心、呕吐、心悸、多汗、耳鸣、眩晕、气促及视物模糊等。检查见血压在原来基础上显著增高，常以收缩压增高为主，大于200 mmHg。发作历时短暂，一般持续几分钟到几小时，最长可达几天，血压控制后，病情可迅速好转。

2. 靶器官功能障碍的表现　如高血压脑病、急性心肌缺血、急性左心衰竭、急性肾衰竭、急性脑血管病和视网膜病变等。

（三）心理社会状况

因病情严重，病人常出现焦虑、恐惧，担心疾病的预后而影响日后的生活、工作，而这些心理负担又会使血压产生波动从而影响治疗效果。

（四）相关检查

高血压危象发作时，血尿素氮、肌酐、肾上腺素、去甲肾上腺素含量均增高，血糖也可升高。尿中出现少量红细胞和蛋白。

二、护理诊断

1. 有受伤的危险　与血压升高致头晕、视物模糊、意识障碍等有关。
2. 舒适的改变　与血压急剧升高、颅内压升高有关。
3. 焦虑、恐惧　与血压升高及担心疾病预后有关。
4. 知识缺乏　缺乏高血压危象的药物治疗、饮食及自我保健相关知识。

三、预期目标

1. 病人血压稳定，头晕、头痛、恶心、呕吐等自我症状消失。
2. 病人情绪稳定，有安全感和归属感，积极配合治疗和护理。
3. 病人初步了解高血压危象发生的诱因，能遵医嘱按时服用抗高血压的药物，避免诱因。

四、护理措施

（一）急救护理

1. 迅速降压

（1）降压药物的选择：首选硝普钠，可直接扩张小动脉和小静脉。该药对光敏感，每次用药应临时配制，输液时注意避光。为提高疗效，减少用药量及不良反应，可联合应用其他降压药，如利血平、肼苯哒嗪、硝酸甘油、酚妥拉明等。

（2）降压速度：应迅速将血压降至安全范围，否则预后较差。待血压降至安全范围后，应放慢滴速。

(3) 降压幅度：因人而异，如肾功能正常，无脑血管病或冠心病，则血压可降至正常，否则降压幅度过大，可能会导致心、脑、肾功能的进一步恶化。一般认为将血压控制在160～180/100～110 mmHg较为安全。

2. 病人应绝对卧床休息，抬高床头30°，以利于体位性降压。保持环境安静，吸氧、吸痰。

3. 严密观察病情，有条件者立即送入重症监护病房，严密监测血压、心率、呼吸、神志、瞳孔及心肾功能的变化。

(二) 一般护理

1. 对症护理 抽搐、躁动者加强保护，防止坠床，遵医嘱给予地西泮、巴比妥类药物。高血压脑病病人迅速静脉滴注甘露醇、山梨醇或呋塞米等，以减轻脑水肿，降低颅内压。

2. 饮食护理 意识不清、抽搐者禁食以防窒息、吸入性肺炎，待病情稳定后昏迷者可鼻饲。饮食可给予低盐、低脂、低胆固醇，富含维生素、钾、镁的饮食。

3. 心理护理 焦虑、恐惧不利于血压的稳定甚至加重病情，注意保持病人情绪稳定，增加心理支持，使病人积极配合治疗，使血压控制在安全范围内。

(三) 健康教育

1. 指导病人坚持低盐、低脂、低胆固醇饮食，戒烟、戒酒，养成良好的生活习惯。
2. 保持心情舒畅，避免寒冷、过度劳累等诱因。
3. 遵医嘱按时服用降压药物，保持血压稳定在安全范围内，定期门诊复查。

五、护理评价

1. 病人血压是否稳定在安全范围内。
2. 病人及家属是否消除焦虑、恐惧心理。
3. 病人是否初步了解高血压危象的相关知识，能否坚持按时服用降压药物。

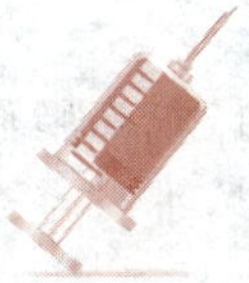

【思考题】

1. 救护高血压危象病人时，首选什么降压药，应用时注意什么问题？
2. 对高血压危象病人出院时健康教育内容有哪些？

第五节 急性心肌梗死

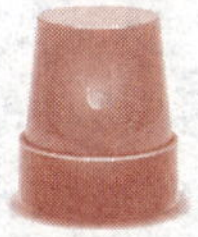

学习内容(在本节，你要学习)

1. 急性心肌梗死的临床表现和特征性心电图改变。
2. 急性心肌梗死病人的急救护理措施。

典型案例

病人，男，50 岁，心绞痛病史 6 年。夜间突感心前区剧痛，含服硝酸甘油后不能缓解，且伴恶心、呕吐、大汗淋漓 3 h 急诊入院。入院后检查：病人神志清楚，痛苦面容，体温 37.2℃，脉搏 60 次/min，呼吸 17 次/min，血压 110/70 mmHg，心、肺、腹部及各系统检查未见异常。心电图检查：Ⅱ、Ⅲ、aVF 导联 ST 段呈弓背向上抬高。

问题导向

护士应如何接诊及护理此类急诊病人？

急性心肌梗死救护流程图（图 8－7）

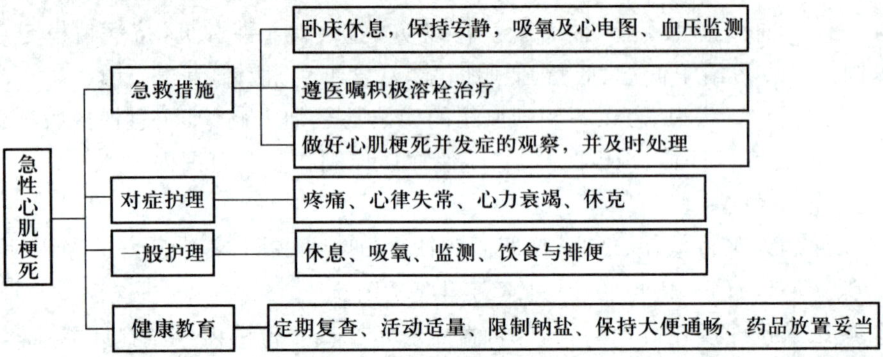

图 8－7　急性心肌梗死救护流程

急性心肌梗死（acute myocardial infarction，AMI）是急性心肌缺血性坏死，指在冠状动脉病变基础上发生冠状动脉血供急剧减少或中断，使相应的心肌严重而持久地缺血性坏死，是冠心病的一种严重类型。

一、护理评估

（一）健康史

询问病人有无冠心病史，治疗情况如何，有无冠心病危险因素，如高血压、高脂血症、糖尿病、肥胖及吸烟等。病人的性格特点及职业特点，生活是否有规律，平时是否运动少等情况。

急性心肌梗死基本病因是冠状动脉粥样硬化，偶为冠状动脉急性栓塞、冠状动脉开口处急性闭塞及先天性冠状动脉畸形等。急性心肌梗死的常见诱因为饱餐、高脂饮食、用力排便等。

（二）身体状况

1. 先兆　50%以上的病人在发病前数日有前驱症状，如乏力、胸部不适、活动时心悸、气促、心绞痛等，其中以初发型心绞痛或原有心绞痛加重最为突出。心绞痛发作更为频繁、程度更重、持续时间更长，含服硝酸甘油效果差，诱因不明显等。疼痛时伴恶心、呕吐、心悸、大汗、头晕等，同时心电图呈明显缺血性改变。如发现先兆及时处理，部分病人可避免发生心肌梗死。

2. 症状

(1) 疼痛：是心肌梗死最早出现的最突出的症状，多发生在清晨，常在无明显诱因情况下发生疼痛，部位和性质与心绞痛相似，但疼痛常较重，持续时间长，可达数小时或数天，含服硝酸甘油或休息均不能缓解。部分病人疼痛位于上腹部，易被误诊为急腹症；部分病人疼痛可向背、颈、下颌及上腹部放射；个别病人无疼痛，一开始即出现心力衰竭和休克。

(2) 全身症状：发热、心动过速、白细胞增高等，由于坏死物质吸收所致。在疼痛发作后 24～48 h 出现，体温一般在 38℃左右，持续时间约 1 周。

(3) 胃肠道症状：疼痛剧烈时常伴有恶心、呕吐、上腹部胀痛，重者可有呃逆，与迷走神经受刺激和心排血量降低、组织灌注不足有关。

(4) 心律失常：见于 75％～95％的病人，多发生于起病 1～2 周内，尤以 24 h 内最多见。心律失常类型以室性心律失常多见，尤其是室性期前收缩。前壁心肌梗死易发生室性心律失常，下壁心肌梗死易发生房室传导阻滞。

(5) 休克：多在起病后数小时至 1 周内发生，主要为心源性休克，因心肌广泛坏死、心排血量急剧下降所致。

(6) 心力衰竭：主要为急性左心衰竭，可在病初 1 周内发生，或在疼痛、休克好转阶段出现。病人表现为呼吸困难、咳嗽、发绀、烦躁等，重者可发生肺水肿。后期也可出现右心衰竭。右心室心肌梗死者可在病初即出现右心衰竭的表现，伴血压下降。

3. 体征

(1) 心脏体征：可有各种心律失常，心率多增快，少数也可减慢。心尖部第一心音减弱，可闻及第 4 心音奔马律。部分病人在发病后 2～3 d 出现心包摩擦音，提示心包炎；部分病人在心尖区可闻及收缩期杂音或喀喇音，提示二尖瓣乳头肌功能失调或断裂。

(2) 血压：几乎所有病人均出现血压下降。原有高血压病人，血压可降至正常水平，且不能恢复到病前水平。

(3) 其他：有心力衰竭或休克相关体征。

(三) 心理社会状况

由于心肌梗死时，突发剧烈胸痛，病人往往会产生濒死感、恐惧感。入住监护病房后，环境陌生，一系列的检查、治疗和监护措施，更加重了病人的恐惧心理，病人迫切希望得到及时救治，使之转危为安。此外，由于心肌梗死后病人的活动耐力和自理能力下降，使病人易产生焦虑心理。

(四) 相关检查

1. 心电图　其特征性的改变为出现病理性 Q 波、弓背向上的 ST 段抬高、T 波倒置。典型的心电图演变过程是：① 发病数小时内，出现异常高耸、两肢不对称的 T 波；② 数小时后，ST 段弓背向上抬高，与 T 波连接成单相曲线；数小时至 2 d 内出现病理性Q波，同时R波降低；③ 发病后数日至2周，ST段回到基线，T波变平坦或显著倒置；④ 数周至数日后，T波呈对称性倒置，T波倒置可在数月或数年内恢复，但异常Q波常持续存在。

此外，可根据出现特征性心电图改变的导联数来进行心肌梗死的定位诊断，如V1、V2、V3导联示前间壁心肌梗死；Ⅰ、aVL、V1～V6导联示广泛前壁心肌梗死；Ⅱ、Ⅲ、aVF导联示下壁心肌梗死；Ⅰ、aVL导联示高侧壁心肌梗死。

2. 超声心动图　尤其是彩色超声心动图对了解心室壁的运动和左心室功能，诊断梗死部位、室壁瘤和乳头肌功能失调有重要价值。

3. 血清心肌酶测定　有定性诊断价值。① 肌酸激酶(CK)：在起病6 h内升高，24 h达高峰，3～4 d恢复正常；② 天门冬氨酸转氨酶(AST，曾称GOT)：起病后6～12 h升高，24～48 h达高峰，3～6 d恢复正常；③ 乳酸脱氢酶(LDH)：起病8～10 h升高，2～3 d达峰值，1～2周恢复正常。其中CK的同工酶CK-MB和LDH的同工酶LDH_1诊断特异性最高。CK-MB在起病后4 h内增高，16～24 h达高峰，3～4 d恢复正常，其增高程度较准确地反映梗死的范围，其高峰提前与否有助于判断溶栓是否成功。

4. 其他　血和尿肌红蛋白增高，其高峰较血清心肌酶出现早，但恢复则较慢。血白细胞总数增高，中性粒细胞增多，血沉增快，血中游离脂肪酸增高。

二、护理诊断

1. 疼痛　与心肌缺血坏死有关。
2. 心排血量减少　与心肌收缩力下降和严重心律失常有关。
3. 恐惧　与剧烈胸痛产生濒死感、监护室的陌生环境及担心预后有关。
4. 潜在并发症：心律失常、心力衰竭。

三、预期目标

1. 病人疼痛减轻或消失。
2. 病人心排血量维持正常。
3. 病人能确认恐惧的原因，主诉恐惧感消失。
4. 病人无并发症发生，或一旦发生能及时发现和处理。

四、护理措施

(一) 急救护理

1. 休息　心肌梗死急性期卧床休息，可减轻心脏负荷，减少心肌耗氧量，限制或缩小梗死面积，有利于心功能的恢复。心肌梗死发病48 h病情易变，死亡率高，因此应根据病情安排好休息和活动。发病后1～3 d内必须绝对卧床休息，进食、床上排尿、排便、洗漱、翻身等一切活动均由护理人员帮助进行，限制探视；第4～6 d卧床休息，可在床上进行肢体的被动和主动活动；1周后如无并发症可开始室内走动，在床边完成洗漱、进食等活动;第3~4周可试着上下楼梯;病情稳定后方可出院休养。病室保持安静,减少探视,给予吸氧及心电监测。

2. 按照医嘱正确用药,根据病情配合医生为病人进行溶栓治疗

(1) 溶栓常用药物:目前常用药物有尿激酶、链激酶、重组组织型纤溶酶原激活剂(rt-PA)。

(2) 溶栓适应证:① 年龄在70岁以下;② 急性心肌梗死发病在6 h以内,且无禁忌证者。

(3) 溶栓禁忌证:① 年龄大于70岁;② 2个月内有出血性疾病史或近期有手术或外伤史;③ 凝血机制障碍;④ 严重高血压;⑤ 近期曾行心肺复苏术者;⑥ 孕妇。

(4) 判断血栓溶解再通的指标:① 直接指征:冠状动脉造影观察已再通;② 间接指征:心电图抬高的ST段于2 h内回降50%;胸痛2 h内基本消失;2 h内出现再灌注性心律失常;血清心肌酶CK-MB峰值提前于发病后14 h内出现。

(5) 溶栓治疗的护理:① 仔细观察病人皮肤、黏膜、呕吐物、尿液等有无出血倾向,定时测凝血酶原时间,如有出血倾向,应立即停用,并询问病人疼痛有无减轻及程度;② 溶栓前常规为病人做18导联心电图,并用甲紫定位;③ 溶栓开始后3 h内每隔30 min复查一次心电图;④ 溶栓后1周内前3 d每天复查心电图2次,随后4 d每天复查心电图1次;⑤ 观察用药后有无寒战、发热、皮疹、低血压等过敏反应。

3. 其他　做好心肌梗死并发症的观察,并及时处理。

(二) 对症护理

1. 疼痛　遵医嘱及时给予镇痛药物,如哌替啶(杜冷丁)50~100 mg肌内注射或吗啡5~10 mg皮下注射、硝酸甘油0.5 mg舌下含化等。保持病室安静,避免不良刺激。

2. 心律失常　急性心肌梗死后室性心律失常可引起猝死,必须及时处理。若发生室性期前收缩或室性心动过速,首选利多卡因50~100 mg静脉注射,必要时3~5 min后重复,心律失常控制后以1~4 mg/min静脉滴注维持1~2 d;发生心室颤动,立即行非同步直流电复律;发生严重房室传导阻滞、心动过缓时,及早安装心脏起搏器。

3. 心力衰竭　主要是急性左心衰竭,一般不用洋地黄制剂。以应用吗啡(或哌替啶)和利尿剂为主,亦可选用血管扩张剂减轻左心室的负荷。病人立即采取端坐位,给予高流量吸氧并用20%~30%的乙醇湿化,控制输液量和输液速度。

4. 休克　心肌梗死时有心源性休克,也有血容量不足,周围血管舒缩障碍等因素存在,因此,应在血流动力学监测下,采取补充血容量、纠正酸中毒、应用升压药和血管扩张剂等抗休克处理。如治疗无效时,应立即行急诊经皮冠状动脉腔内血管成形术(PTCA)或支架植入术。亦可行急诊冠状动脉旁路移植术(CABG)。

(三) 一般护理

1. 吸氧　吸氧可使血液中氧的张力升高,使氧气较易向缺氧的心肌层扩散。可采用鼻导管吸氧(4~6 L/min)或面罩吸氧(6~8 L/min),若无并发症一般吸氧3~5 d。

2. 严密监测病情变化　做好生命体征监测,持续监测心电图变化,遵医嘱定时监

测心肌酶的变化。发现心律失常、心力衰竭、休克等并发症及时报告医生并配合抢救。

3. 饮食与排便 疼痛剧烈时禁食。最初 3 d 给予流质，以后逐渐过渡至半流质、软食和普通饮食。食物应低盐、低脂、清淡、易消化、少产气，禁止摄取过冷过热的饮料，禁烟酒。病人卧床期间由于活动量小、进食量少、不习惯床上排便等原因，易发生便秘，因此可适量进食水果、蔬菜，必要时给予缓泻药，嘱咐病人排便时勿用力，以免加重心肌缺血缺氧，甚至猝死。

4. 心理护理 护士要耐心向病人及家属做好安慰工作，让病人感受到医护人员的关心。尽量有一名护士陪伴在病人身旁，耐心倾听病人的诉说，了解病人的思想状态，与病人保持良好的沟通，解释不良情绪会增加心脏负荷和心肌氧耗；指导病人采用放松技术，分散注意力。护理人员要做到忙而不乱、有条不紊地开展工作，使病人产生信任感和安全感。

（四）健康教育

1. 向病人及家属说明远期存活除与心肌梗死的部位和范围有关外，还与生活方式有关。指导病人调整生活方式，保持乐观情绪。

2. 活动要适量，避免过度劳累、情绪激动、饱餐等，保持大便通畅，治疗肥胖、高血压、糖尿病等，戒烟酒。

3. 限制钠盐的摄入，不暴饮暴食，避免刺激性的食物，多食蔬菜、水果。

4. 坚持服药，随身携带硝酸甘油以备急用，药品妥善放置，防止遗失、受潮、失效等。

5. 合理安排活动与休息，保持足够的睡眠，进行适当的体育锻炼。急性心肌梗死若无并发症，6 周后可逐渐增加活动量，如可进行慢走、打太极拳等。

6. 每月门诊复查 1 次，若胸痛不易缓解和消除时应立即就诊。

7. 教会病人家属简单的家庭急救方法，若病人感到不适时应：① 就地休息，不能用力；② 拨打 120 求救；③ 迅速口服随身携带的硝酸甘油等急救药物；④ 有条件者可给予高流量吸氧（4～6 L/min）；⑤ 如病人出现呼吸、心搏骤停，立即实施人工呼吸和胸外心脏按压。

五、护理评价

1. 病人主诉疼痛是否减轻或消失。

2. 病人血压、脉搏是否正常，心脏彩超测定心排血量是否在正常范围内。

3. 病人主诉恐惧感是否减轻，表情是否放松，能否安静休息和配合抢救。

4. 病人能否自觉避免诱因，心律失常或心力衰竭是否得到及时发现和控制。

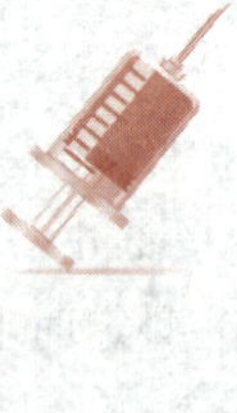

【思考题】

1. 急性心肌梗死病人的急救护理措施有哪些？

2. 对急性心肌梗死病人出院时健康教育内容有哪些？

第六节　急性脑血管病

学习内容(在本节,你要学习)

1. 脑血栓形成的急救护理措施。
2. 脑出血和蛛网膜下腔出血的急救护理措施。

典型案例

王某,男,55岁,高血压病史十余年,在家观看足球比赛电视实况转播时突然倒在沙发上,家人呼之不应,急忙拨打120求救并立即送往医院治疗。医生诊断为急性脑出血。

问题导向

急诊护士应如何接诊及护理此类急诊病人?

急性脑出血救护流程图(图8-8)

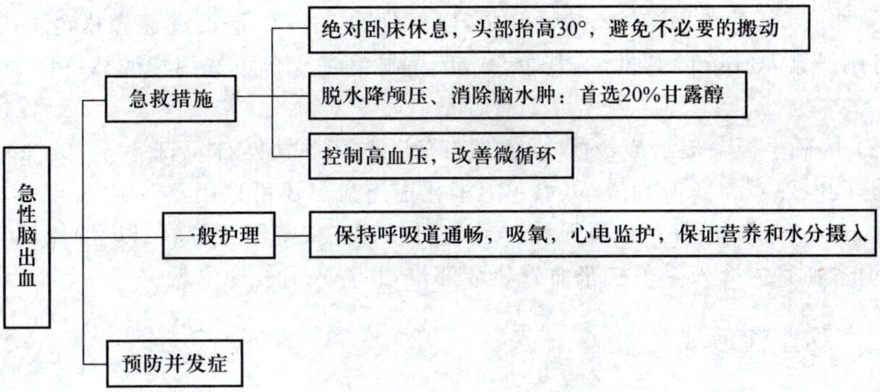

图8-8　急性脑出血救护流程

急性脑血管病(acute cerebral disease)是指各种病因使脑血管发生病变而导致脑功能缺失的一组疾病的总称,又称为急性脑血管意外,中医称为中风。起病急,并迅速出现急性脑功能损害的表现,死亡率高。临床上依据病理性质将急性脑血管病分为缺血性和出血性脑血管意外,前者包括短暂性脑缺血发作、脑血栓形成、脑栓塞,后者包括脑出血、蛛网膜下腔出血。

一、短暂性脑缺血发作

短暂性脑缺血发作(transient ischemic attack,TIA)指脑动脉一过性供血不足引起短暂发作的局灶性脑功能障碍,即尚未发生脑梗死的一过性脑缺血。每次发作持续数秒至数十分钟，24 h 内完全恢复。常反复发作，每次发作症状基本相同。

(一) 健康史

TIA 常发生在动脉粥样硬化的基础上，由于微栓子的形成或血液动力学的改变，使局部脑动脉供血不足，引起短暂的局灶性脑功能障碍。

(二) 身体状况

多在 50 岁以上发病，常见于动脉硬化、高血压、糖尿病、冠心病及颈椎病病人，男多于女。发作时症状体征取决于累及的动脉系统。

1. 颈内动脉系统 TIA　主要表现为对侧单肢无力或不全瘫痪。其特征性症状是病变侧单眼一过性黑矇或失明、对侧偏瘫及感觉障碍。

2. 椎-基底动脉系统 TIA　主要表现为一过性眩晕、平衡失调。其特征性症状为跌倒发作，短暂性全面性遗忘症，双眼视力障碍发作。

(三) 治疗护理

1. 病因治疗　积极寻找病因，针对病因治疗是防止 TIA 复发的关键。如控制高血压，治疗糖尿病、心律失常、血液系统疾病等。

2. 药物治疗

(1) 抗凝治疗：对短期内频繁发作、症状逐渐加重，同时无明显抗凝治疗禁忌者(无出血倾向、严重高血压、肝肾疾病、消化性溃疡等)应及早进行抗凝治疗。可用肝素 100 mg 加入 5%葡萄糖溶液 500 mL 中，以每分钟 10～20 滴的滴速静脉滴注；若情况紧急可用肝素 50 mg 静脉推注，其余 50 mg 静脉滴注。也可选用华法林每日 2～4 mg 口服。

(2) 抗血小板聚集治疗：对预防复发有效。常用阿司匹林每日 50～300 mg，晚餐后服用，同时注意胃肠道刺激，可引起上消化道出血。还可选用氯匹啶、双嘧达莫等。

3. 手术治疗　颅外颈内动脉粥样硬化引起管腔狭窄严重(75%以上)伴反复 TIA 者，可通过血管内介入手段扩张血管狭窄部位，并置入血管内支架。

二、脑血栓形成

脑血栓形成(cerebral thrombosis，CT)是指各种原因造成脑组织的动脉血管壁发生病理改变，导致血管的管腔变窄或闭塞，进而血栓形成，造成脑局部供血区血流中断，发生脑组织缺血缺氧、软化坏死，出现相应的神经系统症状和体征。它是急性脑血管病中最常见的一种。

(一) 健康史

多发生在有动脉粥样硬化、糖尿病、高脂血症等病史的中老年人。常在睡眠或安静休息时，由于血压过低、血流速度过缓及血黏度增加，促使血栓形成而发病。脑血栓形成好发部位为颈内动脉、大脑中动脉、椎动脉和基底动脉。

(二) 身体评估

前驱症状较为明显，有头痛、眩晕、记忆力减退、肢体感觉异常或无力、言语障碍等。多在安静或睡眠状态下发病，发病较缓，主要症状为偏听、偏瘫和失语；多无意识障碍、呕吐等症状。体温、呼吸、脉搏、血压改变不大。脑脊液无明显改变。通过及时准确的治疗，一般半年左右功能可得到恢复，但本病易复发，且复发后病情往往加重，后遗症也更为明显。局灶性脑损害的表现视脑血管闭塞的部位而定。

（三）辅助检查

1. 脑脊液检查　通常脑脊液压力、常规及生化检查正常。当大面积脑梗死时压力可增高，如通过临床或影像学检查已经确诊为脑梗死，则不必进行脑脊液检查。

2. 颅脑 CT　病灶区呈低密度影。在发病 48～72 h 后进行 CT 检查阳性率提高。

3. 磁共振成像(MRI)　脑梗死数小时内，病灶区显示异常信号。

4. 脑血管造影　可显示受累脑动脉骤然中断，远端不能充盈。有时可见管腔内有血栓形成或动脉粥样硬化斑块的影像。

5. 多普勒超声检查(TCD)　可发现颈动脉和颈内动脉管腔狭窄或血流速度改变以及动脉粥样硬化斑或血栓形成。

（四）治疗护理

1. 超早期溶栓治疗　在起病 3～6 h 内进行，目的是溶解血栓，迅速梗死区血流灌注，减轻神经元的损伤。常用尿激酶 25 万～100 万单位加入 5%葡萄糖溶液中静脉滴注。也可选用链激酶、重组人组织型纤溶酶原激活剂(rt-PA)。

2. 抗凝治疗　常用药物有肝素、低分子肝素钠或华法林等。

3. 抗血小板凝集治疗　对无明显脑水肿及严重心功能不全者，可给予低分子右旋糖酐 500 mL 静脉滴注，每日 1 次，连续 10～14 d 为一疗程。另外可用阿司匹林每日 100～300 mg，但在溶栓及抗凝治疗时不要同时应用，以免增加出血的风险。

4. 扩血管治疗　可用罂粟碱或钙拮抗剂等。

5. 防治脑水肿　对较大面积梗死，或考虑有脑水肿存在时，应及时给予脱水治疗。常用 20%甘露醇 250 mL 静脉滴注，20～30 min 内滴完，每日 2～4 次，连续 7～10 d。也可用呋塞米等。

6. 脑代谢活化剂　可改善脑细胞代谢，有利于脑功能的恢复。常用的有 ATP、细胞色素 c、辅酶 A 等。

7. 手术治疗　对大面积梗死出现颅内高压危象时，可进行外科手术减压，以缓解症状。

（五）一般护理

脑血栓形成急性期应绝对卧床休息，避免搬动，定时为病人翻身、拍背，预防压疮、呼吸道及泌尿系感染。同时配合康复治疗，促进瘫痪肢体的功能恢复。重视心理护理，指导病人面对疾病，克服急躁心理及悲观情绪，避免过分依赖心理。

三、脑栓塞

脑栓塞(cerebral embolism)是指各种栓子随血流进入颅内动脉系统使血管阻塞引起相应供血区脑组织缺血坏死及脑功能障碍。

(一) 健康史

多数病人有引起脑栓塞的病史,如心肌梗死、风湿性心脏病、二尖瓣狭窄、心房颤动、骨折、手术等。其栓子随血流进入颅内动脉,阻塞脑血管,导致该血管所营养的脑组织缺血。以中青年人较多见,常有心脏病史。

(二) 身体状况

脑栓塞由于病因不同,任何年龄均可发病,通常发病无明显诱因,安静和活动时均可发病。起病急骤是脑栓塞的主要特征,局限性神经缺失症状多在数秒至数分钟内发展到高峰,多属完全性脑血管意外。个别病人可在数天内呈阶梯式进行性恶化,为反复栓塞或继发出血所致。常见的症状为局限性抽搐、偏瘫、偏盲、偏身感觉障碍、失语等,意识清楚或有较轻的意识障碍,但恢复很快。严重者突发昏迷、全身抽搐,可因脑水肿或颅内出血引起脑疝而死亡。

(三) 辅助检查

1. 颅脑 CT　梗死灶呈低密度。

2. 磁共振成像　病灶区呈异常信号。

3. 脑脊液检查　脑脊液压力正常,大面积栓塞性脑梗死脑脊液压力可增高;出血性梗死者脑脊液可呈血性或镜下可见红细胞;亚急性细菌性心内膜炎等感染性脑栓塞脑脊液白细胞增高,早期以中性粒细胞为主,晚期以淋巴细胞为主。

(四) 治疗护理

1. 脑栓塞的治疗　与脑血栓的治疗基本相同。但值得注意的是心源性脑栓塞的出血性梗死区极易出血,故抗凝治疗必须谨慎。对于颅脑 CT 或磁共振成像检查提示脑出血或蛛网膜下腔出血者,脑脊液中红细胞增多者,伴有高血压或由亚急性心内膜炎并发脑栓塞者均禁用抗凝治疗。

2. 原发病的治疗　针对引起脑栓塞的原发病进行相应治疗。主要是消除栓子来源,防止脑栓塞复发。如心脏疾病的手术治疗,感染性心内膜炎的抗感染治疗等。

(五) 一般护理

1. 急性期绝对卧床休息,脑栓塞发病后的急性期内很容易发生再次栓子脱落,因此,必须告诫病人应绝对卧床休息,时间至少 4～6 周,并保持情绪稳定。

2. 加强生活护理和基础护理,严禁病人起床活动,协助病人翻身时动作轻柔而缓慢。

四、脑出血

脑出血(cerebral haemorrhage)指原发性非外伤性脑实质内的出血,脑出血的病因很多,发病机制复杂,但 80%以上为原发性高血压伴发的脑内细小动脉病变在血压骤升时动脉血管破裂出血,称为高血压性脑出血。

(一) 健康史

以 50 岁以上的高血压病人发病最为常见,因高血压的发病近年来有年轻化的趋势,因此在年轻的高血压病人中也可发生脑出血。发生在大脑半球者占 80%,脑干和小脑者占20%左右。多数病人有高血压和动脉粥样硬化的病史，且常有比较明显的诱因，如情绪过于激动、酗酒、过度劳累、用力排便等。

（二）身体状况

大多数病例发病前无预兆，少数可有头晕、头痛、肢体麻木和口齿不清等前驱症状。发病后，病人感到剧烈头痛、头晕、恶心、呕吐，并逐渐出现一侧肢体无力、意识障碍、大小便失禁等。突然神志不清是脑出血的最主要症状。大量出血时病人可在1 h内死亡。由于出血部位及出血量不同，临床表现各异。

1. 壳核出血　即内囊外侧型出血，是高血压性脑出血最常见类型。主要表现为“三偏”，即偏瘫、偏身感觉障碍和偏盲。优势半球出血可有失语。出血量大者可扩展至额颞叶或破入脑室，导致颅内高压、昏迷，甚至死亡。

2. 丘脑出血　即内囊内侧型出血，典型症状为偏身感觉障碍。出血灶向外压迫内囊可致“三偏”症状，向内破入脑室可致高热、昏迷、瞳孔改变。

3. 脑桥出血　大量出血，病人迅速进入昏迷，两侧瞳孔缩小似针尖，高热，呼吸节律不整，眼球浮动，四肢瘫痪和去皮质强直发作等，多在48 h内死亡。小量出血者可无意识障碍，表现为交叉性瘫痪和共济失调性偏瘫，两眼向病灶侧凝视麻痹。

4. 小脑出血　60%起病急骤，发病初期大多意识清楚或有轻度意识障碍，表现为枕部剧烈头痛、眩晕、呕吐、共济失调等，但无肢体瘫痪是其临床特征。数小时或数日后病人方陷入昏迷，因脑干受压而死亡。20%发展缓慢，表现为一侧肢体呈小脑共济失调，枕部头痛和眩晕，颈项强直，眼球震颤或偏斜。20%出血量大者，突然昏迷而死亡。

（三）辅助检查

1. 脑脊液检查　多为血性，压力一般较高。

2. 颅脑CT检查　是临床疑似脑出血的首选检查。CT检查能明确出血的部位、范围、脑水肿程度。

3. 颅脑超声波检查　应在起病后24 h内进行，如有中线波移位，则有助于脑出血的诊断。

（四）治疗护理

1. 控制脑水肿，降低颅内压　可用20%甘露醇250 mL快速静脉滴注，20～30 min内滴完，每6～8 h一次。另可选用呋塞米20～40 mg静脉推注，每日2～4次，或二者交替使用可减轻副作用。

2. 控制高血压　血压升高是脑出血时维持有效脑灌流所必需的，过度降低血压可能会减少脑灌流量，加重脑水肿。因此，应先脱水降低颅内高压，随着颅内压的降低，血压也会随之下降。目前认为收缩压超过220 mmHg或舒张压超过120 mmHg时才需做降压处理，但不宜过快。

3. 止血药和凝血药　止血药和凝血药对脑出血并无效果，但如并发消化道出血或有凝血障碍时，止血药和凝血药的应用可发挥一定的作用。

4. 预防和治疗并发症　重症脑出血常并发应激性溃疡、胃肠道出血及肺部感染，应针对并发症采用相应的治疗措施。

5. 外科手术治疗　小脑出血血肿超过 150 mL 或直径超过 3 cm，有脑干或第 4 脑室受压，第 3 脑室及侧脑室扩大，或出血破入第 4 脑室者，应尽早手术治疗。内囊出血经内科治疗后病情进一步恶化，颅内压继续增高或有脑疝形成趋势的应手术治疗。

(五) 一般护理

1. 急性期绝对卧床休息，卧位宜取头高斜坡位，抬高床头 15°～30°以减轻颅内高压和头痛，昏迷病人取侧卧位，头稍向后仰，保持下颌角向前，以防舌根后坠，且可防止吸气性呼吸困难。为预防再出血，急性期的病人不宜搬动，各种护理操作均需轻柔，防止因病人烦躁、咳嗽而加重或诱发脑出血。

2. 保持呼吸道通畅，及时清除呼吸道分泌物，必要时给予低流量或间歇吸氧。

3. 急性脑出血病人有意识障碍、消化道出血者宜禁食 24～48 h，然后酌情安放胃管，给予低脂高蛋白的流质和一定量的水分，以补充必要的营养和水分。

五、蛛网膜下腔出血

蛛网膜下腔出血(subarachnoid hemorrhage，SAH)是指不同原因所致脑底部或脑脊髓表面血管破裂的急性出血性脑血管疾病，血液直接流入蛛网膜下腔，此称为原发性蛛网膜下腔出血。另外，因脑实质内出血或硬膜下出血流入蛛网膜下腔者，则称为继发性蛛网膜下腔出血。主要临床表现为突然剧烈头痛、呕吐、脑膜刺激征和血性脑脊液。

(一) 健康史

多见于原先健康的青壮年人，最常见的病因是先天性颅内动脉瘤或脑血管畸形，在情绪激动或用力时突然破裂所致。

(二) 身体状况

1. 突然发生剧烈头痛、恶心、呕吐，头痛呈爆裂样局限性或全头部剧痛，其始发部位常与动脉瘤破裂部位有关，常伴随有短暂意识障碍、颈背部或下肢疼痛、畏光等。

2. 发病后数小时内可出现最具特征性的体征，即脑膜刺激征，表现为颈项强直、凯尔尼格征阳性。

3. 眼底可见视网膜出血、视盘水肿，少数可见玻璃体膜下片状出血。

4. 有脑神经瘫痪、轻偏瘫、感觉障碍、眩晕、共济失调和癫痫发作等。

(三) 辅助检查

1. 脑脊液检查　脑脊液压力增高，呈均匀血性，蛋白质含量增加。

2. 颅脑 CT　是确诊蛛网膜下腔出血首选的诊断方法，CT 检查示血管破裂附近的脑池、脑沟或外侧裂中有无凝血块。

3. 数字减影血管造影(DSA)　可显示血管解剖行程、侧支循环和血管痉挛情况，还可发现引起出血的其他病因，如动静脉畸形、血管性肿瘤等。

(四) 治疗护理

1. 应用止血剂，防止再出血　临床常用的有抗纤溶类的药物，如止血芳酸、止血环酸、6-氨基己酸等。

2. 应用脱水剂　常用20%甘露醇250 mL快速静脉滴注，每6～8 h一次，也可选用呋塞米、清蛋白等。药物脱水效果不佳并有脑疝可能时，可行颞下减压术和脑室引流术，以挽救病人生命。

3. 防治迟发性血管痉挛　迟发性血管痉挛多发生于出血后4～5 d，7～10 d为高峰期，2～4周逐渐减少。可用钙通道拮抗剂以减轻血管痉挛所引起的临床症状，如口服尼莫地平每次20～40 mg，每日3次；氟桂利嗪每晚服用5～10 mg，连用3周。

4. 腰椎穿刺放脑脊液　对无明显禁忌证者可考虑实施腰椎穿刺放脑脊液，以降低颅内压，减轻脑水肿，减轻血性脑脊液的刺激，减少脑膜粘连。腰椎穿刺放脑脊液时注意放液的速度要慢，以免诱发脑疝。

5. 手术治疗　一般认为年龄在60岁以下，一般状况较好者，可进行颅内动脉瘤的根治手术，以根除动脉瘤再次破裂出血的危险。

6. 一般护理　病人绝对卧床休息，头部抬高30°，保持病室安静，避免用力排便、剧烈咳嗽、情绪激动等。有头痛、烦躁不安者可给予镇痛镇静药。

【思考题】

1. 名词解释：短暂性脑缺血发作、脑血栓形成、脑栓塞、脑出血、蛛网膜下腔出血。

2. 简述缺血性脑血管病与出血性脑血管病的护理。

（望永鼎）

第九章　灾难事故的现场救护

灾难伴随着人类社会的发展，千百年来从未停止过，人们在与各种自然和人为灾难的斗争中不断增长着对灾难的认识和救灾的能力。近几十年来，由于人口增长，对大自然的人为干预和过度开发，使灾难频发，危害更为严重。如地震、干旱、洪水、泥石流等，都在无情地吞噬着人类的生命和财产。而随着城市化进程的加快，各种社会安全和公共卫生事件突发，包括各种工业事故、交通事故、火灾、爆炸、毒气泄漏、放射性物质泄漏等，无时无刻不在威胁着人类的生命安全。面对灾难的发生，快速、有效的医疗救护对挽救生命、减少伤残具有重要意义。

第一节　概　　述

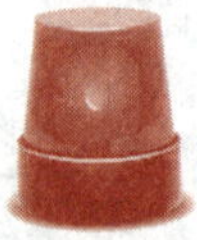

学习内容（在本节，你要学习）

1. 灾难的定义与分类。
2. 灾难事故现场救护的特点。

一、灾难的定义与分类

灾难（disaster）是指环境突然巨变而造成人员伤亡、财产损失和生态破坏的现象。世界卫生组织（WHO）关于灾难的定义是："任何给灾区造成重大破坏、严重经济损失，给人类生命造成大量伤亡，在一定程度上损害健康和破坏卫生服务的事件"。灾难和灾害是同义词，常混用，一般来说，灾害的程度较轻，严重时成为灾难。

灾难一般分为自然灾难和人为灾难两种。自然灾难包括地质性灾难（如地震、火山爆发、海啸等）；气象性灾难（如飓风、干旱、洪水等）；生物性灾难（如传染病流行、虫灾等）。人为性灾难包括交通事故、社会动乱、工矿事故、毒气泄漏等造成的人员伤亡和经济损失。

二、灾难事故现场救护的特点

不同的灾难具有不同的伤害特点和规律，对医疗救护的准备和要求也各不相同。如地震及道路交通事故引起的伤害以多发伤、挤压伤等外科创伤为主；火灾则以体表和呼吸道烧伤、缺氧、感染、休克和中毒为主；洪水则以溺水、胃肠道传染病为主。但是不管造成灾难事故的原因如何，现场救护都具备以下特点。

1. 时间紧迫　灾难事故往往突然发生，这就要求医护人员在最短的时间内迅速做出反应，尽快进入灾区，争分夺秒实施救护。

2. 条件艰苦　灾后现场往往水、电、食物、药品和医疗设备匮乏，通讯不便，居住条件差等，执行救护任务必须要有好的体力和人道主义精神。

3. 任务繁重　伤员多，伤情复杂，救护人员少，又缺少医疗设备，医护人员必须在短时间内进行病情判断、分类救护、迅速安全转运等。

4. 涉及部门广　灾难救护不同于一般的院前急救，灾难后的现场指挥、组织搜救、通讯联络、现场救护等，需要多个部门共同协作，密切配合，共同完成救援任务。

我国地域辽阔，地质条件复杂，各种自然灾难频发。通过有序高效的灾难救护，可以减少伤亡，减轻伤残，提高灾后人民生活质量，并可以减少经济损失，维护社会稳定。

第二节　常见灾难事故的现场救护

学习内容(在本节，你要学习)

1. 地震的现场脱险、震后自救及地震伤员的现场救护。
2. 火灾的现场脱险及火灾伤员的现场救护。
3. 水灾的现场脱险及现场救护。
4. 公路交通事故的现场脱险和现场救护。

一、地震

典型案例

郭女士，46岁，因地震房屋倒塌，掩埋在废墟中，搜救人员将其救出，体检发现：左侧开放性气胸，左下肢开放性骨折。

问题导向

作为救援护士，现场救护措施是什么？

地震现场急救工作流程图(图9-1)

地震是指地球内部剧烈运动产生的震波，在一定范围内引起地面震动的现象，是一种地质性灾难。毁灭性的大地震是一种严重影响人类繁衍生息和社会发展的可怕性灾难，地震瞬间可造成建筑物崩塌、公共设施瘫痪、人民生命财产严重破坏。如何在地震发生时顺利脱险、震后自救及实施有效的伤员救治成为至关重要的问题。

(一) 现场脱险

地震发生时，现场人员要迅速选择安全地点进行躲避。寻找安全地点，一定要避

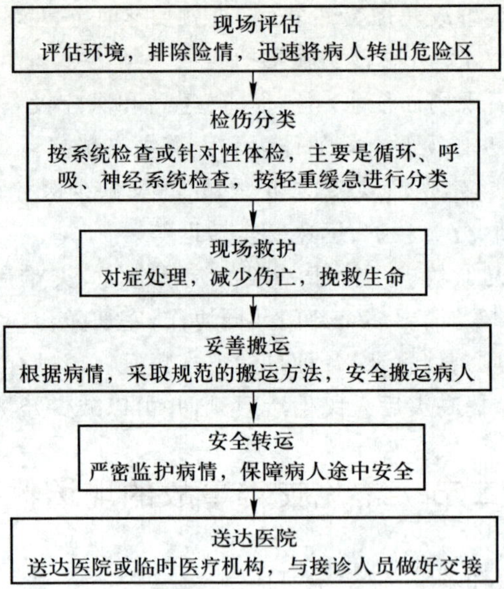

图 9-1　地震现场急救工作流程

开易燃易爆及有毒气体储存地域，远离高低压电线、玻璃门窗、高楼、大烟囱、墙体等；另外躲避时要根据当时情况采取适当的体位、姿势，尽量缩小身体，同时抓牢稳固的物体。

1. 公共场所避难措施　要听从现场工作人员指挥，不要慌乱，不要涌向门口，要避开人流，避免被挤到墙壁或栅栏处；就地蹲下或趴在排椅下，注意避开吊灯、电扇等悬挂物；用坚硬物等保护头部；等地震过后，听从指挥，有序撤离。

2. 学校避难措施　正在上课时，要在老师指挥下迅速抱头、闭眼、躲在各自的课桌下或课桌旁；在室外或操场时，可原地不动蹲下，双手保护头部，注意避开高大建筑物或危险物；震后有组织地撤离。

3. 汽车内避难措施　只要不是在桥下或上面会有东西砸在车上，那么地震时汽车里是一个非常安全的地方。如地震发生时正在行驶，就应立即减速并躲开电线、路灯、堤坝或高层建筑，停靠在路边。如正在桥上行驶，就要保持低速，并拉开车距，而后停车，系好安全带留在车内。

（二）震后自救

1. 设法避开身体上方不结实的倒塌物、悬挂物或其他危险物。

2. 搬开身边可移动的碎砖瓦等杂物，扩大活动空间。注意，搬不动时千万不要勉强，防止周围杂物进一步倒塌。

3. 设法用砖石、木棍等支撑残垣断壁，以防余震时再被埋压。

4. 不要随便动用室内设施，包括电源、水源等，也不要使用明火。

5. 闻到煤气及有毒异味或灰尘太大时，设法用湿衣物捂住口鼻。

6. 不要乱叫，保持体力，用敲击声求救。

（三）地震伤员的现场救护

地震伤情具有事发突然、伤亡人数众多、伤情复杂严重、救治困难等特点，因此要坚持先救后找、先救后治、先重后轻、先多后少的原则。先救治已发现的伤员，后寻找可能存在的伤员；先寻找人口众多的地方，如居民楼、生活区，后寻找人员较少的地方。发现伤员后一定要通过移动埋压物体把伤员解脱出来，不能用死拉硬拖的办法把伤员从埋压物体下拖出，以免加重损伤。救出伤员后，应迅速进行病情评估、检伤及分类，并实施紧急救治。

1. 及时处理呼吸道梗阻和窒息，确保呼吸道通畅　地震伤员可因掩埋、呛咳等造成呼吸道梗阻和窒息，此刻应设法清除伤员呼吸道异物、黏痰、呕吐物等，可用背击法、指抠咽喉法或腹部冲击挤压法等，舌后坠者，可用舌钳牵出或用口咽管通气。松解衣领腰带，取半俯卧位或侧卧位，防止误吸，严重者需紧急行环甲膜穿刺或气管插管。

2. 立即止血包扎，建立静脉通道，纠正休克　创伤性休克的伤员，应根据不同的致病原因和环境采取不同的急救措施。有创伤、出血者应立即止血、包扎、固定、镇静、止痛。条件允许，应迅速建立静脉通道，快速补充血容量（失血严重者，应立即输血）；必要时应用抗休克裤。

3. 早期防止感染　地震灾害中伤员的伤口暴露污染严重，易受各种细菌侵袭。早期使用抗生素，对防止感染非常重要。2 h 内使用抗生素效果最好，如现场有条件应及早使用。破伤风抗毒素或类毒素也应早期使用，防止破伤风发生。

4. 合理搬运，快速安全转送　脊柱损伤的病人，应注意整体搬运，同时置病人于硬质担架上，取仰卧位。转运可用汽车、火车或飞机等，均要求快速、安全，以期挽救伤员生命，减少后期并发症的发生。

二、火灾

火灾是指在时间和空间上失去控制的燃烧所造成的灾害。一旦发现失火，一方面要积极灭火，另一方面要及时拨打 119 或 110 报警，并迅速展开自救和互救。

（一）火灾现场逃生

火灾无情，一旦发现火灾，要保持镇静清醒，争分夺秒，迅速离开。万一被火围困，要随机应变，设法脱险。

1. 室内起火如何逃生

（1）睡眠中被烟呛醒，应迅速下床俯身冲出房间。不要因穿戴衣物，浪费时间。

（2）如果整个房间失火，要匍匐前行，最好找一块湿毛巾捂住口鼻。如烟火封门，不要强行通过，应改走其他路线，并随手将通过的门窗关闭，以延缓火势蔓延。

（3）如果被困室内，应用水浸湿毯子或被褥，包在身上，尤其是头部，用湿毛巾捂住口鼻，作好防护措施后俯身向外冲，减少受损伤的程度。

（4）千万不要趴在床下、桌下或钻到壁橱里面躲藏，更不要因为抢救家中的贵重物品而冒险返回正在燃烧的房间。

2. 楼梯被火封锁后如何逃生

(1) 可将床单撕开连成绳索，一头牢固地系在窗框或其他固定物上，顺绳索滑下。

(2) 可从窗户旁边安装的管道下滑，但要确定管道是否牢固，防止出现断裂伤亡的情况。

(3) 从突出的墙边、阳台等部位转移到安全区域。

(4) 如因火势封锁无法下楼，可到楼房的平屋顶暂时避难；同时挥动鲜艳衣物等，以引起营救人员的注意。

(5) 跳楼往往是凶多吉少，是最不可取的逃生方式。但被困楼层不高，迫不得已可采取双手趴住窗户或阳台边缘，将双脚慢慢下放，双膝微曲往下跳。

3. 身上衣物着火如何灭火

(1) 不要盲目乱跑乱叫，也不要用手扑打，可扑倒在地来回打滚或跳入身旁的水中。

(2) 如果衣服容易撕开，可用力撕脱衣物。

(3) 营救人员可向着火人身上泼水，但不可将灭火器直接对着人体喷射，以免伤人。

4. 山林着火如何逃生

(1) 保持镇静，辨别风向、风力及火势大小，选择逆风或侧方向的逃离路线。

(2) 如风大，火势强烈，距离人较近，可选择崖壁、沟洼处暂时躲避，待火势减弱，及时脱身。

(3) 不要顺风跑，因为风速、火速要比人快。

(二) 火灾现场救护

火灾主要的危害是烟雾对呼吸系统造成的吸入性损伤、烧伤、中毒、休克、感染等。现场的急救处理一般遵循“一灭、二查、三防、四包、五送”的救护原则和步骤来进行。

“一灭”就是采取各种有效方法迅速灭火，使伤员尽快脱离热源，缩短烧伤时间；最简单的办法就是就地滚动，脱去或剪去已着火的衣服，也可跳入水池等，切忌奔跑呼喊。

“二查”就是检查伤员全身情况和有无合并损伤；重点检查有无合并颅脑损伤、胸腹损伤、呼吸道烧伤及骨折；观察有无合并中毒，如有中毒，及时采取相应的解救措施。

“三防”就是防休克、防窒息、防感染；烧伤人员往往因为疼痛、烧伤失液等造成休克，轻者可口服淡盐水，给予镇静止痛类药物，但对于伴有呼吸道烧伤和颅脑外伤的伤员，禁用吗啡类镇痛药；现场检查及搬运伤员要注意保护创面，避免污染和二次损伤；如有呼吸道烧伤，一般应行气管切开术，畅通气道，防止窒息。

“四包”就是用干净的衣物、纱布、床单等将烧伤处包裹起来，防止污染；在现场，除化学性烧伤外，对创面一般不做处理，尽量不弄破水疱，保护表皮。

“五送”就是迅速将病人送离现场；烧伤面积在29%以下的伤员，休克发生率低，送院的时间要求并不严格；烧伤面积在30%～40%的伤员，最好在伤后8 h内送到医院；烧伤面积在50%～60%的伤员，应在4 h内送到医院或就地抗休克治疗，待伤情稳定达 24 h 候后再转送医院；烧伤面积在 70%以上的伤员，最好在伤后 1～2 h 送到医院；

转运途中注意事项：密切观察伤员生命体征、神志、尿量等，做好记录，如有变化，及时处理；确保静脉通道通畅，按医嘱予以补液；伤员头部同车辆行进方向相反，以保证脑部血液供应，亦可将担架横放；车辆运行宜平稳，不宜过快，减少颠簸及急刹车，如交通不便，以担架转送为宜。

三、水灾

水灾泛指洪水泛滥、暴雨积水和土壤水分过多对人类社会造成的灾害而言。一般所指的水灾，以洪涝灾害为主，大多发生在低海拔的地区、河流、沿海地带以及低洼地带和下雨多的时候。水灾威胁人民生命安全，造成巨大财产损失，并对社会经济发展产生深远的不良影响。防治水灾已成为世界各国保证社会安定和经济发展的重要公共安全保障事业。

（一）水灾自救逃生办法

1. 洪涝水灾发生时，不要心慌意乱，保持清醒镇静，迅速离开危险区域，有序撤离到高坡或山地，寻找救生可用的漂浮物。利用随身携带的一切可用来发求救信号的物品，如手电筒、哨子、旗帜、鲜艳的床单、布缎，沾油破布（用以焚烧）等，及时发出求救信号，以争取被营救。

2. 被洪水围困或落水后，尽可能保存自身能量。水中漂浮是专门用于水中求生的一种方法，要求所有的动作必须是自主的、松散的，以减少体力消耗，而不是尽快游离现场。

3. 寒冷是人在水中遇到的最大威胁之一，若体温迅速下降，会导致冻僵或冻死。在水中，穿衣物比不穿衣物体温下降得要慢，静止比游泳体温下降要慢得多。为此，在水中除接近高处、船只、救生人员或其他可抓牢的物体外，一般不要游泳，另外，尽可能地减少活动对预防体温过低非常重要。

4. 在等待救护过程中，应尽可能地靠拢在一起，一方面易于发现，便于互救和被救，另一方面也有积极的心理安慰和鼓励作用，从而更好地应对灾难。

5. 被救护时，不要紧紧抓住或抱住施救者，以免影响施救。

（二）现场救护

特大洪水灾难来势汹涌，来不及逃避而落入水中，其伤员主要以淹溺为主，也可因房屋倒塌、树木山石等造成外伤，另外还有体温过低等情况，需要救护人员依据伤员情况，结合周围环境条件，采取高效的处理措施。

1. 尽快救出溺水者，清除口、鼻、呼吸道异物，畅通气道，松解衣领腰带，检查伤员呼吸、心搏情况，如呼吸心搏停止，立即行心肺复苏术；如尚有呼吸心搏，但有明显呼吸道阻塞，立即倒水，具体方法同第七章淹溺，但要注意倒水时间不要过长，以免延误其他抢救措施。

2. 有外伤者，应进行对症处理，如止血、包扎、固定等。

3. 给予干燥衣物、被褥、热水、食物等，补充体力消耗，进行保暖。

四、公路交通事故

典型案例

李先生，34 岁，大货车司机，因长途疲劳驾驶，致使车辆急速撞上护栏，发生交通事故。急救人员到达现场时，初步判断李先生骨盆粉碎性骨折、失血性休克。

问题导向

作为急救护士，应实施哪些救护措施？转运过程中应注意哪些问题？

公路交通事故现场急救工作流程（图 9－2）

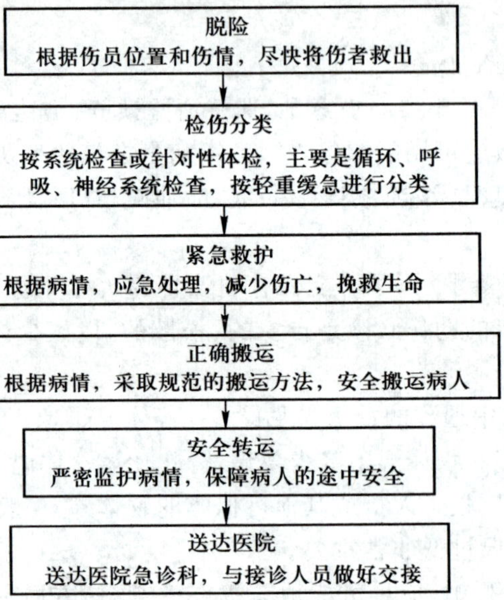

图 9－2　公路交通事故现场急救工作流程

根据《中华人民共和国道路交通安全法》，道路交通事故是指车辆在道路上因过错或者意外造成的人身伤亡或者财产损失的事件。随着社会的发展、进步，旅客和货物的运输量增多，特别是随着机动车拥有量的扩大，道路交通事故日益严重，已成为和平时期严重威胁人类生命财产安全的社会问题。

根据交通事故后果的严重程度划分为：轻微事故、一般事故、重大事故和特大事故 4 类。

轻微事故是指：一次造成轻伤 1～2 人，或者财产损失的机动车事故不足 1000 元，非机动车事故不足 200 元。

一般事故是指：一次造成重伤 1～2 人，或者轻伤 3 人以上，或者财产损失不足 3

万元。

重大事故是指：一次造成死亡 1～2 人，或者重伤 3 人以上 10 人以下，或者财产损失 3 万元以上不足 6 万元。

特大事故是指：一次造成死亡 3 人以上，或者重伤 11 人以上；或者死亡 1 人，同时重伤 8 人以上；或者死亡 2 人，同时重伤 5 人以上；或者财产损失 6 万元以上。

(一) 公路交通事故应急自救

1. 驾驶汽车冲出路面事故

(1) 司机自救：首先应使车辆保持平衡，防止翻车；还要切断汽车电路，防止漏油发生火灾；紧握方向盘，与车辆保持同轴滚动，使身体不在车内来回碰撞，以免严重撞伤。

(2) 乘客自救：不要惊慌乱动，等驾驶员把车辆停稳之后，再按次序下车。前轮悬空时，应先将前面人员逐个接下车；后轮悬空时，则应先让后面的人员逐个下车。

2. 刹车失灵事故

(1) 司机自救：必须同时做到几件事：脚从加油踏板上抬起，打开警示灯，快速摇动脚刹(它可能仍连着)，换低挡，拉动手刹制动，注意不要猛拉手刹，应由轻缓逐渐用力，直至停车。必要时求助其他车辆，如果车速始终无法控制，比如遇到了陡下坡，可使用警示灯、按喇叭、闪亮前灯等手段，使前面的司机接收到求助信号；为了减速，还可以利用前面的车辆帮你停车，在距离许可的条件下靠近它。

(2) 乘客自救：车辆在行驶中一旦刹车失灵，乘车人绝不能盲目跳车，应抓紧车内的固定物，以减轻对人体的伤害。

3. 撞车事故

(1) 司机自救：应保持冷静，握好方向盘，减降车速，切勿猛然刹车；撞车不可避免时，如有篱笆、灌木丛等软性障碍物，可选择它们作为紧急避让的依托，尽可能将自己及他人的损失降至最低限度；安全带将阻止在紧急刹车时司机冲向挡风玻璃，没系安全带最好不要对抗冲撞，这样受伤会更为严重；在倒向撞点的瞬间应尽早地远离方向盘，双臂夹胸，手抱头。

(2) 副驾驶位置乘客自救：实践证明副驾驶位是最危险的座位，如果坐在该处的话，应首先抱住头部躺在座位上，或双手握拳，用手腕护住前额，同时屈身抬膝护住腹部和胸部。

(3) 轿车后座乘客自救：轿车后座的人最好的防护办法就是迅速向前伸出一只脚，顶在前面座椅的背面，并在胸前屈肘，双手张开，保护头面部，背部后挺，压在坐椅上。

4. 汽车翻车事故

(1) 司机自救：当司机感到车辆不可避免地要倾翻时，应紧紧抓住方向盘，两脚勾住踏板，使身体固定，随车体旋转；如果车辆侧翻在路沟、山崖边上的时候，应判断车辆是否还会继续往下翻滚；在不能判明的情况下，应维持车内秩序，让靠近悬崖外侧的人先下，从外到里依次离开。

（2）乘客自救：如果车辆向深沟翻滚，所有人员应迅速趴到座椅上，抓住车内的固定物，使身体夹在座椅中，稳住身体，避免身体在车内滚动而受伤；翻车时，不可顺着翻车的方向跳出车外，防止跳车时被车体挤压，而应向车辆翻转的相反方向跳跃；若在车中感到将被抛出车外时，应在被抛出车外的瞬间，猛蹬双腿，增加向外抛出的力量，以增大离开危险区的距离；落地时，应双手抱头顺势向惯性的方向滚动或跑开一段距离，避免遭受二次损伤。

（二）公路交通事故现场救护

现场救护主要是检查了解伤情，并采用正确的现场救护方法和技术，做必要的处理，然后及时将伤员运往医院抢救，以降低伤情，减少死亡。

1. 脱离险境 迅速将伤员从危险环境中解救出来，避免继续加重损伤。如伤者压于车轮或物体下，在抢救时绝对不能拉拽伤者的肢体，以防损害伤者的神经或血管，需移动车、物时可用人推，避免驱车不慎造成伤者二次受伤。

2. 判明伤情 交通事故中致伤过程复杂，伤员的损伤类型不同，伤情各异。急救者应尽早识别威胁生命的体征，予以优先抢救和运送。

3. 紧急救护 对垂危病人及心搏停止者，立即行心肺复苏术；对意识丧失者宜用手帕、手指清除伤员口鼻中泥土、呕吐物、义齿等，随后让伤员侧卧或俯卧；对出血者立即止血包扎，出血严重休克者，建立静脉通路，迅速补液；如发现开放性气胸，立即进行严密封闭包扎；伴呼吸困难张力性气胸，条件许可时，可在第2肋骨与锁骨中线交叉点行穿刺排气或放置引流管；对呼吸困难、缺氧并有胸廓损伤、胸壁浮动（呼吸反常运动）者，应立即用衣物、棉垫等充填，并适当加压包扎，以限制浮动；骨折处进行固定。

4. 正确搬运 不论在何种情况下，抢救人员特别要预防颈椎错位、脊髓损伤，须注意以下几点。

（1）凡重伤员从车内搬动、移出前，首先应在地上放置颈托，或行颈部固定，以防颈椎错位，损伤脊髓，发生高位截瘫。一时无颈托，可用硬纸板、硬橡皮、厚帆布，仿照颈托，剪成前后2片，用布条包扎固定。

（2）对昏倒在坐椅上伤员，安放颈托后，可以将其颈及躯干一并固定在靠背上，然后拆卸座椅，与伤员一起搬出。

（3）对抛离座位的危重、昏迷伤员，应原地上颈托，包扎伤口，再由数人按脊柱损伤的原则搬运伤员。动作要轻柔，腰臀部托住，搬运者用力要整齐一致，平放在木板或担架上。

5. 平稳安全地运送 运送途中，护送人员应对伤员随时进行全面细致的观察。因车祸致伤往往并非单一伤，可能是多发伤，或有些伤的症状互相掩盖，因此不能只顾明显伤，而忽略其他致命伤。如只顾头部伤，忽视下肢横断骨折伤及动脉血管大出血，可造成失血性休克死亡。如果现场距大医院较远，不要为寻求治疗医术较强的大医院而延误护送伤者，失去抢救机会，而可将伤者护送到离现场较近的区县医院，以便施行抢救措施，如因抢救工作需要，接诊医院均会邀请专科医院大夫或及时转院救治。

【思考题】

1. 灾难事故现场救护有哪些特点?
2. 简述火灾的现场救护原则和步骤。
3. 叙述公路交通事故的现场救护措施。

（李文秀）

参考文献

[1] 周秀华．急危重症护理学．2版．北京：人民卫生出版社，2007.

[2] 王平．急危重症护理学．北京：人民军医出版社，2007.

[3] 白人驿．急救护理．北京：高等教育出版社，2008.

[4] 敖薪．急救护理学．北京：高等教育出版社，2008.

[5] 王志红，周兰姝．危重症护理学．2版．北京：人民军医出版社，2007.

[6] 胡爱招．急危重症护理．杭州：浙江大学出版社，2010.

[7] 中国红十字会．现场初级救护手册．北京：社会科学文献出版社，2009.

[8] Mary Fran Hazinski. 2010美国心脏协会心肺复苏及心血管急救指南摘要．美国：美国心脏协会，2010.

[9] 全国护士执业资格考试用书编写专家委员会．2012全国护士执业资格考试指导．北京：人民卫生出版社，2012.

[10] 王正国．灾难和事故的创伤救治．北京：人民卫生出版社，2005.

[11] 林才经．灾害现场求生术．北京：人民卫生出版社，2006.

护理微信教学平台

护理专业教材均配套建设基于微信的教学平台。您可以打开手机微信，查找公众号“护理专业资源库”，或者扫描教材封底的二维码添加关注。

该微信平台融医护最新信息推送与护理专业资源库教学内容于一身，对应护理专业多门主干课程，可直接查询各知识点、技能点对应的微课、图片、动画、视频、虚拟仿真等全媒体资源，并支持学生在线自测以及错题汇总，能有效服务于移动教学的需求。

高等职业教育护理专业教学资源库平台使用说明

1. 登录www.icve.com.cn,在专业列表中选择护理专业。

2. 自行注册账号，登录后可看到相关课程及资源，还可进入课程中心进行选课。

本书配套数字课程资源使用说明

与本书配套的数字课程资源发布在高等教育出版社Abook 数字课程网站，请登录网站后学习相关课程资源。

1. 访问http://abook.hep.com.cn/37968

   http://abook.hep.edu.cn/37968

2. 输入用户名（见封底明码）、密码（见封底暗码）、验证码。

3. 点击“进入课程”，可以获取数字课程相关资源。

账号自登录之日起一年内有效，过期作废。

使用本账号如有任何问题，请发邮件至：abook@hep.com.cn